心律失常中医诊治

国家级名老中医药专家魏执真经验谈

主　　　编	魏执真	易京红	韩　垚
副 主 编	王　越	周燕青	吕文戈
编委会主任	刘红旭		
编　　委	王　越	周燕青	吕文戈
	易京红	吴江丽	桂亚梅
	张大炜	戴　梅	周旭升
	李雅君	李　景	赵春杰
	宋　冰	苏敬泽	

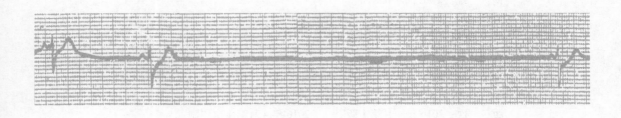

中国协和医科大学出版社

图书在版编目（CIP）数据

心律失常中医诊治——国家级名老中医药专家魏执真经验谈／魏执真，易京红，韩垚主编.—北京：中国协和医科大学出版社，2016.1

ISBN 978-7-5679-0505-4

Ⅰ.①心… Ⅱ.①魏… ②易… ③韩… Ⅲ.①心律失常-中医治疗法 Ⅳ.①R256.21

中国版本图书馆 CIP 数据核字（2016）第 010335 号

心律失常中医诊治

国家级名老中医药专家魏执真经验谈

主 编：魏执真 易京红 韩 垚
责任编辑：田 奇

出版发行：**中国协和医科大学出版社**
（北京东单三条九号 邮编 100730 电话 65260378）
网 址：www.pumcp.com
经 销：新华书店总店北京发行所
印 刷：北京佳艺恒彩印刷有限公司

开 本：787×1092 1/16 开
印 张：14
字 数：320 千字
版 次：2016 年 4 月第 1 版 2016 年 4 月第 1 次印刷
印 数：1—3000
定 价：46.00 元

ISBN 978-7-5679-0505-4

卷首语-致读者

　　国家级名老中医魏执真教授主编《心律失常中医诊治》于1998年协和医科大学出版社出版，并于2000年第二次印刷。该书全面介绍了中医经典著作及历代先师对心律失常的宝贵认识及诊治经验、方法和现代研究成果。但更主要的内容是详细阐述了魏教授对心律失常独特的辨证论治思路和方法及其首创的系列高效的方药。魏执真教授是新中国成立后建立的第一所中医院校——北京中医学院之首届毕业生，是我国著名中医临床家、教育家、学者秦伯未的得意门生。她自毕业后至今就职于北京中医医院，从事内科心血管专业医、教、研工作，是我国中医心血管病专业及学科的奠基者、学术带头人。50余年来她一直站在心血管病的医教研工作第一线，勤勉治学，孜孜以求，执着不懈，潜心钻研，做了大量工作，具有丰富的临床经验和独特的学术思想，特别在心血管病的研究工作中取得了优异成绩，获得了丰硕成果，得到海内外的广泛赞誉，产生了良好的社会影响，因突出贡献荣获国务院政府特殊津贴奖励，建立了北京市及国家级继承工作室、站。在心血管系统疾病中，心律失常又是魏老长期以来研究工作的重中之重，所以《心律失常中医诊治》一书确实是魏老心血的结晶，有很高的学习及应用价值，加之此书又曾荣获北京市中医药管理局科技著作一等奖，因而该书出版后受到了广大读者的热烈欢迎。2000年第二次印刷之后，近年市场销售一空，致使许多读者纷纷来电来函要求再版。魏老及其继承团队在广大读者的热情鼓舞下，对再版工作正在积极进行，但因时间紧迫，只得暂时先以第三次重印答谢读者的厚爱了。

魏执真及其继承团队

2015年12月

重印说明

　　本书根据一九九八年七月魏执真教授主编中国协和医科大学出版社出版的《心律失常中医诊治》重印。其主要内容为名老中医经验，阐发了国家级名老中医魏执真对于各型心律失常的中医辨证诊疗规律的独特认识，是其心律失常诊治学术思想和临床经验的总结。该书出版后在海内外产生很大反响，荣获 2000 年度北京市中医药管理局科技著作一等奖，收录于《20 世纪中国医学首创者大辞典》及《中国实用科技成果大辞典》，受到很多中医师、中西医结合医师、学生及中医爱好者的欢迎，但由于印数较少，许多人盼望拥有一部而不得。该书出版距今已近二十年，因市场需求迫切，作者准备再版，但呼声大、时间紧，现在应读者要求，先略加修订进行重印。下一步积极准备再版，近几年进展再版时再奉献读者。

序

　　心律失常，属于祖国医学中的"心悸"、"怔忡"范畴。是临床常见病、多发病，其中一部分又是危急重症，严重影响患者的健康和生命。近年来，西医对心律失常的诊治，不论在手术及电子仪器等方面，均有很大地发展，可是仍以药物为主。当前治疗本病的药物虽然很多，但长期服用，都有一定的毒副作用。尤其是抗心律失常药物导致的心律失常作用，引起了医药学家的特别重视。而中医学中，对心律失常的病因、病机、辨证论治、立法、遣药上，既有完整的理论，又有丰富的医疗经验。通过长期临床验证，确有良好的疗效，且无毒副作用，深受广大患者的欢迎。

　　魏执真主任医师，从事临床三十五年来，专门对心血管疾病，进行医疗、教学、科研工作，特别对心律失常作为重点课题，进行系统地、深入地研究，取得了大量的第一手客观资料，成绩卓著，曾获得科技进步奖；临床上治疗了很多心律失常病人，积累了丰富的宝贵经验，使不少危重患者转危为安，形成了自己独特的学术见解和风格。为了交流学术，挽救心律失常患者，魏执真教授毫不珍秘，在繁忙的医、教、研工作中，利用业余时间，编著《心律失常中医诊治》一书，历经多年，稿经数易，现终于杀青、索序于予，予得以先睹为快，学到不少经验和启迪。

　　纵观本书，既系统介绍了历代中医学家，对心悸、怔忡的病因、病机的理论认识，又对辨证论治、选方遣药作了较详地阐述，特别是着重介绍了作者多年来研治本病的心得和体会、经验与方法，确属难能可贵，是本书的一大特色。其次，对全国近年来，各地运用中医药和中西医结合在防治心律失常，取得的科研成果和研究情况，亦作了择要地介绍，这种博采众长的精神，值得钦佩。

　　本书题材新颖，内容丰富，信息量大，资料翔实，理论联系实际，深入浅出，通俗易懂，可供中医、中西医结合医务工作者，医药院校学生阅读参考之用，对于一些医学爱好者和患者，亦有所裨益。相信本书的出版，必将对心律失常的防治，繁荣中医事业，提高业务水平等方面，起到很好的促进作用。是为序。

路志正

1995 年元月于北京怡养斋

作 者 简 介

魏执真，1937 年生，主任医师、教授、博士生导师；国家级名老中医、著名中医心血管病专家、国务院突出贡献政府津贴享受者；中央保健局会诊专家；北京医学会医疗事故技术鉴定专家库专家；为国家级名老中医，第三、四、五批全国名老中医药专家学术经验继承工作指导老师，为北京中医药薪火传承"3+3"工程两室一站及全国名老中医药专家传承工作室老中医药专家。曾参加组建并任中国中医药学会内科心病学会常务委员、急诊胸痹病学会常委，曾参加组建并任中国中医药学会糖尿病学会及北京中医学会糖尿病委员会副主任委员、世界中医药联合会糖尿病学会顾问。

魏执真教授 1962 年毕业于北京中医学院，为新中国成立后建立的第一所中医院校的首届毕业生。师从现代中医著名临床家、教育家、学者秦伯未先生，颇得秦氏之妙，是秦老的得意门生。毕业次年即作为主编之一编写出版了《中医临证备要》一书，该书系统总结了秦先生的中医学思想及治疗经验作为我国第一部中医临床手册，多次再版重印并被日本学者译为日文于日本发行而畅销国内外，现仍为研究中医基础理论和秦先生学术思想的重要文献资料，近年再次重印畅销。

魏执真教授毕业后就职于北京中医医院内科及心血管科，并随西医著名心血管病专家汪家瑞教授学习工作 8 年之久，至今从事医、教、研工作 50 余年，历任心血管科主任及内科副主任，硕士及博士生导师，是中医心血管病学学科奠基人、学术带头人，在医、教、研、学科建设、人才培养方面均取得优异成绩。为发展中医药事业做出了突出贡献，在国内外产生了重要影响，因而荣获国务院政府突出贡献津贴奖励。现已建立全国及北京市名老中医传承工作室、站。

魏执真教授在长期临床实践中，遵从经典古训，谨承师教，通晓进展，熟知现状，勤于临床，勇于探索，悉心观察，反复总结，在内科疾病尤其是心脑血管疾病和糖尿病的诊治方面积累了丰富经验。诊治中央及市委重要领导、国内外知名人士，以及广大人民群众中大量心脑血管病，尤其是心律失常、糖尿病之疑难病症，疗效显著，深受国内外患者欢迎，在海内外获得良好的社会声誉，主流媒体如《北京日报》、《光明日报》、《中国工商报》、《中国英才杂志》、中央电视台、北京电视台、北京人民广播电台等均做了报道，以及台湾《大成报》、香港《文汇报》，特别是台湾《大成报》记者以"神医"之称，出版专著介绍魏教授之临床疗效、经验和学术思想。日本东京都立丰岛病院小高修司主任医师以《魏氏調脈湯による不整脈の治療》为题发表文章于日本《中医临床》杂志，报告了他运用于临床取得的良好效果，社会反响热烈。

魏执真教授在心脑血管疾病及糖尿病临床诊治方面取得显著疗效的基础上，对心律失常、糖尿病性心脏病、脑动脉硬化、脑供血不足做了更加深入系统地研究。魏教授遵从秦老教导，主张突出辨证论治思想，中医理论与临床实践紧密结合，主张中西医结合、强调严格准确掌握运用西医诊断标准及疗效判断标准，在全国率先创建了心律失常"以脉为主，四诊合参，以寒热为纲分为两类、十型、三证候"的系统辨证论治纲领和诊疗方案，对快速性心律失常首创"心气阴虚、血脉瘀阻、瘀郁化热"的病机新学说，创立了"益气养心，理气通脉，凉血清热"的治法，并组创了调脉系列方药，其中之主要有效方剂调脉饮已开发为北京中医医院院内制剂，临床广泛使用30余年，疗效显著，受到广大患者好评。曾于1988年以《调脉饮治疗快速型心律失常临床及实验研究》立题进行科学研究，其结果达国内外领先水平，1991年荣获北京市中医药管理局科技进步一等奖。1998年魏教授编写出版《心律失常中医诊治》一书，专门阐发对于各型心律失常的中医辨证诊疗规律的独特认识，是其心律失常诊治学术思想和临床经验的总结，获2000年年度北京市中医药管理局科技著作一等奖，收录于《20世纪中国医学首创者大辞典》及《中国实用科技成果大辞典》。

魏执真教授以"益气养阴活血法"治疗糖尿病性心脏病，在临床取得良好疗效的基础上，20世纪80年代初即在全国率先以"糖心宁治疗糖尿病性心脏病的临床及实验研究"为题于北京市立项进行科研观察，其结果达国内外领先水平并具开创性，获北京市科技进步二等奖。

魏执真教授以"柔肝降逆养阴法"为主治疗高血压病和缺血性脑血管病的学术思想，在临床中取得了较其他治则更为满意的疗效，其验方"柔肝清眩汤"已广泛应用于临床，以此为理论基础的相关临床观察和经验总结在近年已经发表于多个专业期刊。

魏执真教授长期坚持承担主持国家科委攻关课题及国家中医管理局、北京中医药管理局等各级研究课题，荣获科技进步奖共11项。在国内外专业期刊以第一作者身份发表学术论文30余篇，文章多次获国家级"古籍出版社"优秀论文奖。加指导学生总结、研究其学术思想经验论文，以及对其学术思想经验协作研究结果合作撰写发表的论文共近百篇。主要论著17部。多年来承担中医内科教学任务，为中医事业培养了大批优秀人才，指导本科生、硕士生、博士生、博士后、师承弟子、进修生及留学生百余名。应邀于日本东京都立丰岛病院讲学，其教学态度及效果均获好评，受到学员一致称赞，荣获日本"星火中医研究会优秀教师"奖状。近5年来已经指导传承团队人员发表传承相关文章30余篇，出版论著5部，进行传承科研项目近10项。

目 录

下篇 中医药治疗心律失常研究情况

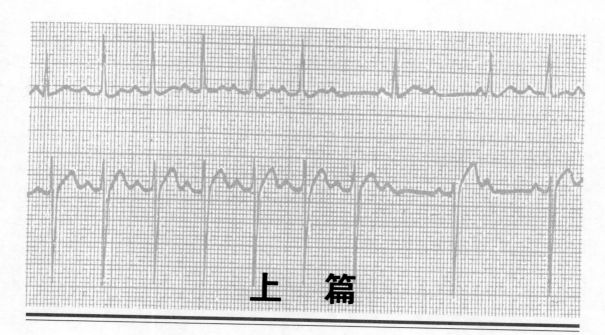

上　篇

中医对心律失常的认识

第一章 概 述

第一节 概 述

心律失常临床较常见，其病因十分复杂。可出现在各种不同类型的心脏疾病中。可因神经功能失调及电解质紊乱引起，还可继发于其他系统的疾病中，亦可因某些药物的毒副作用引起。近年来临床见到原因不明的病例也很多。所以心律失常是临床常见病，并且其中一部分又是危重症，如室性心动过速、心室颤动等。心室颤动是猝死的主要原因，频发多源性室早和室早 RonT 现象是猝死的潜在因素。所以，心律失常不仅影响患者的劳动能力与生活质量，而且与猝死密切相关，同时心律失常还可通过降低心功能引起心力衰竭，增加死亡率，严重影响人民的健康与生命。

人体正常心律起源于窦房结，频率每分钟 60 次至 100 次（成人），比较规则。窦房结冲动经正常房室传导系统顺序激动心房和心室，传导时间恒定（成人<0.12~0.21 秒）；冲动经束支和其分支，以及浦肯野纤维到达心室肌的传导时间也恒定（<0.10 秒）。心律失常指心律起源部位、心搏频率、节律以及冲动传导等任何一项异常。"心律紊乱"或"心律不齐"等词的含义偏重于表示节律的失常，不甚确切，故此心律失常不称心律紊乱或心律不齐。

心律失常种类很多，分类方法也有不同，临床常分快速型与缓慢型两种类型。快速型又可见以下几种：①窦性心动过速；②阵发性室上性心动过速；③阵发性室性心动过速；④心房纤颤；⑤房性、结性、室性早搏；⑥非阵发性结性心动过速；⑦非阵发性室性心动过速；⑧心室颤动。前五种临床较常见。缓慢型心律失常可见：①窦性心动过缓；②房室传导阻滞；③窦房传导阻滞；④窦性停搏；⑤束支传导阻滞等。

近年来心律失常的治疗，虽然外科手术和电子仪器等介入疗法有很大进步，但应用范围究属有限，药物治疗仍占主要位置。西药方面，新的抗心律失常药物虽然不断问世，但多有较大的毒副作用，不少病人不能耐受。而中医治疗本病，不但有较好的疗效，而且毒副作用小，尚有不少病人得到根治，深受广大患者的欢迎。

心律失常中医属于"心悸病"范畴，中医的心悸，是指患者自觉心中悸动惊恐不安的一种病证。而心律失常的病人绝大多数是以心悸，惊恐不安为主诉的，故本病可按照"心悸病"的病因病机，进行辨证治疗。

中医历代医家对心悸病的治疗，积累了丰富的经验，对其病因病机有较深入地阐述。作者通过 50 余年心血管病专科临床实践体会：正确地认识病机，准确地辨证，精当地立法、处方选药是中医治疗心律失常取得良好疗效的关键。

第二节　目前心律失常辨证治疗中影响
疗效的一些问题

　　中医辨证治疗心律失常虽然可以有很好的疗效，但疗效的取得并非轻而易举，必须确实做到辨证准确，遣方、选药、用量、配伍精当方可疗效满意。因为心律失常不仅只是患者主观感觉的异常，而且还要有明确的客观指标，其指标的改善与否能从心电图上确切显示出来，其疗效来不得半点含糊，特别是有些期前收缩及阵发心房纤颤的患者，病情顽固，病程较长，数年、甚至十余年来经服各种抗心律失常的西药，也曾多方求治，服过不少中药，但效果都不理想，或只能于服药期间暂时减轻或控制，药物减量或停用则病情又出现反复，不能得到根治。笔者自 1962 年至今长期从事中医心血管疾病专科医、教、研工作，面对大量难治的心律失常病人，起初也曾感到使用当时常用的理法方药难以奏效，但经过结合实际认真复习、钻研中医古典医籍，特别是李时珍所著《濒湖脉学》受益匪浅，该书对于有关心律失常脉象的定义、主病的描述，特别是其对类似脉的鉴别要点的叙述非常详尽，简明、中肯，其中一些观点确实耳目一新，经临床反复验证，切实可行，使得疗效大大提高。经过长期、大量认真的临床实践，观察总结，已形成了治疗心律失常"以脉为主，四诊合参，分为两类，十型三证候"的自己独特的辨证思路、方法及系列方药。对于难治性心律失常取得了满意的治疗效果。总结自己治疗心律失常的经验和教训，结合我所见到的目前中医治疗心律失常的情况，在努力继承发扬祖国医学遗产，提高中医学术水平的热情鼓舞下，冒昧地提出一些心律失常临床治疗中存在的问题，与同仁讨论。

一、对脉象在心律失常辨证中的重要地位认识不足

　　心律失常的辨证中最具有鉴别价值的是脉象的变化，因为心律失常是指心脏搏动频率与节律的异常，心搏频率与节律的变化必然要在脉象上反映出来，所以不同种类的心律失常必然出现反应各自根本特点的脉象。如窦性心动过速出现数脉而阵发室上速或室速则出现疾、极或脱脉；窦性心动过缓出现缓脉，而病态窦房结综合征则出现迟脉；早搏者心率快者为促，而心率慢者为结脉；心房纤颤心室率慢者为涩脉，快速房颤则为涩而数之脉。总之，如上所述，临床常见的各种心律失常都各自有其相应的主脉，而各个主脉也都有其相应的主病，如数脉、疾脉、促脉均主"热"，而缓脉、迟脉、结脉主阴主寒，涩脉主阴血不足，代脉乃气虚为甚而致气衰。数、疾、促脉同为主，"热"，但又有区别，数脉乃热，疾为热更盛而阴伤，促脉则为热盛阴伤、血脉瘀阻更为明显之象。缓与迟脉同属阴寒，但缓主气虚，湿痰及风邪阻脉，而迟为"寒"。临床辨证时首先应弄清脉象，抓住了大纲，也就有了正确的治疗大方向，就不会被患者所出现的非本质表现引入歧途，而出现阴阳颠倒、寒热反谬的错误。我体会在心律失常的辨证中应以脉为主，四诊合参，当脉症或脉舌有矛盾时，可按照"从脉舍症"或"从脉舍舌"的原则，反之则会影响疗效。目前因辨脉的重

要性认识不足，而不能按照"舍症从脉"的原则处理是心律失常辨证中存在影响疗效的重要原因之一，如期前收缩的病人其主脉多为细促脉，症状多见心悸、气短、胸闷、憋气，舌苔薄白，舌质暗红，有时兼见肢凉不温，因促脉的主病是"热"，故其发病的关键在于"热"，而热产生的必要环节是心脉瘀阻，脉阻的根本原因又是心气不足，不能帅血畅行，心悸、气短、脉细为心气虚之象，舌暗乃血瘀之征，总之其病机应为心气不足、血脉瘀阻、瘀郁化热，若据此病机采用益气通脉、凉血清热之法会取得很满意的疗效，但其中有一症状是"肢凉不温"，肢凉是寒象，与主"热"之促脉相矛盾，此时若从肢凉之症，而舍主热之促脉，则辨证为心阳气不足、血脉瘀阻，使用温阳散寒，益气通脉之法，临床实践证实，其疗效往往不佳。笔者亦曾走过这样的弯路，而深深体会到此时必"舍症从脉"。

二、对各种心律失常的主脉辨认不清

（一）促、结、代脉不分　目前临床中存在的一个较为普遍的问题是：遇见期前收缩的病人，则将其出现的间歇脉笼统地称为结代脉，然后就不加分析地根据《伤寒论》中"脉结代心动悸，炙甘草汤主之"的经文而用炙甘草汤治疗，因而使大部分期前收缩的病人不能获得满意的疗效。其实早搏的病人虽然是间歇脉，但间歇脉却有促、结、代脉之分。脉数而有间歇，称为促脉：脉缓而有间歇，称为结脉；代脉乃是"止有定数"或"动而中止不能自还，因而复动"，即早搏频繁出现，甚至形成二联律、三联律等。促脉与结脉不同，结脉与代脉也是两种不同的脉象，而不是间歇脉的总称。《金匮要略》所载"脉结代，心动悸，炙甘草汤主之"经文中"脉结代"的含义是结脉加代脉，并非是笼统指脉有间歇之意。因促脉主病是"阳热"，结脉主病属"阴寒"，为气血与寒痰凝结而致，代脉乃是气虚甚而至衰的表现。绝大多数早搏的病人是心率快或心率偏快，起码是心率不慢而有早搏，只有少数的病人是心动过缓而伴有早搏，所以大多数早搏患者都表现为促脉。根据《濒湖脉学》记载，形成促脉的关键是"热"，其热的产生乃由于心脉瘀阻，瘀郁化热，而心脉瘀阻又是由于心脏亏虚不能使血脉畅行而致。所以临床若认清促脉而抓住"热"这一关键因素，治疗时在益气养心，理气通脉的基础上再加用凉血清热之法，就会使治疗早搏的疗效大大提高，但是目前"热"这个因素却往往易被人忽略。若遇到结脉则宜益气温阳，化湿祛痰，活血通脉，而不需使用清热凉血之法。无论是促脉或结脉若出现间歇频繁、甚或形成二联律、三联律时，证明气虚明显已达虚衰的程度，此时若加重补气药物的比重，则会取得更好的效果。《金匮要略》所载"脉结代，心动悸，炙甘草汤主之"，经文中所指的即是结脉加代脉的心动悸患者，可用炙甘草汤治疗，从脉象推测，乃是频发早搏甚至形成二联律、三联律者，根据其结代脉的主病是心气血阴阳俱虚，而又以气虚明显，所以可选用炙甘草汤治疗。炙甘草汤是益气养心、温阳通脉之方，本方既能补心之气血阴阳，又以补气为重，所以治疗结代脉会取得良好疗效，反之若为促脉则疗效不佳，而目前一个影响疗效的问题即是不加分析地使用炙甘草汤治疗各种心律失常。

（二）涩脉不辨　目前临床尚常见一些医师遇到心房纤颤患者的脉象，因其脉不规则就认为是"结代"脉，这是不确切的。关于"结代"脉的含义前面已经谈到，结脉是缓脉中

有歇止，代脉乃歇止频繁之脉，而心房纤颤患者脉象的特点不是间歇而是强弱快慢绝对不齐，即中医古籍所描述的"叁伍不调"，"叁伍不调"是"涩"脉的表现，所以房颤是"涩脉"而不是"结代脉"。关于涩脉的特点应包含两方面，一是指脉流涩滞不畅，如"轻刀刮竹"、"病蚕食叶"等；另一特点即是"叁伍不调"，后者往往被忽视。关于涩脉《濒湖脉学》有如下记载："细而迟，往来难，短且散；或一止复来，叁伍不调，如轻刀刮竹"，"如雨沾沙，如病蚕食叶。"另外，按照《濒湖脉学》记载，涩脉除"叁伍不调"的特点外，尚有迟而缓之意，所以涩脉是指心房纤颤而且心率慢及偏慢者的脉象，快速房颤则属于涩脉加数脉了。涩脉主病的特点是阴血阴精不足，如《濒湖脉学》所述"涩缘血少或伤精"。房颤的辨证治疗如根据其涩脉而充分地加用滋补阴血之品会取得满意的疗效，再进一步分清是涩脉还是涩加数之脉，即分清是心率慢的房颤还是快速房颤，而分别采用不同的治疗法则，就更加辨证精当了。

（三）迟缓不分　目前临床中另一个较为普遍的问题是凡遇到心率慢者就认为是迟脉，辨证为"虚寒"。其实，心率慢应分为缓脉与迟脉。缓脉为"一呼一吸四至"，迟脉为"一呼一吸三至"，缓脉快于迟脉。窦性心动过缓者一般出现缓脉，而病态窦房结综合征则多出现迟脉。根据《濒湖脉学》记载："缓脉营衰卫有余，或风或湿或脾虚"，"迟来一息至惟三，阳不胜阴气血寒。"又云："有力而迟为冷痛，迟而无力定虚寒。"可见缓脉主脾气虚、湿邪与风邪，而迟脉主寒。缓脉者补气健脾，化湿祛风为法即可奏效，这类病人往往不怕冷，无肢凉等寒象，甚至反怕热，若误以为寒，而用辛温之品反会因燥热耗伤阴血，出现阴虚阳亢之象。若为迟脉，则必须使用辛温之品才可奏效。所以，一般窦性心动过缓的病人多出现缓脉而使用健脾补气，化湿祛风之法；而病态窦房结综合征因脉迟，则必须用辛温之品方可取效。

（四）数脉与疾脉不分　窦性心动过速的脉象属于数脉，这是每个医生都确认无疑的。但对阵发室上性心动过速及室速的脉象往往也被认为是"数脉"。其实，窦速及室上速因其心率的不同，而脉象并不一样，根据《四言举要》记载："数脉属阳，六至一息，七疾八极，九至为脱……"，故阵发室上速及室速的脉象不是数脉而是疾脉、极脉或脱脉。数脉主阳主热；疾脉则是阳热极盛，阴液欲亡之象；脱脉乃是阳极阴竭，元气将脱。所以，治疗阵发室上速或阵发室速就需在数脉治疗基础上，加重使用清热凉血养阴之品，否则效果欠佳。

三、辨证纲目不清

综合历代医家对心悸病的认识和治疗经验，结合五十年来心血管病专科临床观察，总结分析，笔者认为心律失常的中医病名可称心悸病。本病乃本虚标实，虚实兼杂之证，其病位在心，涉及于肺、脾、肝、肾等脏腑，本虚主要是心脏或兼有其他脏腑的气、血、阴、阳的亏虚，标实主要分为热、寒、痰、水湿、风邪、气滞和瘀血。虽然心律失常辨证类型复杂多变，但引起心律失常的必要环节均是"心脉瘀阻"，形成"心脉瘀阻"的基本因素是"心脏亏虚"，即"心脉瘀阻"和"心脏亏虚"是各类型心律失常所共有的，治疗时必须抓住"补心"和"活血通脉"这两个共同的治则。但各类型心律失常又有其不同的特点，必须分辨清楚。笔者认为心律失常的辨证宜首先分为"阳热"和"阴寒"两类，即以阴阳为纲。西医方面，心律失常临床分为快速型和缓慢型两大类，西医诊断属于快速型者，基本为阳热类，而缓慢型者基本为阴寒类（不是完全等同，少数不一致。如各种期前收缩，西医均属快速型，而中医辨证须根据脉象分为阳热类及阴寒类，若促脉属阳热类，而结脉则属阴寒类，但绝大多数为促脉，而极少数为结脉。）阴阳寒热分清后就保证了立法处方大方向的正确性，但目前临床辨证中存在的一个主要问题却是寒热错位。如期前收缩，其脉可分促脉及结脉，促脉为脉数而有间歇，结脉乃脉缓而有间歇，即促脉是心率快或不慢而有早搏，而结脉是心率慢而有早搏，促脉者占绝大多数，而只有极少数者为结脉，所以，绝大多数的期前收缩患者属于阳热类。因促脉主热，即属于促脉的期前收缩发病的关键是热，热的产生是由于心气亏虚，血脉瘀阻，瘀郁化热，故治疗时必须抓住"热"这一关键，组方中不遗漏凉血清热这一重要法则，才能取得满意疗效。但"热"这一因素却不但往往被忽视，而且常被其他非反映心律失常本质的症状迷惑而误辨为"寒"。如一些促脉患者除心悸、气短、乏力、胸痛、舌暗红等症状外，尚有"肢凉"这一症状，于是往往被认为是心气不足，心阳不振而致心脉瘀阻，于是使用益气养心、温阳通脉之法，用炙甘草汤加通脉之品，大量使用桂枝、肉桂等温阳药，往往效果不明显。其实，此时"肢凉"一症并非为心阳不振所致，乃是由于血脉瘀阻引起，脉促为瘀郁化热之象，若抓住本质，采用益气养心，理气通脉，凉血清热之法则疗效显著。结脉则为阴寒类，使用补气养心，化湿祛痰、温阳散寒、通脉散结之法，则可使早搏消失，若与促脉不分，而仍然使用前述之益气养心，理气通脉，凉血清热之法则不会获效。快速型心律失常的窦性心动过速、阵发性室上性心动过速、阵发性室性心动过速、快速心房纤颤等均属于阳热类，窦性心动过缓、窦房传导阻滞、房室传导阻滞等多属于阴寒类。两型分清后还须进一步根据其病机特点的不同，进行详细地分析，以分出不同证型，才能进一步提高疗效。笔者认为阳热类中可分为五型，阴寒类中亦可分为五型。其分型的依据有以下几个方面：①引起心脉瘀阻因素中虚实的不同；②引起心脉瘀阻的病邪种类的区别；③心脏亏虚的种类不同；④病位方面除心脏外所涉及的其他脏腑不同。如阳热类中的 1 型是由于心气阴两虚而引起的血脉瘀阻，2 型则是湿停阻脉使血脉瘀阻，这两型虽然同是血脉瘀阻、瘀郁化热而属阳热类，但其形成血脉瘀阻的因素 1 型是心气阴两虚，而 2 型则是湿阻心脉，所以两型治疗时虽同需使用凉血清热，活血通脉之法，但 1 型尚需加用益气养阴药，而 2 型则需加用化湿理气药，否则就不能见到明显效果。又如阴寒类中的 2 型引起心脉瘀阻的病邪是湿邪，而 3 型是寒邪，应区别清楚。再如阳热类中的 1 型是同心气阴两虚所致的，而 3 型则为心气衰微。另外阳热类 2 型病位在心，而 2 型为心脾两虚引起湿邪停聚，其病位除了心还涉及于脾。上述这些区别也是往往易被忽视的。

四、忽视证候

心律失常除可分为两类十型外，常常会临时出现一些常见的证候，当出现兼有证候时，必须给予特别的重视，甚至根据"急则治其标"的原则，先治其兼证，方可取效。心律失常各型中常可见如下三种不同证候：①气机郁结；②神魂不宁；③风热化毒。其中风热化毒往往影响更大。各型心律失常均可时而出现咽痛、口干欲饮、咳嗽、鼻塞或兼发热恶寒等外感风热化毒证候，此时往往心律失常表现加重，或病情已经控制，当风热化毒时心律失常又可出现。此时宜特别重视风热的治疗，甚至应暂停原方药，而改用疏风清热之方，待风热退后再使用原法，否则若不使用足量的疏风清热之剂，只是一味坚守原方，则心律失常不但无效，其病情还可能会进一步加重，这也是临床常见的问题。同样，当出现神魂不宁、失眠、烦躁、惊惕等症状时，宜加用安神定志类药物，而气滞明显则应使用理气解郁之品，这些在治疗心律失常时都是不可忽视的。

五、用药分量、方剂配伍、推敲不够

辨证立法、处方选药都很恰当后，有时尚不能取得满意疗效，还需从药物剂量上斟酌，若药量不够，往往也不能奏效。如治疗阳热类心律失常，使用的清热凉血药物丹皮、赤芍，经多年摸索发现用量必须较大，15~30g 时效果显著，若只用 10g 则效果不明显。又如治疗阴寒类心律失常的缓脉，所使用的祛风药物羌独活也必须用量大至各 15~30g，效果方能显著。但丹皮、赤芍若用量大，因其性寒凉，则可出现滑肠现象，如遇脾虚肠滑之人，便会便溏甚至腹泻，此时需发挥方剂配伍中佐药的作用，可于处方中加用厚肠之黄连、大量白术、或温中之干姜，甚或加用涩肠之品如诃子肉等，则可消除其弊端。这些往往在临床中被忽视，使心律失常的治疗不能取得显著疗效。

第二章 中医对心律失常病因病机的认识

第一节 历代医家对心律失常病因病机的阐述

一、《黄帝内经》中关于心悸病的记载

中医对于心悸病的认识早在《黄帝内经》中就有详细的记载。如《生气通天论》中载："阳气者，精则养神，柔则养筋，开阖不得，寒气从之，乃生大偻，陷脉为瘘，留连肉腠，俞气化薄，传为善畏，及为惊骇。"意思是说，阳气是温养精神及濡养筋脉的，若寒邪入脉及留于肉腠之间可发生瘘疮。如经俞之气化虚薄不利，则寒邪可内传，扰犯心神而出现惊悸易恐的心悸病。指出阳气不足，寒邪入侵，犯扰心神，是发生心悸病的病因病机之一。《经脉别论》载："有所惊恐，喘出于肺，淫气伤心。"说明惊恐不但因"惊则气乱"而致气喘，而且能伤心，使心神不安而致心悸病，指明了惊恐也是心悸病的病因病机之一。《举痛论》载："惊则心无所倚，神无所归，虑无所定，故气乱矣。"更进一步阐述惊恐引起心悸病的病理机转是惊恐伤心神而使心神不安。《评热病论》载："诸水病者，故不得卧，卧则惊。惊则咳甚也。"说明水气也能引起惊悸病，并指出其特点是卧位时发生心悸。而且伴有咳嗽。《疏五过论》载："凡未诊病者，必问尝贵后贱，虽不中邪，病从内生，名曰脱营。尝富后贫，名曰失精。五气留连，病有所并，医工诊之，不在脏腑，不变躯形，诊之而疑，不知病名，身体日减，气虚无精，病深无气，洒洒然时惊，病深者，以其外耗于卫，内夺于荣，良工所失，不知病情，此亦治之一过也。"说明气血耗伤也是惊悸病的病因。《至真要大论》载："少阳之胜，热客于胃，善惊谵妄，复则惊瘛咳衄。""诸病惊骇，皆属于火。"《大奇论》载："脉至如数，使人暴惊。"说明火热之邪扰犯心神而致心神不安，也是惊悸病的发病原因之一。《金匮真言论》载："东方青色，入通于肝，开窍于目，藏精于肝。其病发惊骇。"说明惊悸病不但病位在心，而且与肝脏亦有关系。《痹论》载："肝痹者，夜卧则惊。"《大奇论》载："肝痹两胠满，卧则惊，不得小便。"又载："肝脉鹜暴，有所惊骇。"进一步说明惊骇病与肝脏有关。肝脉痹阻不通可引起心悸病，且指明肝痹所引起惊悸病的特点是夜卧则惊发。并伴有两胁胀满，小便欠通，其脉象是肝脉疾而乱。《大奇论》载："二阳急为惊。"二阳即手阳明大肠、足阳明胃、胃肠急则剧烈痛，可因痛致惊悸，急久不愈，伤及足太阳脾，脾虚气结也是惊悸病的病机之一。另外，脾脏病变引起的惊悸病，其脉象可表现为右关脉弦急。《大奇论》又载："肾肝并小弦欲惊。"指出肝肾气血亏虚使气血不畅，致肝肾二脉细小而弦，是惊悸病的脉象之一，说明惊悸的发病与

肾亦有关系。

《灵枢·经脉篇》载："心主手厥阴心包经之脉，是动甚则胸胁支满，心中儋儋大动。"明确指出心悸病的病位在于心及心包。

总之，通过《内经》中有关心悸病的记载可看出：引起本病的病因可有正气不足，心失所养及邪扰心神，心不得安两方面。心失所养是由于心脏的气血阴阳耗伤所致。《内经》指出的病邪有寒邪、热邪、气滞、血瘀、水饮等。可由外感六淫之邪，如受寒引起；也可由内伤七情引起，如惊恐、思虑、忧郁等引起，也可由于饮食失节，操劳过度之病因引起。并且指出心悸病的病位虽然在心，但与其他脏腑关系密切。心脏的正气亏虚，除了由于心气直接耗伤以外，其他脏腑的虚损不能滋养心脏也是重要的原因，如肝肾阴血虚少，不能上济于心，脾虚血少不能上奉于心等，都有明确的记载，另外，因其他脏腑病变而产生的邪实也扰犯心神。同时也指明各种不同心悸病的临床表现特点及脉象，如肝痹气滞血瘀可导致心脉不畅，心神不宁。《内经》有关心悸病的记载奠定了心悸病的病因、病机、辨证、立法的基础。

二、后汉张仲景著《金匮要略》中有关心悸病的记载

"男子面色薄者，主渴及亡血，卒喘悸、脉浮者，里虚也，虚劳里急，悸衄，腹中痛，梦失精，四肢酸疼，手足烦热，咽干口燥，小建中汤主之。"张仲景认为心悸病可由于阴血亏虚所致，此时可出现心悸、鼻衄、腹痛、梦遗失精，四肢酸疼，手足心热，咽干口燥，面色苍白，脉虚浮等阴血亏虚的证候，可以用小建中汤治疗。使用小建中汤治疗的道理是使中土建运而增加生化之源，达到滋补阴血的目的。又载"水在肾心下悸。""病人饮水多，必暴喘满，凡食少饮多，水停心下，甚者则悸，微者短气，脉双弦者，寒也，皆大下后里虚。脉偏弦者，饮也。"阐明水饮凌心也可形成心悸。水饮停聚可由于肾阳不足引起，也可由于脾阳不振形成，阳虚可由于过度泻下引起。水饮而致心悸的特点是饮水过多而诱发心悸突然出现，并伴气喘，水饮轻时可觉气短、胸闷憋气、脉弦。又载："病有奔豚，有吐脓，有惊怖，有火郁，此四部病，皆从惊发得之。"说明惊悸病的病因之一是惊恐。又载："寸口脉动而弱，动即为惊，弱则为悸。"指出惊悸和怔忡同属心悸病，但两者有共同之处，即其主证同是自觉心中悸动惊恐不安，但又有区别，惊悸病轻浅，多属功能性病变，心悸病深重，多属器质性病变。惊悸多由惊恐而得，预后较怔忡为好。仲景并指出脉象有所差别，惊悸脉动，怔忡脉弱。又载："卒呕吐，心下痞，膈间有水，眩悸者，半夏加茯苓汤主之。""心下悸者，半夏麻黄圆主之""发汗后，脐下悸者，欲作奔豚，茯苓桂枝甘草大枣汤主之。"这三条是张仲景列出的治疗痰饮水湿所引起的心悸病的处方。方中除了化痰利湿之药外尚根据水湿形成的原因而加通阳补虚之桂枝、甘草、大枣等。又根据"风能胜湿"的原则采用了祛风之药麻黄等。这些法则通过现代临床实践证明治疗心律失常都是非常有效的。总之，张仲景在《内经》对于心悸病的病因，病机及辨证认识的基础上制定了许多方药，如小建中汤，半夏茯苓汤、半夏麻黄圆、茯苓桂枝甘草大枣汤等，这些方药不仅使用有效，而且成为辨证治疗心悸病的主方。临床中根据仲景的治疗原则和方药加减化

裁，灵活运用，对心律失常的治疗常取得良好的效果。

三、唐代孙思邈在《千金方》中有关心悸病的记载

"心声笑，其音竽，其志喜，其经手少阴，厥逆太阳，则荣卫不通，阴阳反错，阳气外击，阴气内伤，伤则寒，寒则虚，虚则惊掣心悸，定心汤主之。"说明惊悸病是由于荣卫不通，阴阳失调，心经受损而引起的虚寒证。用定心汤治疗。

四、宋代严用和著《济生方》中有关心悸病的记载

"夫惊悸者，心虚胆怯之所致也。且心者君主之官，神明出焉，胆者中正之官，决断出焉，心气安逸，胆气不怯，决断思虑，得其所矣。或因事有所大惊，或闻虚响，或见异相，登高涉险，惊忤心神，气与涎郁，遂使惊悸，惊悸不已，变生诸证，或短气悸乏，体倦自汗，四肢浮肿，饮食无味，心虚烦闷，坐卧不安，皆心虚胆怯之候也。治之之法，宁其心以壮胆气，无不瘥者矣。"又载："夫怔忡者，此心血不足也。盖心主于血，血乃心主之，心乃形之君，血富则心君自安矣。多因汲汲富贵，戚戚贫贱，又思所爱，触事不意，真血虚耗，心帝失辅，渐成怔忡。……"《难经》云："损其心者益其荣，法当专补真血，真血若富，心帝有辅，无不愈者矣。又有冒风寒暑湿，闭塞诸经，令人怔忡，五饮停蓄，堙塞中脘，亦令人怔怔，当随其证，施以治法。"严用和系统论述了心悸病分为惊悸和怔忡两类。叙述了两者在病因、临床表现和辨证治疗的不同。指出惊悸因惊而得，是心虚胆怯所致，治法应宁心壮胆。怔忡的机理是心血不足为多见，其次风寒暑湿之邪及五饮停蓄阻塞心经也能引起，强调在临证时需加辨别，施以相应的治法。

五、金·刘完素《河间六书》载

"惊，心卒动而不宁也。火主于动，放心热甚也。虽尔，止为热极于里，乃火极似水则喜惊，反兼肾水之恐者，亢则害，承乃制故也。所谓恐则喜惊者，恐则伤肾而水衰，心火自甚，故喜惊也。"刘完素指出惊悸的病机之一是心火盛，并讲明心火热盛而心悸的道理是火主动。同时指出阴虚火旺，肾阴不足，心火亢盛亦是心悸病的病机。阐明每遇恐惧之时而心悸，这是因为恐则使肾水受损，心火亢盛，火主动，故心火盛而心悸发作。

六、元·朱震亨《丹溪心法》载

"人之所主者心，心之所养者血，心血一虚、神气不守，此惊悸之所肇端也。日惊日悸，其可无辨乎？惊者恐怖之谓，悸者怔忡之谓，心虚而郁痰，则耳闻大声，目击异物，遇险临危，触事丧志，心为之忤，使人有惕惕之状，是则为惊。心虚而停水，则胸中渗漉，虚气流动，水既上乘，心火恶之，心不自安，使人有怏怏之状，是则为惊。惊者，与之豁痰定惊之剂，悸者，与之逐水消饮之剂，所谓扶虚，不过调养心血和平心气而已。"丹溪认为惊悸之病主因心血虚。同时认为心悸病的两种症状，惊为惊恐不安的感觉，悸是心中悸动的感觉，两者往往同时出现于心悸病中，但有所侧重，有的以惊为主，有的以悸为主，

对两种类型的心悸，需要鉴别。惊为主者，是心血虚而郁痰；悸为主者亦称怔忡，是心血虚而停水。治惊宜养心豁痰定惊；治悸宜养心逐水消饮。并指出惊者多因惊吓而得病，同时指出"瘦人多因是血少，肥人属痰，寻常者多是痰。""有思虑便动，属虚。""时作时止者，痰因火动。"丹溪认为"惊则神出其舍，舍空则痰生也。"同时丹溪亦提出治疗的方药，认为补心血可用四物汤及朱砂安神之类，化痰之方可用定志丸加琥珀、郁金。

七、金·成无己《伤寒明理论》载

"伤寒悸者，何以明之？悸者，心忪是也。筑筑惕惕然动，怔怔松松不能自安者是矣。心悸之由，不越二种：一者气虚也，二者停饮也。伤寒二三日，心中悸而烦者，小建中汤主之。少阴病四逆其人或悸者，四逆散加桂五分，是气虚而悸者也。饮水多，必心下悸，是停饮而悸者也。其气虚者，由阳气内弱，心下空虚，正气内动而为悸也。其停饮者，由水停心下，心为火而恶水，水既内停，心不自安则为悸也。又有汗下之后，正气内虚，邪气交击而令悸者，与气虚而悸者，则又甚焉。"成无己在《伤寒明理论》中专门论述了外感病过程中出现心悸的病因病机，指出一是因气虚引起，另一是停饮引起。并指出二者的发病机理、鉴别方法和治疗方药。

八、明·虞搏《医学正传》载

"夫怔忡惊悸之候，或因怒气伤肝，或因惊气入胆，母能令子虚，因而心血为之不足，又或遇事繁冗，思想无穷，则心君亦为之不宁，故神明不安，而怔忡惊悸之证作矣。夫所谓怔忡者，心中惕惕然动摇而不得安静，无时而作者是也。惊悸者，蓦然而跳跃，惊动而有欲厥之状，有时而作者是也。若夫二证之因亦有清痰积饮，留结于心胞胃口而为之者，又不可固执以为心虚，而治宜以脉证参究其而药之，毋认非以为是也。"虞搏指出：心悸的病因主要是七情所伤，特别是怒伤肝而致心气亏虚，或因惊气入胆，母令子虚而致心血不足，或思虑过度伤及心神而使心神不安致惊悸怔忡发作。另外痰饮留结于心包亦可形成心悸。总之，心悸病有虚有实，临证需要鉴别。同时指出心悸病中又可分惊悸和怔忡两种类型。惊悸常为发作性惊悸，怔忡为持续性心悸不安。

九、明·戴思恭《证治要诀》中有关心悸病的记载

"怔忡久思所爱，触事不忘，虚耗真血，心血不足，遂成怔忡，俗谓心忡脉乱是也，宜益荣汤。怔忡，即松悸也。松悸与惊悸若相类而实不同。惊悸者，因事有所惊而悸，松悸者本无所惊，常心松而自悸，焉得无辨？感风寒暑湿闭塞诸经而松忡，各见本门。因痰饮怔忡者，导痰汤，加炒酸枣仁、下寿星丸。失志者，由所求不遂，或过误自咎，懊恨嗟叹不已，独语书空，若有所失，宜温胆汤去竹茹，加人参柏子仁各一钱，下定志丸，仍佐以酒调辰砂妙香散。有痞满不欲食，心中常有所怯，爱处暗室，或倚门后，见人则惊避，似失志状，此名为卑慄之卑，以血不足故也。谷神嘉禾散加当归半钱，黄芪半钱。""惊悸者，因事有所大惊，触忤心神，气与涎郁，遂生惊悸，此乃心虚胆怯所致，宜温胆汤。呕则以

人参代竹茹。若眠多异梦，随即惊觉者，宜温胆汤加酸枣仁、莲肉各一钱，以金银煎下十四友丸，或镇心丹、远志丸，酒调妙香散。"戴氏认为惊悸与怔忡同属心悸病，但两者有所区别，惊悸是由惊恐而得病，每因受惊而诱发心悸，怔忡非惊而发，也不是以惊恐为诱因。惊悸病机是心虚胆怯，气与涎郁，治疗宜以温胆汤加人参或镇心丹、远志丸加妙香散等法，怔忡常因痰饮或心血虚耗引起。血虚者宜益荣汤，谷神嘉禾散加当归及黄芪，痰饮者宜导痰汤加寿星丸、枣仁等。

十、明·李梴《医学入门》中关于心悸病的记载

"思虑过度，及因大惊大恐，以致心虚停痰，或耳闻大声，目见异物，临危触事，便觉惊悸，甚则心跳欲厥，脉弦濡者，虚也。血虚四物汤、茯神汤、妙香散、朱砂安神丸。气血俱虚，人参养荣汤、养心汤。时作时止者，痰也。二陈汤加白术、黄连、远志、竹沥、姜汁。怔忡因惊悸久而成，痰在下火在上故也。温胆汤加黄连、山栀、当归、贝母。气郁者四七汤、加茯神、远志、竹沥、姜汁，或十味温胆汤，金箔镇心丸。停饮，胸中漉漉有声，怏怏不安者，二陈汤加茯神、槟榔、麦门冬、沉香、或朱雀丸。惊悸二证，通用归脾汤，仁熟散，梦授天王补心丹，寿星丸、参枣丸。悸，动也，心膈间客邪乘之，筑筑然触动，如人将捕、即怔忡意也。有水停心下，头眩身摇，厥而悸者，渗其水而悸厥自定。有神气素虚，心中空耗，不能自持者，有汗下使内虚而悸者，比之素虚者尤甚，须先定其气而后治其悸。大约先烦后悸者为虚，小建中汤、真武汤。脉代者，炙甘草汤，入酒少许。汗后眩冒者，桂枝甘草汤。先悸后烦者为热，小柴胡汤。喜呕谵语，大便难者，小柴胡汤，加大黄或加芒硝少许。谵语小便不利者，柴胡龙骨牡蛎汤。小便赤者，五苓散。"

十一、明·王肯堂《证治准绳》中有关心悸病的记载

"伤寒明理论释悸字云：悸，心忪也，筑筑惕惕然动，怔怔忪忪不能自安也。则悸即怔忡。而今人分为两条谬矣。心悸之由，不越二种，一者虚也，二者饮也。气虚者，由阳气内虚，心下空虚，火气内动而为悸也。血虚者亦然。其停饮者，由水停心下，心为火而恶水，水既内停，心不自安，故为悸也。有汗吐下后，正气内虚而悸者，有邪气交击而悸者，有荣卫涸流脉结代者，则又甚焉，必生津液益血以实其虚，此从伤寒而论者。若杂病则考诸《内经》云：心痹者，脉不通，烦则心下鼓。胆病者，口苦呕宿汁，心下憺憺恐，如人将捕之状，足阳明是动，闻木音则惕惕然而惊，心包络是动，病心中憺憺大动，肾是动，病善恐，心惕惕然如人将捕之。《原病式》云：因水衰火旺，其心胸躁动，谓之怔忡。然后知悸之为病，是心脏之气不得其正，动而为火邪者也。盖心为君火，包络为相火、火为阳。阳主动，君火之下，阴精承之，相火之下，水气承之，夫如是而动，则得其正，而清净光明，为生之气也，若乏所承，则君火过而不正，变为烦热，相火妄动、既热且动，岂不见心悸之证哉？况心神明居之，经曰：两精相搏谓之神，又曰：血气者人之神，则是阴阳气血，在心脏未始相离也。今失其阴，偏倾于阳，阳亦以失所承而散乱，故精神怔怔忡忡不能自安矣。如是者，当自心脏中补其不足之心血，以安其神气，不已则求其属以衰之，

壮水之主以制阳光也。又包络之火，非惟辅心，而且游行于五脏，故五脏之气妄动者，皆火也。是以各脏有疾，皆能与包络之火，合动而作悸，如是者，当自各脏补泻其火起之由，而后从包络调之平之，随其攸利而治。若各脏移热于心，而致包络之火动者，治亦如之，若心气不足，肾水凌之，逆上而停心者，必折其逆气，泻其水，补其阳，若左肾之真水不足，而右肾之火上逆，与包络合动者，必峻补左肾之阴以制之。若内外诸邪，郁其二火，不得发越，隔绝荣卫，不得充养其正气者，则皆以治邪解郁为主。若痰饮停于中焦，碍其经络，不得舒通，而郁火与痰相击于心下，以为怔忡者，必导去其痰，经脉行，则病自己。"王肯堂认为怔忡和惊悸相同不宜区分。他认为心悸辨证首当分别外感与内伤两种，即从伤寒和杂病两方面区分。外感病中所出现的心悸不外两种，一者是虚，二者是饮。气虚与血虚都可使心下空虚，火气内动而为悸。汗吐下后正气内虚心悸，又有正气虚而邪未尽，使荣卫滞涩脉结代者。另一种是水饮内停使心悸不安。杂病方面形成心悸的主要病机是水衰火旺。心脏之气动而为火邪，致心胸躁动形成心悸怔忡。心为阳，阳主动、心为君火，包络为相火，君火之下，阴精承之，相火之下，水气承之，这样形成平衡正常状态，若阴虚水乏则君火过亢变为烦热，相火妄动则既热且动而形成心悸。同时五脏之火移热于心亦能引起心悸。另外各种邪气郁阻心脉，心脉不通也能引起心悸。心气不足，肾水凌心及痰饮停于中焦，阻滞心脉，郁火与痰相击于心下亦是引起心悸的病机。王氏的观点通过临床观察证明是非常确切的，道理讲得非常透彻。

十二、明·张介宾《景岳全书》中有关心悸病的记载

"怔忡之病，心胸筑筑振动，惶惶惕惕，无时得宁者是也。然古无是名，在《内经》则曰胃之大络，名曰虚里，出于左乳下，其动应衣，宗气泄也。在越人仲景则有动气在上下左右辨，云诸动气皆不可汗下也。凡此者，即皆怔忡之类。此证惟阴虚劳损之人乃有之。盖阴虚于下，则宗气无根，而气不归源，所以在上则浮撼于胸臆，在下则振动于脐旁。虚微者动亦微，虚甚者动亦甚，凡患此者，速宜节欲节劳，切戒酒色。凡治此者，速宜养气养精，滋培根本，若或误认为痰火而妄施清利，则速其危矣。""凡治怔忡惊恐者，虽有心脾肝肾之分，然阳统乎阴，心本乎肾，所以上不宁者，未有不由乎下，心气虚者，未有不因乎精，此心肝脾肾之气，名虽有异，而治有不可离者。亦以精气互根之宜然，而君相相资之全力也。然或宜先气而后精，或宜先精而后气，或兼热者之宜清，或兼寒者之宜暖，此又当因其病情而酌用之。""心脾血气虚，而或为怔忡，或为惊恐，或偶以大惊猝恐，而致神志昏乱者，俱宜七福饮，甚者大补元煎。若命门水亏，真阴不足，而怔忡不已者，左归饮。若命门火亏，真阳不足而怔忡者，右归饮。若三阴精血亏损，阴中之阳不足，而为怔忡惊恐者，大营煎或理阴煎。若水亏火盛，烦躁热渴而怔忡惊悸不宁者，二阴煎，或加减一阴煎。若思郁过度，耗伤心血，而为怔忡惊悸者，逍遥饮或益营汤。若寒痰停蓄心下而怔忡者，姜术汤。""心虚血少、神志不宁而惊悸者，养心汤或宁志丸或十四友丸。若因惊失志而心神不宁者，宁志膏或远志丸。心血不足，肝火不清，血热多惊者，朱砂安神丸，心神虚怯，微兼痰火而惊悸者，八物定志丸。心气郁滞、多痰而惊者，加味四七汤，痰迷

心窍惊悸者，温胆汤或茯苓饮子，甚者朱砂消痰饮。风热生痰，上乘心膈而惊悸者，简要济众方。"

总之，景岳强调肾脏亏虚在心悸病发病中的重要作用，并提出治疗肾阴或肾阳亏虚心悸病的方剂左归饮及右归饮。另外三阴精血亏虚兼阴中之阳不足分别用大营煎或理阴煎。若阴虚火旺用二阴煎或加减一阴煎。景岳虽然强调肾，但不排除其他脏腑病变引起心悸的病机，并且对心血不足、寒痰内停、阴虚肝热等引起的心悸分别立出相应的治疗处方。

十三、清·陈士铎《石室秘录》中关于心悸病的记载

"心惊非心病也，乃肝血虚而不能养心也。方用白芍、当归、麦冬、熟地各五钱，生枣仁一两，茯神三钱，北五味、远志各一钱，人参二钱，水煎服。此方之妙，全不去治心，治肝正所以治心，治肺正所以益心也。""肾，水脏也，心火脏也，是心肾二经为仇敌，所乎不宜牵连而一治之。不知心肾虽相克，其实相须，无心之火则成死灰，无肾之水则成冰炭，心必得肾水以滋养，肾必得心火而温暖，如人惊惕不安，岂非心肾不交乎？人以为惊惕不安，心之病，我以为肾之病，非颠倒之也，实至当不易之理。方用白术、芡实、橘红、熟地各五两，人参、枣仁、炒山药、柏子仁去油、茯神、山茱萸、麦冬各三两，北五味、远志、菖蒲各一两，砂仁三钱，各为末，蜜为丸，白滚水送下五钱。此丸之妙，乃治肾之药，少于治心，盖心君宁静，肾气自安，肾气既安，何至心动？""心经之病，怔忡不寐等证，乃心血少也。方用人参、麦冬、茯神、当归各三钱，丹参二钱，生枣仁、熟枣仁各五钱，菖蒲、甘草、五味子各一钱，水煎服。此方之妙，妙在生熟枣仁各五钱，而以诸补心之药为佐使，盖枣仁乃安心治不寐之圣药，生用使其日间不卧，熟用使其夜间不醒也。日夜既安，则怔忡自定，又何必用虎睛、琥珀、丹砂之多事哉？""怔忡之证，扰扰不宁，心神恍惚，惊悸不已，此肝肾之虚而心气之弱也。若作痰治，往往杀人。盖肾虚以致心气不交，心虚而致肝气益耗，不治虚而反攻痰，安得不速死乎？一方名宁静汤，生枣仁、麦冬、白术各五钱，人参、白芍、熟地、元参各一两，白芥子三钱，水煎服，此方一派补心肝肾之药，三经同治，则阴阳之气自交，上下相资，怔忡自定，而惊悸恍惚之证亦尽除矣。怔忡治之不得法，多致危亡，此证乃因泄精之时，又得气恼，更不慎色而成者也。似乎宜治肾为主，不知愈补肾而心气愈加怔忡者，何故？因肝得气恼、肝气大旺，补肾则肝气更旺，反去增心之火，故愈加怔忡也。然则心不可补乎？心不补则火不能息，补心而又加去火之药则得生矣。方用化忡丹，人参、生枣仁各二钱，麦冬、白芍、元参、茯神各五钱，黄连、白芥子各一钱，甘草五分，水煎服。此方妙在不去定心，反去泻火，尤妙在不去泻肝，反去补肝，尤妙在不去补肾，反去补肺。盖泻心火，即所以定心气也，补肝气则肝平，肝平则心亦平，补肺气则肺旺，能制肝经之旺矣。制服相宜，自然心气得养，而怔忡有不痊愈者乎？"

陈士铎强调肝肾阴虚在心悸病发病机制中的重要作用，并提出相应的治疗处方，而且强调补肺气在治疗中的作用，又指出泻心火的重要，很有临床指导价值。

第二节　作者对心律失常病因病机的认识

综合历代医家对心律失常病因病机的认识，通过长期临床观察总结，笔者认为，临床中心律失常以寒热为纲分为两类、十种证型、三种证候。两类是阳热类（快速类）和阴寒类（缓慢类）。临床中应以寒热为纲，要首先分类，即首分寒热，次辨证型。

一、阳热类（快速类）心律失常的病因病机

为了更好地理解阳热类（快速类）心律失常的病因病机，首先需要了解它的主证、主脉，及主要舌象。

主要症状：心悸、气短、胸闷痛等。

主要舌象：舌苔薄白或薄黄、舌质暗红。

主要脉象：数、疾、促、促代、涩而数。

阳热类心律失常的主要病机是：心脏亏虚、血脉瘀阻，瘀而化热。

心主血脉，心气阴血不足，无力帅血运行，血脉流通不畅，而出现瘀阻，瘀久化热，热可致急，瘀可致乱，遂引起脉数且不齐，而现数脉、促脉、促代脉、或数而三五不调的涩脉等快速类心律失常。阳热类心律失常形成的关键是"热"，必要环节是"血脉瘀阻"，根本因素是"心脏亏虚"。由于形成血脉瘀阻又有几种不同的途径，所以又可分为五种不同的证型，即心气阴虚，血脉瘀阻，瘀而化热；心脾不足，湿停阻脉，瘀而化热；心气衰微，血脉瘀阻，瘀而化热；心阴血虚，血脉瘀阻，瘀而化热；心气阴虚，肺瘀生水，瘀而化热这五种不同的临床证型，其主要病机均为"心脏亏虚，血脉瘀阻，瘀郁化热，"从而导致心体失健，心用失常。其中"化热"又成了发病的关键。目前中医界治疗阳热类心律失常时，以补气养心，通阳、活血、化痰湿及安神等法则较多，而对"凉血清热"治则常常忽视。本人实践中摸索到，治疗该类疾病时，根据"热"在病变中的重要作用，在充分运用益气养心，通脉活血法则的基础上，加清热凉血法十分重要。如治疗期前收缩（房早、结早、室早）、阵发性室上性心动过速，阵发房颤、窦性心动过速等病人，用炙甘草汤、归脾汤、养心汤等往往疗效不显著时，可在活血通脉的基础上，加用清热凉血药物，疗效则会明显提高。

关于"热"在快速型心律失常发病当中的重要性，明代李时珍《濒湖脉学》中早有论述："促脉数而时一止，此为阳极欲亡阴，三焦郁火炎炎盛，进必无生退可生。""促脉惟将火病医""数脉为阳热可知"。快速类心律失常的主要脉象是数脉和促脉，故治疗本病加用清热凉血药物，亦为一种正治法。

阳热类心律失常的病因：情志失调、七情所伤，如思虑过度及忧郁惊恐等；饮食不节及劳累过度（包括体劳及房劳）；先天禀赋心气阴血亏虚；大病久病耗伤心气阴血；外感六淫之邪伤及心体，阻滞心脉，均可成为快速型心律失常的病因。即情志失调，七情所伤、思虑过度及忧郁惊恐等均可使心气阴血耗伤，心气阴血亏虚，无力帅血运行，而致血脉瘀

阻，瘀久而化热，从而导致本病发生。饮食不节及劳累过度均可伤及脾胃，脾虚化源不足，不能滋养于心，可引起心血亏虚，心血不足，心脉失养，血流涩滞，血脉瘀阻，瘀久而化热。又房室不节，肾阴亏虚，肾虚不能上济于心，使心气阴血不足，致使血脉瘀阻，瘀久而生热。先天禀赋心气不足或大病、久病耗伤心气阴血等均能引起心气阴血亏虚，而致血脉瘀阻，瘀久而生热。本病除心气阴血亏虚而致血脉瘀阻这一根本原因外，尚可兼有痰湿、气滞、水饮、风热等病邪阻滞心脉，致使心脉流通不畅，而引起心律失常，治疗中必须辨证求因，妥善处理。

二、阴寒类（缓慢类）心律失常的病因病机

为了更好地理解阴寒类（缓慢类）心律失常的病因病机，首先需要了解它的主证、主脉，及主要舌象。

主要症状：心悸、气短、胸闷或胸痛、乏力、怕冷或不怕冷或怕热、肢凉或肢温。

主要舌象：舌质暗淡苔薄白或白腻。

主要脉象：缓、迟、结、涩、结代。

缓慢类（阴寒类）心律失常的主要病机是心脾肾阳气亏虚或兼阴血不足，寒湿、痰饮之邪阻滞心脉，心脉瘀阻流通不畅。本类心律失常表现的特点是脉搏迟缓，或迟缓而兼有间歇，或三五不调等涩滞不通之象。形成本病的关键是"阴寒"，必要环节是"心脉瘀阻"，根本因素是"心脾肾脏亏虚"。心主血脉，若心阳气亏虚或兼阴血不足，气虚无力帅血运行，阳虚无力鼓动血脉流通，阴血不足不能濡润心脉，再兼脾肾阳虚，气化失常，水湿痰饮停聚，阴寒之邪内生，而致心脉阻滞。阴寒之邪可致脉迟缓，瘀而致脉乱，故可见脉迟缓而不齐（结、代、涩）的缓慢类（阴寒类）心律失常。本病又可分为五种证型，即由于亏虚的脏腑不同，亏在心脾或亏在心肾。又由于亏虚在气或在阳，或在阴液精血的不同。另外还在于是湿邪阻脉，还是寒邪阻脉，或痰饮阻脉的区别，再者与本虚标实两者间所占不同比例的差异。五型的病机：①心脾气虚，无力帅血运行，心脉瘀阻，血流不畅而致缓脉；②心脾气虚，心气虚无力帅血运行，再兼脾虚运化失常而湿邪停聚，阻滞心脉，而致心脉受阻，形成缓脉；③心脾肾虚，寒邪内生，阻滞心脉。心脾肾阳不足，阳虚生内寒，阳虚鼓动无力，寒邪阻滞心脉而致迟脉；④心脾肾虚，寒痰瘀结，心脉受阻。气虚帅血无力，阳虚鼓动无能，脾虚生痰，阳虚生寒，气滞血瘀，寒、痰、瘀血凝聚阻脉形成结脉；⑤心肾阴阳俱虚、寒湿瘀阻，心脉涩滞。心气虚而帅血无力，阳虚鼓动无能，阳虚生寒、水湿不化而停聚阻脉，再兼阴虚脉失濡润，使得血流更加涩滞不畅，于是形成缓而三五不调的涩脉。

缓慢类（阴寒类）心律失常的病因，也是与七情所伤；饮食不节及劳累过度；先天禀赋心脏亏虚，大病久病耗伤心脏，以及外感六淫之邪伤及心脾，阻滞心脉等因素有关。上述病因引起的心脏亏虚是此类心律失常的最根本因素。思虑过度，忧郁不解，日久耗伤心之气阳、阴血。大惊大恐也能使心气大伤。饮食不节劳累过度脾土生化之源受伤，化源不足，无力奉养于心，而致心脏亏虚。大病、久病耗伤心之气阳及阴血。外感六淫之邪，久

而不解，内舍于脉，而成脉痹，脉痹不已，内舍于心，致使心体受伤，心脉阻滞。总之上述诸内因、外因、不内外因等因素均可使心气阳、阴血耗伤，致使气虚无力帅血运行，阳虚无力鼓动血脉流通，阴血虚而不能濡润心脉，故此出现脉搏缓慢，且涩而结滞的心律失常。

再者，饮食不节，劳累过度，脾土受伤；郁怒伤肝、肝木克土，亦能伤脾；思虑过度伤及于脾；感受风湿之邪，困阻脾阳等均能使脾失健运，而风湿痰饮停聚，中阳不足而阴寒之邪内生。又房劳过度，大惊大恐，或大病久病，或感受寒湿之邪等可伤及肾阳，肾之气化失常，水湿、痰饮之邪停聚，肾阳亏虚、寒邪内生。总之水湿、痰饮、寒邪阻滞心脉，是构成缓慢类（阴寒类）心律失常的重要因素。同时需要注意，先天禀赋不足，心阳亏虚也是形成缓慢类心律失常的重要病因。

第三章　作者独特的心律失常分类、证型与证候

按中医理论笔者将心律失常分为两大类，每类又辨为五种证型，各型又可能出现三种证候。简称为"两类、十型、三证候"。临床中要以寒热为纲首先分类，次辨证型，再辨证候。

第一节　心律失常分类、分证型、分证候的依据

一、分类的依据

综合历代医家对心悸病分类辨证的有关论述，结合自己的临床实践中观察总结、分析，认为心律失常当分为两类：即阳热类与阴寒类。分清类别后，治疗中拟定治法、选方、用药就有了正确方向。否则治疗易发生阴阳颠倒、寒热错位，选方用药难免火上添油，或雪上加霜，治疗后非但无效，还会使病情加重。

（一）阳热类（快速类，类似于西医诊断的快速型心律失常。）

1. 主要脉象：数、疾、促、促代、涩而数等快速类脉象。

2. 主要病机：心脏亏虚、血脉瘀阻、瘀而化热。

（二）阴寒类（缓慢类，类似于西医诊断的缓慢型心律失常。）

1. 主要脉象：缓、迟、结、涩、结代等缓慢型脉象。

2. 主要病机：心脾肾虚、寒、湿、痰饮阻滞心脉。

总之，心律失常分类的依据是病性属热？属寒？即依据"寒、热"来划分类别。

二、分型的依据

临床中，分类后还须进一步分型，选择处方用药才能更精当。

（一）阳热类可分五型

1. 心气阴虚、血脉瘀阻、瘀而化热。

2. 心脾不足、湿停阻脉、瘀而化热。

3. 心气衰微、血脉瘀阻、瘀而化热。

4. 心阴血虚、血脉瘀阻、瘀而化热。

5. 心气阴虚、肺瘀生水、瘀而化热。

（二）阴寒类亦分五型

1. 心脾气虚、心脉瘀阻、血流不畅。
2. 心脾气虚、湿邪停聚、心脉受阻。
3. 心脾肾虚、寒邪内生、阻滞心脉。
4. 心脾肾虚、寒痰瘀结、心脉受阻。
5. 心肾阴阳俱虚、寒湿瘀阻、心脉涩滞。

分为上述十型的依据是：

（一）引起"心脉瘀阻"的因素中虚实的分别　前面已经论述，形成心律失常的必要环节是"心脉瘀阻。"根本因素是"心脏亏虚。"但是形成"心脉瘀阻"的直接因素又有"虚实"之分，且为分型的主要依据。如阳热类中的 1 型是心气阴虚而致血脉瘀阻，2 型则是湿停阻脉。两型引起心脉瘀阻的因素即虚实的不同。虽然 2 型中引起湿停的根本因素仍是心脾气虚而致，但引起心脉瘀阻的直接因素则是湿邪，治疗时则 1 型用益气养心通脉，而 2 型则需化湿通脉。又如阴寒类中的 1 型与 2 型均是心脾气虚，但 1 型是由气虚导致的是血脉瘀阻，2 型则是湿邪阻脉。

（二）引起心脉瘀阻的病邪之种类的区别　引起心脉瘀阻病邪的种类不同，也是心律失常分型的依据。如阴寒类中的 2 型是湿邪阻脉，3 型是寒邪阻脉，4 型是寒痰瘀结，5 型是寒邪及湿邪阻脉等。因引起心脉瘀阻的病邪不同而形成不同的临床类型。

（三）形成心律失常的根本因素"心脏亏虚"的不同种类心律失常分型的另一依据是其根本因素——"心脏亏虚"的不同种类。心脏亏虚可分为心气虚、心血虚、心阴虚、心阳虚。不同种类形成不同证型。如阳热类中的 1 型是心气阴两虚，而 3 型是心气衰微，4 型是心阴血虚。阴寒类中的 1 型是心脾气虚，3、4 型是心脾肾阳虚，5 型则是心肾阴阳俱虚。这些必须分清，立法，用药才能有的放矢，效如桴鼓。

（四）病位方面所涉及的不同脏腑　心律失常的病位在心，这是各类型心律失常所共同的。但除了共同的病位外，各型病人所涉及其他脏腑有所不同，成为心律失常分型的依据之一。如阳热类中的 1 型未涉及其他脏腑，2 型则涉及于脾，5 型则涉及于肺。阴寒类中的 1 型及 2 型涉及于脾，3 型及 4 型涉及于脾肾两脏。这些也必须分清，处方及用药才能精当。

三、分证候的依据

临床中确定证型后还须再辨证候。心律失常治疗过程中，时常出现的三种症候：①气机郁结；②神魂不宁；③风热化毒。长期临床实践证明，这三种常见的证候对心律失常的影响很大，必须予以高度重视，需要及时拟定恰当治法，选方用药精当，才能取得良好效果。

第二节　与心律失常关系密切的脉象辨析

心律失常的中医辨证中，最具有鉴别诊断价值的是脉象的变化。因为心律失常主要是指心脏搏动频率与节律的异常。心搏频率与节律的变化必然要在脉象上反映出来，不同种类的心律失常必然出现不同的脉象，因而心律失常中医辨证时最主要最可靠的依据就是脉象。故此要特别在辨脉上下功夫。临症时主要根据脉象，再结合症状和舌象等分析患者的病因病机、分类、分型及证候，采用相应恰当的治则及处方，才能取得良好的疗效。在遇到脉症或脉舌不符时，可采取舍证从脉或舍舌从脉的原则处理。

心律失常多见的脉象有：数脉，疾脉，促脉，代脉，涩脉，缓脉，迟脉，结脉，涩兼数脉，促代脉，结代脉。下面从对各种脉象的分析中更可看出辨脉在心律失常辨证论治中的重要地位。

一、数脉

数脉是指脉搏的频率较正常为快。古代医家规定数脉的标准是在医生一呼一息的时间内患者脉搏搏动6次或6次以上，每分钟90~120次，称为数脉。和数脉相类似的脉象有紧脉、促脉和动脉。紧脉、促脉、动脉与数脉相同点都是频率快，但后三者又各具自己的特点。紧脉的搏动，如同触到被弹动的绷紧的绳索一样，是比较硬而有力的；数脉中带有歇止的称为促脉；数而短无头无尾如豆状动摇于关部的称为动脉。数脉的主病是"热证"，属"阳"，多由心火过旺或肝胆之火过旺，亦有因肺胃之热过盛而致。另外亦有因阴伤不足而引起的虚热。其中以心肾阴虚而生之热为主。另外在少数情况下，在虚寒病中出现数脉，这必定是正气已很衰弱，若不积极救治，再进一步则会出现阴阳离绝的脱证。

《濒湖脉学》中关于数脉有如下记载："一息六至，脉流薄疾。""数脉息间常六至，阴微阳盛必狂烦。浮沉表里分虚实，惟有儿童作吉看。""数比平人多一至，紧来如数似弹绳；数而时止名为促；数见关中动脉形。""数脉为阳热可知，只将君相火来医。实宜凉泻虚温补，肺病秋凉却畏之。寸数咽喉口舌疮，吐红咳嗽肺生疡；当关胃火并肝火；尺属滋阴降火汤。"

笔者于长期工作体会、心律失常的诊断方法方面要以脉为主，四诊合参。心律失常中窦性心动过速，非阵发性室性心动过速及非阵发性结性心动过速等可见数脉，其中最常见的病种是窦性心动过速。根据数脉的主病是"热"的道理分析，窦性心动过速的病人多数属于"热证"，其中又分外感热证及内伤热证。窦性心动过速可因外感热邪，扰犯心神，鼓动心脉，而致数脉。内伤生热也可引起窦性心动过速而出现数脉。内伤多为七情所伤，或饮食不节，劳倦过度或疾病后耗伤等因素引起心脏气阴不足，血脉瘀阻，瘀而生热所致。另外肝胃热盛或肾虚生热亦能引起窦性心动过速而出现数脉。心衰晚期病人正气十分虚弱而出现虚寒证时也会出现数脉，但此时已是将要出现阴竭阳绝而阴阳离绝的危候。目前临床中对窦速病人的辨证中，"热"这一关键常被忽视，医者往往重视补虚、通阳、调气、通脉等，而常忽视"热"，使得临床疗效受到限制。

二、疾脉

疾脉是指比数脉搏动更快的脉象。古代医家所规定的疾脉标准是医生每一呼一吸的时间内，患者脉搏搏动等于或大于 7 次，即大约每分钟 120 次以上。如果更详细地区分，还可有极脉及脱脉，每一呼一吸的患者脉搏搏动 8 次以上称为极脉，再快，达到医生每一呼一吸患者脉搏 9 至以上，则称为脱脉。疾脉和极脉的主病都是阳热极盛，阴液将竭。是真阴将竭于下，阳热亢于上的现象。在外感病中热极时往往有疾脉，按之益坚，是阳亢无制，真阴垂危之候；疾而虚弱无力是元阳将脱之证。脱脉则见于阴竭阳绝，阴阳离绝的危候，若不紧急救治，生命则亡。

《濒湖脉学》记载："数脉属阳，六至一息。七疾八极，九至为脱。"心律失常中的阵发性室上性心动过速、阵发性室性心动过速发作时的脉象常表现为疾、极或脱脉。所以阵发性室上性心动过速的患者常常辨证为"心气阴亏虚，血脉瘀阻，瘀而化热"而使用益心气滋养心阴，理气通脉，凉血清心之法。阵发性室上性心动过速与窦性心动过速两者的病机虽然常见同为"心气阴两虚，血脉瘀阻，瘀而化热"的证型，但两者又有区别。因为阵发性室上性心动过速的脉象是疾极脉而窦性心动过速的脉象是数脉，数脉与疾极脉的形成虽然同为阴虚而阳热亢盛，但疾极脉是阳极而阴将竭，即是阴更虚而阳更盛。所以阵发性室上性心动过速的治疗应该较窦性心动过速的治疗更重用填补心阴及清热凉血的药物，少数严重的阵发性室上性心动过速或室性心动过速的疾患出现脱脉时为阴竭阳绝，阳气耗竭，阴阳将脱，此时则急宜回阳填阴救逆。目前临床治疗阵发性室上性心动过速时常常忽视凉血清心的法则，从而影响疗效。

三、促脉

促脉是指脉数而带有间歇的脉象。其特点是：一是脉有间歇，二是脉数。促脉与结脉同是有间歇的脉象，而促脉是数而有间歇，结脉为迟缓有间歇，两者必须区别。临床中有些医生凡见脉间歇则一概而论为"结代脉"，这是不确切的。在心律失常的辨证治疗中，促脉和结脉必须区分清楚。因为两者的主病截然相反。如果辨证时不加区别，治疗法则相互混淆，必然不会取得满意的疗效。促脉的主病是主阳、主热、主火，为阳热极盛，阴液欲亡，临床见促脉必须抓住"火热"这一核心予以立法处方。"火热"的性质可分实热及虚热。实热可由于外感六淫之邪产生，感受火热之邪，特别是外感风热，常能引起促脉出现。其次感受其他外邪久而化热，也是引起促脉的原因。内生之实热，常见郁怒伤肝而致的肝胆郁热，再者是饮食不节，脾胃受伤，痰湿、食滞停聚化热而成，但临床最为常见的是血脉瘀阻，日久而致瘀而化热。虚热的产生可由肾阴不足，或心阴亏虚而生。总之治疗"促脉"必须抓住"热"这一关键，才能取得良好效果。

关于促脉在《濒湖脉学》中有如下记载："促脉数，时一止复来。如蹶之趣，徐疾不常。""数见寸口，有止为促。""促脉数而时一止，此为阳极欲亡阴。三焦郁火炎炎盛，进必无生退可生。""促脉惟将火病医，其因有五细推之。时时喘咳皆痰积，或发斑与毒疽。""阳盛则促，肺痈阳毒；阴盛则结，疝瘕积郁。"

心律失常中的各种早搏常见促脉，但早搏而心室率慢的，则不是促脉，而是结脉。室性、房性、结性早搏中的促脉往往被忽视，有些医者常把促脉认为结脉或结代脉，辨证方向不准而影响疗效。如果紧紧抓住促脉主阳主热这一关键而不要忽视凉血清热法则的使用，则会提高治疗效果。

四、代脉

代脉是指脉有歇止，而且在一止后可以连续地有歇止，一时不能恢复均匀的搏动。结脉和促脉也是有歇止的脉，但一止后又能暂时恢复均匀的搏动。各种早搏频发，特别是呈三联律或四联律等则可以称为"代脉"。也有认为代脉是"脉来一止，止有定数"的脉象，也是指各种早搏中如果早搏频发，且有规律的出现，如二联律、三联律等则可以算做代脉。总之关键是早搏频发的脉象称为代脉。

代脉的主病是脏气衰。代脉形成的原因是五脏之气衰微。祖国医学认为五脏亏虚的程度可分五级：虚、损、劳、衰、竭。衰是亏虚的高等级，再进一步发展到竭时，生命则要终止了。可见代脉出现于气虚较严重时。其预后较促、结脉为严重。临床中遇到早搏频发，甚至出现二联律、三联律等时，说明气虚更加明显，宜于在促脉或结脉的治法中更加重用补气之品。

《濒湖脉学》中有关代脉的记载有："代脉动而中止，不能自还，因而复动。脉至还入尺，良久方来。""动而中止不能还，复动因而作代看。病者得之犹可疗，平人却与寿相关。""数而时止名为促，缓止须将结脉乎，止不能回方为代，结生代死自殊途。""代脉原因脏气衰，腹疼泄痢下元亏，或为吐泻中宫病，女子怀胎三月兮。""五十不止身无病，数内有止皆知定，四十一止一脏绝，四年之后多亡命，三十一止即三年，二十一止二年应，十动一止一年殂，更观气色兼形证。""两动一止三四日，三四动止应六七，五六一止七八朝，次第推之自无失。"《四言举要》记载有："代则气衰，或泄脓血，伤寒心悸，女胎三月。""代散者折。"《濒湖脉学》中关于根据脉歇止次数判断生存年限的叙述，千万不能机械地理解。古人的意思是比喻说明，歇止的次数越多则病情越重，预后越差。而且强调指出，对于病情轻重及预后的判断除了脉搏歇止的次数外，还要根据其他诸方面情况来综合分析，即同一条论述中所指出的"更观气色兼形证。"所以对此条论述绝不能因为机械的理解而认为古人认识有误。

五、涩脉

涩脉是指往来艰涩不畅的脉象，如轻刃刮竹，如病蚕食叶。涩脉的另一个特点是细而迟，即脉细而且频率低，至数少。再一个特点，也是最重要的一个特点即节律绝对不齐，叁伍不调。涩脉如轻刀刮竹，病蚕食叶的特点容易被牢记，而脉律绝对不齐，叁伍不调却时常被人忽视。因而有人往往把涩脉与结代脉混同，结脉是缓中一止，即缓脉中时而有间歇；代脉是间歇脉，而且间歇频发；涩脉是脉律绝对不齐，即叁伍不调，快慢不匀。心律失常中各种早搏的脉象是促、结，或促代、结代，而心房纤颤所见的脉象即是涩脉（心室率缓慢的房颤）或涩而数（心室率快或频率正常的房颤）脉。

涩脉的主病是血少及伤精，或阳气虚而寒湿痹阻血脉，另外，妊娠与闭经亦可出现涩脉。心律失常中，心房纤颤常常出现涩而数的脉象（快速房颤），而不同于单纯的涩脉。其病机多数是心气阴不足，血脉瘀阻，瘀而化热。与出现促脉的早搏病人的区别是：心房颤动病人阴血不足更为明显突出，治疗时应在益气养心，理气通脉，凉血清热的基础上加重养阴血之品。心室率缓慢的房颤，其脉为涩脉，病机是心气阳亏虚，寒湿之邪痹阻心脉，同时心之阴血亦虚，且阴血不足为主。所以出现具有细、迟、涩、散四大特点的涩脉，其与结脉的病机有相同处，又有不同处：两者的相同点为气阳不足，气血、痰湿凝结阻闭心脉。不同之处是涩脉为阴血不足更为明显突出。

《濒湖脉学》中有关涩脉的记载有："涩脉：细而迟，往来难，短且散；或一止复来，叁伍不调。如轻刀刮竹，如雨沾沙，如病蚕食叶。""细迟短涩往来难，散止依稀应指间。如雨沾沙容易散；病蚕食叶慢而艰。""叁伍不调名曰涩，轻刀刮竹短而难。微似秒芒微软甚，浮沉不别有无间。""涩缘血少或伤精，反胃亡阳汗雨淋。寒湿入营为血痹，女人非孕即无经。""寸涩心虚痛对胸，胃虚胁胀察关中；尺为精血俱伤候，肠结溲淋或下红。"《四言举要》载："迟细为涩，往来极难，易散一止，止而复还。""涩脉少血，或中寒湿，反胃结肠，自汗厥逆。"

六、缓脉

缓脉是指脉搏搏动缓慢，古人所规定的缓脉的标准是：医生一呼一吸之间，患者脉搏搏动 4 次。相当于每分钟 50 至 60 次。缓脉除了频率慢外还有脉象和缓从容、均匀之象。缓脉与迟脉同是频率慢之脉，但两者有所区别。迟脉的至数慢于缓脉，迟脉是医生每一呼一吸之间，患者的脉搏搏动 3 次。大约每分钟不满 50 次。缓脉与迟脉的主病不同。临床中，特别是诊治心律失常时需要辨别清楚。心律失常中的窦性心动过缓及结区性心律、非阵发性室性心动过速（加速的室性自搏心律）可见缓脉。

缓脉的主病是脾虚及营阴不足，湿证及风证。脾土不足，中气虚弱。可以出现缓脉；营阴不足，脉失濡养亦可出现缓脉；脾失健运，湿邪停聚，或外淫湿邪入侵，阻滞脉络，致使脉搏缓慢；风邪内侵，阻滞心脉，致血脉运行不畅而现缓脉。风邪为阳邪，寒为阴邪，风邪与寒邪比较，具有柔和从容的特点，不似寒邪凛冽、收敛，能使气血凝结流通极为不畅，所以，感受风邪出现缓脉，而感寒邪出现迟脉。血虚生风，风邪内生，阻滞心脉，亦可出现缓脉。总之，缓脉主病多种，不仅只是"虚"证，既有中气虚及营血不足的虚证，也有湿邪及风邪阻脉的实证。湿邪及风邪中又有感受外风及外湿、内生风邪及内生湿邪的不同。在临床中应仔细辨别，以辨证论治。

心动过缓及一部分病态窦房结综合征、传导阻滞的病人出现的脉象是缓脉。对于出现缓脉的心律失常病人应按照上述辨证原则来辨证治疗。目前临床中有些医者，遇到心动过缓的病人，对其脉象不加进一步区分缓脉及迟脉，均一概认为脉迟而按虚寒论治，使用辛热温补祛寒之药物，这样往往使一些脉缓的病人因辨证不准而不能取效，甚至出现副作用，使患者不能耐受。也有一些医者对于缓脉的主病不能全面了解，只知缓脉是虚，而不知还有气虚，营血不足之分，另有湿邪及风邪之别，只知使用补法，而不能取得满意的疗效。

相反在临床时遇到心动过缓或病态窦房结综合征及传导阻滞的病人辨证时，首先辨脉，区分开是缓脉还是迟脉，如果是缓脉。再进一步根据症状、舌象区分清楚是属于中气不足还是营血不足，是湿邪停滞还是风邪阻脉，是外湿或外风入侵还是湿邪或风邪内生，从而分别采用不同的治法，则会取得满意的疗效。

关于缓脉，《濒湖脉学》中有如下的记载："缓脉，去来小快于迟，一息四至。如丝在经，不卷其袖，应指和缓，往来甚匀。如初春杨柳舞风之象，如微风轻飓柳梢。""缓脉阿阿四至通，柳梢袅袅飚轻风，欲从脉里求神气，只在从容和缓中。""脉来三至号为迟，小快于迟作缓持；迟细而难知是涩；浮而迟大以虚推。""缓脉营衰卫有余，或风或湿或脾虚，上为项强下痿痹，分别浮沉大小区。寸缓风邪项背拘；关为风眩胃家虚。神门濡泄或风秘，或是蹒跚足力迂。"

《四言举要》记载："风伤于卫，浮缓有汗。寒伤于营，浮紧无汗。""浮迟风虚，浮数风热，浮紧风寒，浮缓风湿。""缓大者风，缓细者湿，缓涩血少，缓滑内热。""中风浮缓，急实则寒。浮滑中痰，沉迟中气。"

七、迟脉

迟脉是指脉搏缓慢，且较缓脉更慢的脉象，古人制定的标准是：医生一呼一吸之间，病人的脉搏搏动3次为迟脉，相当于每分钟30~40余次。缓脉较迟脉略快。医生一呼一吸间，患者脉搏搏动2次则称为损脉，1次为败脉。古人认为损脉为夺精之脉，脉已无气，是病已成危候。

迟脉主阴主寒，脉搏有力而迟是寒积，并伴有疼痛；迟而无力的脉象为虚寒证。另外，迟脉也可有寒且多痰者。心律失常中的病态窦房结综合征常见迟脉。多属心脾肾阳虚的虚寒证，治宜温阳祛寒。若阳虚而兼痰，则宜温通化痰。Ⅲ度房室传导阻滞及室性自搏心律脉搏若很慢，达到一呼一吸两次则称为损脉，为夺精之脉，是危候，需紧急抢救，否则预后不良。

关于迟脉《濒湖脉学》有以下记载："迟脉，一息三至，去来极慢。""迟来一息至惟三，阳不胜阴气血寒。但把浮沉分表里，消阴须益火之源。""脉来三至号为迟；小快于迟作缓持；迟细而难知是涩；浮而迟大以虚推。""迟司脏病或多痰，沉痼癥瘕仔细看，有力而迟为冷痛，迟而无力定虚寒。""寸迟必是上焦寒；关主中寒痛不堪；尺是肾虚腰脚重，溲便不禁疝牵丸。"

《四言举要》："三至为迟，迟则为冷，六至为数，数即热证。转迟转冷，转速转热。""外因之浮，则为表证，沉里迟阴，数则阳盛。内因之浮，虚风所为，沉气迟冷，数热何疑?""迟脉属阴，一息三至。小快于迟，缓不及四。""二损一败，病不可治，两息夺精，脉已无气。迟脉主脏，阳气伏潜，有力为痛，无力虚寒。"

八、结脉

结脉是指脉迟缓而时有间歇的脉象。结脉除了脉搏频率缓慢外尚有节律的不齐。节律不整的脉象中有结脉、促脉、代脉及涩脉，临床需加以鉴别。结脉系迟缓脉中夹有间歇，促脉为数脉中夹有间歇，代脉是指结脉或促脉中的间歇次数频繁，即古脉书所谓"不能自还"，甚则形成二、三、四等联律，则是所谓"止有定数"。涩脉是指脉搏节律非常紊乱，毫无规则，即叁伍不调，且脉率缓慢。心律失常中常见上述几种脉象。室性、房性、结性等各种早搏，如果心室率慢时则表现为结脉，如果心室率快时则表现为促脉，另外，Ⅱ度房室传导阻滞中的文氏型及Ⅱ度窦房传导阻滞中的文氏型，在心率慢时亦可表现为结脉，后者在心室率快时亦可表现为促脉。频发的房早、室早，甚至呈二、三联律时则为代脉，代脉不单独出现，多为促代脉或结代脉。心房纤颤时若心室率缓慢则为涩脉，若心房纤颤而心室率快时则表现为涩而数的脉象。目前有的医者对心律失常中节律不整的脉象不加区别，不论哪种，只要不齐则称之为"结代脉"，这是很不确切的。因为上述各种节律不整齐的脉象主病不同，如果不加区别，辨证将会错误，处方可能南辕北辙。

结脉的主病是阴盛气结，寒痰血瘀，癥瘕积聚。结脉与迟脉同属阴寒之证，但结脉较迟脉的气滞血瘀程度更为严重，是阳气不足，阴邪更盛，气血寒痰相凝结而使脉流更加不畅，致使脉搏不但迟缓，且有间歇。所以结脉的治则宜于缓脉与迟脉治法的基础上分别加重化痰、逐痰、行气、祛瘀、散结通脉之法为有效。临床中遇到各种早搏如果心率慢时即属结脉。宜首先分别是属缓脉而有间歇，还是迟脉而有间歇。若为缓脉而有间歇，则在缓脉的辨证治法的基础上加重化痰、理气、祛瘀、散结通脉之品。若是迟脉而有间歇则在迟脉治法基础上重加化痰、理气、化瘀通脉之品。若属结代脉则宜再于结脉治法的基础上再重加补气之品，因代脉的主病是脏气衰。

关于结脉《濒湖脉学》中有如下记载："结脉，往来缓，时一止复来。""结脉缓而时一止，独阴偏盛欲亡阳。浮为气滞沉为积，汗下分明在主张。""数而时止名为促；缓止须将结脉呼；止不能回方为代；结生代死自殊途。""结脉皆因气血凝，老痰结滞苦沉吟，内生积聚外痈肿，疝瘕为殃病属阴。"

九、涩兼数脉

涩脉的特点是叁伍不调，同时细而迟缓。但心律失常中的快速型心房纤颤较缓慢型房颤更为常见。快速型心房纤颤的脉象是叁伍不调，但不缓反数，即是涩兼数脉。涩兼数脉的主要病机是：心气阴两虚，血脉瘀阻，瘀久化热，其中阴血不足更为明显突出。

十、促代脉

促代脉即促脉兼代脉。脉数而有频繁的间歇，甚至连续或有规律地频繁出现间歇，即是促代脉。促代脉与促脉病机方面的区别是：促代脉的气虚更为明显，达到了衰微的程度。治疗促代脉须重加补气之品。

十一、结代脉

结代脉即结脉兼代脉。脉迟弱而有频繁的间歇，甚至连续或有规律地频繁出现间歇，即是结代脉。结代脉与结脉病机方面的区别是结代脉的气虚更为明显，达到了衰微的程度。治疗结代脉时须重加补气之品。将一切脉律不规的脉象统称为结代脉是错误的。

第三节　心律失常两类、十型、三证候的临床表现

本章第一节已经论述，心律失常的中医诊断宜首先分类，继辨证型，兼辨证候。脉象是"心律失常"辨证的主要依据。在辨证时，心律失常可分为两类、十型、三证候。

两类是：一阳热类（快速类），二阴寒类（缓慢类）。

十型是：（1）阳热类中分五个证型：①心气阴虚，血脉瘀阻，瘀而化热；②心脾不足，湿停阻脉，瘀而化热；③心气衰微，血脉瘀阻，瘀而化热；④心阴血虚，血脉瘀阻，瘀而化热；⑤心气阴虚，肺瘀生水，瘀而化热。（2）阴寒类中分五个证型：①心脾气虚，心脉瘀阻，血流不畅；②心脾气虚，湿邪停聚，心脉受阻；③心脾肾虚，寒邪内生，阻滞心脉；④心脾肾虚，寒痰瘀结，心脉受阻；⑤心肾阴阳俱虚，寒湿瘀阻，心脉涩滞。各型中又可兼有如下三种证候：①气机郁结；②神魂不宁；③风热化毒。

一、阳热类（快速类）

主要症状：心悸、气短、胸闷痛。

主要舌象：舌苔薄白或薄黄，舌质暗红。

主要脉象：数、疾、促、促代、涩而数。

本类包括西医所指的各种快速型心律失常。

阳热类心律失常根据引起血脉瘀阻的不同途径，又可分为如下五种证型：

（一）心气阴虚，血脉瘀阻，瘀而化热

主要症状：心悸，气短，疲乏无力，胸闷或有疼痛，面色少华，口干欲饮。

主要舌象：舌质暗红、碎裂，苔薄白或薄黄。

主要脉象：数、疾、促、细。

本型主要包括窦性心动过速，阵发性室上性心动过速，心室率偏快的各种早搏、室性心动过速等。

辨证分析：此型患者多因思虑过度，心之气阴暗耗，或因忧郁，惊恐七情所伤等，使心气阴耗损；亦可因饮食不节，劳累过度（体劳或房劳），伤及脾肾，脾虚化源不足，不能滋养于心，肾虚不能上济于心，而致心气阴血不足；大病、久病耗伤心气阴血；或先天禀赋不足等，也可引起心气阴血亏虚。心之气阴不足是本型的根本所在，心主血脉，心气亏虚，无力帅血运行，血脉流通不畅而出现瘀阻，于是形成血脉瘀阻的重要环节。瘀久则化热。热可致急，瘀可致乱，遂引起数脉或疾脉，或数而时止的促脉。"化热"是形成此型的关键。总之，此型的病机是心气阴不足，血脉瘀阻，瘀而生热。脉数、疾、促均是血瘀化热的表现，心悸气短，疲乏无力，面色少华，脉细为心气阴不足之征。胸闷或胸痛，舌暗红、碎裂为心之气阴不足，血脉瘀阻之兆。若见薄黄之苔，更可证明化热。

（二）心脾不足，湿停阻脉，瘀而化热

主要症状：心悸，气短，疲乏无力，胸闷或有疼痛，口苦，纳差，脘腹痞满，大便不实，粘而不爽。

主要舌象：苔白厚腻或兼淡黄，舌质暗红。

主要脉象：数，疾，促，滑。

此型可见于窦性心动过速，阵发性室上性心动过速，阵发性室性心动过速，各种心室率偏快的早搏。

辨证分析：此型患者多因思虑过度，心脾受伤，脾失健运，湿邪停聚；或因饮食不节，中土受伤，脾失健运，湿邪停聚；或因外淫湿邪内侵。总之，湿邪阻脉，致使心脉瘀阻不畅，湿邪郁久化热，遂形成此型。脉数，疾，促，滑是湿热阻脉的见证。脘腹胀满，便粘不爽，口苦，纳差，苔白厚及厚腻兼黄亦是湿热困脾之象。胸闷或有疼痛，舌质暗，脉促（数而时一止）均为心脉瘀阻之征。

心悸，气短，疲乏无力，大便不实是为心脾不足所致。

（三）心气衰微，血脉瘀阻，瘀而化热

主要症状：心悸，气短，疲乏无力，胸闷或有疼痛，劳累后心悸，气短尤甚。

主要舌象：舌胖淡暗或暗红，苔薄。

主要脉象：促代。

本型主要见于频发室性早搏、频发房性早搏或频发结性早搏，甚至形成二联律或三联律者。

辨证分析：此型患者虽与上述两型同时具有"血脉瘀阻，瘀久化热"，形成促脉的病机，但是此型患者是促代脉，而前面两型是促脉，促脉是指脉数而有间歇，代脉是指脉间歇频发的促脉。因代脉主病是脏气虚衰，所以此型患者的病机是心气虚衰，血脉瘀阻，瘀而化热。与单纯促脉的区别是此型心气虚的程度严重，已达到虚衰的程度。此型患者多因先天禀赋心气不足，加之七情所伤，如大惊大恐心气耗伤，惊则气乱，恐则气下，都可损伤心气或因忧思伤及心脾，亦可耗伤心气，致使心气更虚而达到虚衰之程度；饮食不节，脾气受伤，脾虚运化失常，化源不足，不能上奉于心，致使心之气血不足；劳累过度亦能伤脾，脾虚而致心气不足；或大病久病伤及心气等因素，均使心气大伤，亦致使心气衰微，不能帅血运行而致血脉瘀阻，瘀久化热，遂形成此型。本型表现在脉象的特点是见到促代脉。舌胖淡暗或暗红。症状的特点是劳累后心悸加重及心律失常更加明显。

（四）心阴血虚，血脉瘀阻，瘀而化热

主要症状：心悸，气短，胸闷，胸痛，面色不华，疲乏无力，大便易秘。

主要舌象：舌质红暗碎裂，苔薄白或少苔。

主要脉象：涩而数。

本型见于快速型心房纤颤。

辨证分析：此型患者临床表现的特点是见涩而数脉。涩脉是细而迟，叁伍不调，艰涩不畅的脉，此型的脉是叁伍不调，但不迟反而数，即快速型心房纤颤。涩脉的主病是心阴精血亏虚，加之寒湿之邪痹阻血脉，所以典型的涩脉是细迟而叁伍不调。此型的脉象数而叁伍不调。是因为此型的病机为心阴精血亏虚而致血脉瘀阻，瘀郁化热，而无寒湿之邪阻脉。此型与单纯涩脉型比较，心阴精血损伤更甚。此型的形成是由于先天禀赋阴精不足或失血、大汗等阴液精血耗伤，或五志过极，心之阴液精血耗伤，或因劳倦，特别是房劳过度损伤肾阴，肾水不能上济于心而致心阴液精血亏虚。以上诸多因素致心阴精血亏虚，不能濡润心脉，而致心脉瘀阻，瘀久化热，而成涩而数之脉象。舌质红暗碎裂，大便秘结等也是阴液精血亏虚的征兆。

（五）心气阴虚，肺瘀生水，瘀而化热

主要症状：心悸，气短，胸闷，胸痛，咳喘，甚而不能平卧，尿少，水肿。

主要舌象：舌质红暗，苔薄白或薄黄。

主要脉象：细数。

本型见于心力衰竭心动过速者。

辨证分析：此型患者的特点是除因心气不足，血脉瘀阻，瘀久化热而引起的脉细数外，尚兼有肺失肃降，水饮停聚的表现。因此，其临床症状，除见心悸，气短，胸闷，胸痛等外尚见咳喘，甚而不能平卧，尿少肢肿，舌质暗红，苔薄白或薄黄。此型数脉的形成除了因气阴两虚引起的血脉瘀阻，瘀久化生之"热"鼓动血脉，使脉搏增快外，尚有因水饮停聚，阻滞血脉，使血脉更加壅阻，瘀热更盛。因此这型的治疗法则，除益气养心，理气活血，凉血通脉外，尚需肃肺利水。使水饮去，血脉通，瘀热除，而数脉平。此型的病因是由于各种心体病变日久而致心气阴耗伤，心用失常。心气不足，不能帅血运行而致血脉瘀阻，各脏腑经脉瘀滞不通。肺脉瘀阻常先出现，肺脉瘀阻日久致肺用失常，而出现肺失肃降，水饮停聚的临床表现。

二、阴寒类（缓慢类）

主要症状：心悸，气短，胸闷或胸痛，乏力，怕冷或不怕冷或怕热，肢凉或肢温。

主要舌象：质淡暗，苔薄白或白腻。

主要脉象：缓，迟，结，涩。

本类包括窦性心动过缓，病态窦房结综合征，房室传导阻滞，窦房传导阻滞及心室率慢的各种早搏，结区心律及室性自搏性心律等。

本类心律失常的主要病机是心脾肾阳气阴血虚损，寒湿、痰饮之邪阻滞心脉，心脉瘀阻不畅。总属阴寒类。本类可分为五型。各型间的差别是由于亏虚的脏腑不同，即亏在心脾、或亏在心肾。再者是亏虚在气，或在阳，或在阴液精血的不同。另外还在于是湿邪阻脉，还是寒邪阻脉，或痰饮阻脉的不同。还有由于本虚标实孰轻孰重的区别。各型临床表现的主要差别是脉象，下面分别叙述之。

（一）心脾气虚，心脉瘀阻，血流不畅

主要症状：心悸，气短，胸闷或胸痛，乏力，不怕冷，可怕热，肢温不凉。

主要舌象：质淡暗，苔薄白。

主要脉象：缓而细弱。

本型可见于窦性心动过缓，结区心律，加速的室性自搏心律。

辨证分析：思虑过度，耗伤心脾，致使心脾不足；饮食不节，脾胃受伤，而致脾虚；劳累过度及先天禀赋心脾不足，大病久病耗伤心脾等均可使心脾气虚，心脉失养，运行无力缓慢而出现缓脉。此型的特点是脉缓而非迟，非结，不怕冷，甚至怕热，四肢不凉而温，苔薄白质暗淡，一派心脾气虚，心脉失养，流行缓慢滞而不畅之象。但病在心脾而不在心肾，是虚证而不是虚寒证，无明显的湿痰之邪。

（二）心脾气虚，湿邪停蓄，心脉受阻

主要症状：心悸，气短，胸闷或胸痛，乏力，不怕冷，肢温，脘腹胀满，纳差，大便不实不爽，头晕胀。

主要舌象：苔白厚腻，质淡暗。

主要脉象：脉缓而弦滑。

此型亦见于窦性心动过缓，结区心律及加速的室性自搏心律等。

辨证分析：情志所伤，思虑过度，耗伤心脾，脾失健运，湿邪停聚，心脉被阻。另外，饮食不节，劳累过度，先天禀赋心脾亏虚，大病久病耗伤心脾，也能使湿邪停聚，心脉被阻，致使脉搏缓慢。郁怒伤肝，肝木克土，气结湿停，心脉被阻。外感湿邪，阻滞心脉亦能引起脉搏缓慢，形成此型。这一类型的特点与前一类型相同之处是脉缓，不怕冷，肢温不凉，说明其病位同在心脾，同是心脾气虚为本，病位未涉及于肾，病情属于心脾气虚而无明显肾虚之象。与前一型不同之处是，此型以湿邪停聚为主，本虚标实，且标实表现突出。所以症见脘腹胀满，纳差，便不实不爽，头胀而晕，苔白厚腻，脉缓兼弦滑等湿停气结之象，但同时又有心悸，气短，乏力，舌淡暗等心脾气虚之证。此型是以湿为标，以虚为本。临床遇此型时宜急则治其标，化湿为主，兼顾健脾补气。待湿化后可按心脾不足，心失所养的（一）型治疗原则继续治疗调养收功。

（三）心脾肾虚，寒邪内生，阻滞心脉

主要症状：心悸，气短，胸闷，胸痛，乏力，怕冷，肢冷，便溏，腰腿痠软无力或可伴头晕耳鸣、阳痿等。

主要舌象：舌质淡暗，苔薄白或白滑。

主要脉象：迟脉。

此型主要见于病态窦房结综合征，Ⅲ度房室传导阻滞，或Ⅱ度Ⅱ型房室传导阻滞及室性自搏心律等。

辨证分析：禀赋薄弱，或老年脏气虚衰，劳倦过度，房事不节，生育过多，久病失养，暴病伤阳等导致心肾阳虚，阴寒之邪内生，阻滞心脉，致使脉迟。此型的特点是脉迟而非缓、非结，自觉怕冷，肢凉不温。所以此型的病性是阳虚而寒之证，不同于前面两型之气虚无寒。病位方面此型不仅在心脾而且涉及于肾。所以可见腰腿痠软，头晕、耳鸣、阳痿等。另外，此型不仅有寒邪而且有痰阻心脉。此型之治则宜用辛温辛热之品温补脾肾而且散寒化痰、活血通脉。使寒痰祛而心脉通，迟脉转常，虚寒之证消失。

（四）心脾肾虚，寒痰瘀结，心脉受阻

主要症状：心悸，气短，乏力，胸闷，胸痛，怕冷或不怕冷，肢温或肢冷。

主要舌象：舌质淡暗，苔薄白。

主要脉象：结脉（缓而间歇或迟而间歇），结代脉。

本型主要见于早搏而心室率慢者，Ⅱ度Ⅰ型房室传导阻滞及室率慢的窦房传导阻滞等。

辨证分析：本型的特点是脉结，或结代。结脉可有缓而间歇，或迟而间歇。两者的病机尚有分别，缓而时止者是因心脾气虚加之湿痰与气血凝结，阻滞心脉而成，迟而时止者是因心脾肾阳虚，寒痰与气血凝结阻滞心脉。两者除脉有差别外尚可见症状有差别，缓而间歇者不怕冷，肢温，迟而间歇者怕冷而肢凉，同时迟而间歇者还可兼有头晕耳鸣，腰腿痠软等。此型与1型、2型的差别是此型为结脉而1、2型是缓脉，与3型的差别是此型为结脉而3型为迟脉。结脉与缓脉和迟脉形成方面的差别是结脉除心脾肾虚及寒痰湿阻脉等因素外尚有气、血、老痰相凝结而心脉被阻的特点，因此脉流更加结滞不通而出现脉有间歇之象。治疗结脉除补气或温阳散寒外，宜重在通气活血，逐痰破瘀散结。

结代脉是结脉而间歇频繁出现，甚而连续出现。结代脉与单纯结脉形成的区别是，结代脉的形成是气虚更甚，达到衰微的程度。所以治疗结代脉时要更加重用补气之品方可取得满意效果。

（五）心肾阴阳俱虚，寒湿瘀阻，心脉涩滞

主要症状：心悸，气短，胸闷，胸痛，乏力，大便偏干。

主要舌象：舌暗红或兼碎裂，苔薄白。

主要脉象：细涩。

本型主要见于心室率缓慢的心房纤颤。

辨证分析：本型的特点是见细迟且叁伍不调的涩脉。涩脉的形成与本型的病机是心脾肾之阴精及气阳俱虚，且阴津精血不足为主。阴血不足心脉失其濡养，气阳不足，心脉失其温煦，且兼寒湿之邪阻滞心脉，诸多因素致使心脉受损，故出现脉细且缓而叁伍不调的涩脉。此型为阴阳气血俱虚，心脾肾俱病且兼寒湿之邪停蓄的复杂证型。因此治疗法则较其他类型更为复杂和取效更为困难。

三、三种兼有证候

在病程中各型均可能出现以下三种证候：

（一）气机郁结

主要兼有症状：脘腹、胸胁胀满，郁闷少欢。常叹息，大便欠畅，食纳欠佳。

主要兼有舌象：舌暗更甚。

主要兼有脉象：弦脉。

辨证分析：常因情志不舒，郁郁少欢，日久致肝气郁结，气机不畅，致使心脉瘀阻更甚，可加重前述各类型心律失常，或成为各型心律失常发作的诱因，因此各类各型心律失常如兼见气机郁结证候时需予以重视，加用疏郁理气药物方可取得良好疗效。

（二）神魂不宁

主要兼有症状：失眠多梦，易惊，胆怯，精神不易集中，或坐卧不宁。

主要兼有舌象：舌淡暗。

主要兼有脉象：动脉。

辨证分析：此证候多为惊恐。郁怒，思虑，忧郁等情志损伤心神，使神魂不宁。心脏两大生理功能是：一为心主血脉，一为心藏神。心脏病变可分别出现两种功能失调的表现，同时两者又可互为影响。心脉流通不畅可致心神不宁，心神不宁又可加重心脉流通不畅。因此心律失常时若兼见神魂不宁则应予以重视。应加以相应治疗。否则治疗不会取得良好效果。尤其是睡眠不安及失眠会加重心律失常的出现。必须加用宁心安神之品。

（三）风热化毒

主要兼有症状：咽痒，咽痛，鼻塞，流涕，甚或恶寒发热，肢体酸痛，口干欲饮。

主要兼有舌象：舌红，苔薄白或薄黄。

主要兼有脉象：浮。

辨证分析：兼此证型时是因兼感上焦风热。心律失常的患者发病的重要环节是心脉瘀阻，若加之外感风热之邪，阻滞心脉，则必然加重心律失常的病情。尤其是阳热类心律失常再加风热之邪，内外之热相合，可使脉更急而更乱，则数、疾、促脉更加明显，所以若兼感风热时必须予以高度重视。此时处方用药必须加用疏风清热之品（风热之邪很轻时）或暂用疏风清热之方，待风热消退后再继用原治疗心律失常之药更为适宜。

第四章　心律失常的治疗

第一节　药物治疗

一、辨证治疗心律失常

根据心律失常的临床类型及证候，下面分别讨论其治法、方药。

（一）阳热类

1. 1 型：心气阴虚，血脉瘀阻，瘀而化热型：

治法：益气养心、理气通脉、凉血清热。

方药：自拟清凉滋补调脉汤

太子参、麦冬、五味子、丹参、川芎、香附、香橼、佛手、丹皮、赤芍、黄连

方解：太子参、麦冬、五味子益心气养心阴；丹参、川芎活血通脉；丹皮、赤芍、黄连清热凉血；香附、香橼、佛手理气以助通脉；全方共奏益气养心、理气通脉、凉血清热之功。以使心气阴足、血脉通、而瘀热清、数、疾、促脉平、心悸止。

2. 2 型：心脾不足，湿停阻脉、瘀而化热。

治法：理气化湿、凉血清热、补益心脾。

方药：自拟清凉化湿调脉汤。

苏梗、陈皮、半夏、白术、茯苓、川朴、香附、乌药、川芎、丹皮、赤芍、黄连、太子参

方解：白术、茯苓健脾化湿；陈皮、半夏温化痰湿；苏梗、川朴、香附、乌药理气宽胸，以助湿化；川芎活血通脉；丹皮、赤芍、黄连清热凉血；太子参补益心脾，全方共奏理气化湿、凉血清热、补益心脾之功，使心脾气充足、停湿消退、心脉通畅、瘀热化解而数、疾、促脉得以恢复，心悸病愈。

3. 3 型：心气衰微、血脉瘀阻、瘀而化热。

治法：补气通脉清热凉血。

方药：自拟清凉补气调脉饮。

生芪、太子参、人参、麦冬、五味子、丹参、川芎、香附、香橼、佛手、丹皮、赤芍、黄连

方解：生芪、太子参、人参大补心气；麦冬、五味子养心阴以助补气；丹参、川芎活血通脉；香附、香橼、佛手理气以助通脉；丹皮、赤芍、黄连清热凉血。此方与治疗阳热

类 1 型心律失常方——清凉滋补调脉汤方的区别是，此方是前方加用生芪、人参等大补心气之品。因而前方功效只是补气滋阴、通脉凉血；此方功效则重补心气、通脉凉血；前方主治心气阴虚、血脉瘀阻、瘀而化热；此方则主治心气衰微、血脉瘀阻、瘀而化热。

4. 4 型：心阴血虚，血脉瘀阻、瘀而化热。

治法：滋养阴血、理气通脉、清热凉血。

方药：自拟清凉养阴调脉汤。

太子参、麦冬、五味子、白芍、生地、丹参、川芎、香附、香橼、佛手、丹皮、赤芍、黄连

方解：麦冬、五味子、白芍、生地滋补心血；太子参补气以生阴血；丹参、川芎活血通脉；丹皮、赤芍、黄连清热凉血；香附、香橼、佛手理气以助活血通脉；全方共奏滋养阴血、理气通脉、清热凉血之功。此方的特点是滋养阴血，主治因心阴血亏虚，血脉瘀阻、瘀郁化热而致之涩数脉。

5. 5 型：心气阴虚，肺瘀生水、瘀而化热。

治法：补气养心、肃肺利水，凉血清热。

方药：自拟清凉补利调脉饮。

生芪、太子参、麦冬、五味子、丹参、川芎、桑皮、葶苈子、泽泻、车前子、丹皮、赤芍、黄连

方解：生芪、太子参大补心气；麦冬、五味子滋心阴；丹参、川芎活血通脉；桑皮、葶苈子、泽泻、车前子泻肺利水；丹皮、赤芍、黄连清热凉血；全方共奏补气养心、肃肺利水、凉血清热之功。使得心气充足，得肺血运行，肺脉流通，水道通利，瘀热消退，而心悸平复、数脉调整。

（二）阴寒类

1. 1 型：心脾气虚，心脉瘀阻，血流不畅。

治法：健脾补气，活血升脉。

方药：自拟健脾补气调脉汤。

太子参、生芪、白术、陈皮、半夏、茯苓、泽泻、羌独活、防风、升麻、川芎、丹参

方解：太子参、黄芪、升麻补气升阳；茯苓、白术、陈皮、半夏、泽泻健脾化湿；羌独活、防风祛风以助化湿；川芎、丹参通脉。全方共奏健脾补气、活血通脉之功，使因心脾气虚所致之湿邪化解，缓脉得以平复。

2. 2 型：心脾气虚、湿邪停聚、心脉受阻。

治法：化湿理气、活血升脉。

方药：自拟理气化湿调脉汤。

苏梗、陈皮、半夏、白术、茯苓、川朴、香附、乌药、羌独活、川芎、丹参、太子参

方解：白术、茯苓、陈皮、半夏健脾化湿，苏梗、川朴、香附、乌药理气化湿；羌独活祛风以助化湿；川芎、丹参活血通脉；太子参补益心脾，全方共奏化湿通脉，补益心脾之功，使湿邪化，心脉通，心气足，缓脉愈。

3.3型：心脾肾虚，寒邪内生，阻滞心脉。

治法：温阳散寒，活血升脉。

方药：自拟温阳散寒调脉汤。

生芪、太子参、白术、茯苓、附片、肉桂、鹿角、桂枝、川芎、丹参、干姜

方解：附片、肉桂、鹿角、干姜、桂枝温阳散寒；生芪、太子参、白术、茯苓健脾益气，以助温阳散寒；川芎、丹参活血通脉；全方共取温阳散寒，活血升脉之功效。

4.4型：心脾肾虚，寒痰瘀结，心脉受阻。

治法：温补心肾，祛寒化痰，活血散结。

方药：自拟温化散结调脉汤。

生芪、太子参、白术、茯苓、肉桂、鹿角、干姜、白芥子、莱菔子、陈皮、半夏、川芎、三七粉

方解：干姜、肉桂、鹿角温阳散寒；白芥子、莱菔子、陈皮、半夏、白术、茯苓化痰湿；生芪、太子参补气以助通阳散寒化痰湿之力；川芎、三七粉活血通脉散结；全方温补、散寒化痰，活血通脉散结。治疗心脾肾虚，寒痰瘀结，心脉受阻之脉结证。

5.5型：心肾阴阳俱虚，寒湿瘀阻，心脉涩滞。

治法：滋阴温阳，化湿散寒、活血通脉。

方药：自拟滋养温化调脉汤。

生芪、太子参、白术、茯苓、陈皮、半夏、干姜、肉桂、阿胶、当归、白芍、生地、川芎、丹参

方解：白术、茯苓、陈皮、半夏健脾化湿；干姜、肉桂温阳散寒；生芪、太子参补气，以助散寒化湿；当归、白芍、生地、阿胶滋补心肾之阴；川芎、丹参活血通脉；全方共使寒湿消散，心肾阴阳充足，心脉得以温煦濡润，心血得以畅通，涩脉得以纠正。

（三）三种证候的治法，方药

前面已经论述，心律失常各类各型均可分别兼见三种证候，需要加用相应的准确的治法，方药。

1.气机郁结：各型如兼见气机郁结证，则须在该型原有治法中加入理气解郁之品，可选用郁金、枳壳、香附、乌药、大腹皮、川朴等药。

2.神魂不宁：各型如兼见神魂不宁，须在原有治法中加入安神定志之品，可选用菖蒲、远志、炒枣仁、夜交藤、合欢花、琥珀粉、朱砂粉、生龙骨、生牡蛎等。

3.风热化毒：各型如兼见风热化毒证，须在原有治法中加入疏风清化之品，可选用薄荷、荆芥、连翘、双花、板蓝根、锦灯笼等。

二、历代医家治疗"心悸"复方摘录

历代医家治疗心悸病之方剂甚多。现辑录部分于后，仅供参考。

（一）防风丸

处方出处：《备急千金要方》

处方组成：防风 桂心 通草 茯神 远志 麦门冬 甘草 人参 白石英各三两

上九味为末，白蜜和丸，如梧桐子大，酒服三十丸，日再，加至四十丸。

处方功能主治：补虚调中，治脉虚惊跳不定，乍来乍去，小肠腑寒。

（二）远志汤

处方出处：《千金翼方》

处方组成：大枣十二枚 远志 干姜 白术 桂心 黄芪 紫石英各三两 防风 当归 人参茯苓 甘草 川芎 茯神 羌活各二两 麦门冬 半夏各四两 五味子二合 上十八味㕮咀，以水一斗三升，煮取三升半，分五服，日三夜二。

处方功能主治：补心，治心气虚，惊悸，喜忘，不进食。

（三）补心汤

处方出处：《千金翼方》

处方组成：紫石英 茯苓 人参 远志 当归 茯神 甘草 紫菀各二两 麦冬一升 赤小豆三合，大枣三十枚上十一味㕮咀，以水一斗二升，煮取三升，分三服。

处方功能主治：治心气不足，其病苦惊悸，汗出，心中烦闷，短气，喜怒悲状，悉不自知，常苦咽喉痛，口唇黑，呕吐血，舌本强，不通水浆。

（四）大补心汤

处方出处：《备急千金要方》

处方组成：黄芩 附子各一两 甘草 干地黄 麦门冬 茯苓 桂心 阿胶各三两 生姜六两 半夏 远志 石膏各四两 饴糖一斤 大枣二十枚 上十四味 取十三味㕮咀 以水一斗五升，煮取五升，汤成下糖，分四服。

处方功能主治：治虚损不足 心气虚弱、心悸，时或妄语，四肢乏力，面色不荣。

（五）定志补心汤

处方出处：《千金翼方》

处方组成：远志 菖蒲 人参 茯苓各四两 上四味㕮咀，以水一斗，煮取三升半，分三服。

处方功能主治：心气不足，心痛惊恐。

（六）小定心汤

处方出处：《备急千金要方》

处方组成：茯苓四两 桂心三两 甘草 芍药 干姜 远志 人参各二两 大枣十五枚 上八味㕮咀，以水八升，煮取二升，分四服，日三夜一。

处方功能主治：治虚羸、心气惊弱、多魇。

（七）大定心汤

处方出处：《备急千金要方》

处方组成：人参 茯苓 茯神 远志 石脂 龙骨 干姜 当归 甘草 白术 芍药 桂心 紫菀 防风各二两 大枣二十枚 上十五味㕮咀，以水一斗二升，煮取三升半，分五服，日三夜二。

处方功能主治：心气虚悸，恍惚多忘，或梦多惊魇，志少不足。

（八）荆沥汤

处方出处：《备急千金要方》

处方组成：荆沥二升　茯神　白鲜皮各三两　人参二两　白银十两，以水一斗，煮取三升，右五味　三味㕮咀，以荆沥内银汁中，煮取一升四合，分三服，相去如人行十里久，进一服。

处方功能主治：心虚、惊悸不定、赢瘦病。

（九）大镇心散

处方出处：《备急千金要方》

处方组成：紫石英　茯苓　防风　人参　甘草　泽泻各八分　黄芪　秦艽　白术　薯蓣　白蔹各六分　麦冬　当归各五分　大豆卷　桔梗　桂心　柏子仁　远志　大黄　石膏各四分　蜀椒　芍药　干姜　细辛各三分　上二十四味治下筛，酒服二方寸匕，日三。一方，无紫石英、茯苓、泽泻、干姜、有大枣四分，蜜丸如梧桐子，酒下十五丸。

处方功能主治：心虚惊悸，梦寐恐畏。

（十）小镇心散

处方出处：《备急千金要方》

处方组成：人参　远志　白术　附子　干地黄　桂心　黄芪　细辛　干姜　赤小豆　龙齿　防风　菖蒲各二两　茯苓四两，上十四味，治下筛、酒服二方寸匕，日三。

处方功能主治：心气不足，虚悸恐畏，悲思恍惚，心神不定，惕惕然惊者。

（十一）镇心丸

处方出处：《备急千金要方》

处方组成：紫石英　茯苓　菖蒲　苁蓉　麦门冬　远志　柏子仁　石膏　芍药　大黄　当归　细辛　大豆卷　卷柏　干姜各三分　防风　人参　泽泻　秦艽　丹参各六分　干地黄十二分　乌头　桂心　桔梗　甘草　薯蓣各七分　白蔹　铁精　银屑　前胡　牛黄各二分　白术半夏各八分　䗪虫十二枚　大枣五十枚　上三十五味为末，蜜枣和捣五千杵，丸如梧桐子大，酒服五丸，日三，加至二十丸。

处方功能主治：男子、妇人虚损梦寐惊悸或失精神，妇人赤白注漏，或月水不利，风邪鬼疰，寒热往来，腹中积聚，忧恚结气诸病。

（十二）大镇心丸、

处方出外：《备急千金要方》

处方组成：干地黄六分　牛黄五分　羌活　桂心　秦艽　川芎　人参　远志　麦门冬　丹砂　紫石英　阿胶　甘草　大黄　银屑　白蔹　当归　干姜　防风各八分桑　桑螵蛸十二枚　杏仁　蜀椒各五分　柏子仁　泽泻　大豆卷　茯苓　薯蓣　茯神　前胡　黄芪铁精各五分，大枣四十枚　上三十二味为末　白蜜枣和丸，酒服七丸，日三，加至二十丸。

处方功能主治：所治与前方大同，凡是心病，悉皆主之。

（十三）小镇心丸

处方出处：《备急千金要方》

处方组成：紫石英 朱砂 茯神 银屑 雄黄 菖蒲 人参 桔梗 干姜 远志 甘草 当归 桂心各二两 防风 细辛 铁精 防己各一两 上十七味为末，蜜丸如大豆状，饮服十丸，日三，加至二十丸。

处方功能主治：心气少弱，惊虚振悸、胸中逆气、魇梦参错，谬忘恍惚。

（十四）温胆汤

处方出处：《三因极一病证方论》

处方组成：半夏 枳实 竹茹各一两 甘草炙四钱 橘皮一钱半 茯苓七钱 每服四钱，水一盏半，生姜七片，枣一枚煎七分，食前热服。

处方功能主治：心胆虚怯，触事易惊，或梦寐不祥，遂致心悸胆慑，气郁生涎，涎与气搏，变生诸证，或短气悸乏。

（十五）十四友丸

处方出处：《三因极一病证方论》

处方组成：龙齿二两 柏子仁研 远志 当归 枣仁炒 紫石英 熟地黄 白茯苓 茯神 人参 黄芪蜜炙 阿胶蛤粉炒 肉桂各一两 辰砂另研二钱五分 上为末，炼蜜丸如梧桐子大，每服三四十丸，食后枣汤送下。

处方功能主治：补诸虚不足，益血、收敛心气，治怔忡不宁，精神昏愦，睡卧不安。

（十六）平补镇心丹

处方出处：《太平惠民和剂局方》

处方组成：酸枣仁炒二钱半 车前子 白茯苓 麦门冬 五味子 茯神 桂心不见火各一两二钱半 龙齿 熟地黄酒蒸 天门冬 远志甘草水煮 山药 姜汁制各一两半 人参 朱砂飞各半两 上为末，炼蜜丸如梧桐子大，以前朱砂为衣，每服三十丸，空心米汤温酒任下。

处方功能主治：心血不足，时或怔忡，夜多异梦，如堕崖谷，常服，安心肾，益荣卫。

（十七）平补镇心丸

处方出处：《太平惠民和剂局方》

处方组成：熟地黄 生地黄 山药 天门冬 麦门冬 柏子仁 茯神各四两 辰砂另研为衣 桔梗各三两 远志甘草制七两 当归四两 石菖蒲节蜜者十六两 龙骨一两 上为细末 炼蜜为丸，如梧桐子大，每服二十丸，空心米饮吞下，温酒亦得。渐加至五十丸，宜常服。

处方功能主治：同"平补镇心丹"。

（十八）远志丸

处方出处：《太平惠民和剂局方》

处方组成：远志姜汁制 石菖蒲各五钱 茯苓 茯神 人参 龙齿各一两 上为末 炼蜜和丸，如梧桐子大，辰砂为衣，每服七十丸，食后临卧热水下。

处方功能主治：治因事有所大惊，梦寐不祥，登高涉险，神魂不安，心志恐怯。

（十九）琥珀养心丸

处方出处：《太平惠民和剂局方》

处方组成：琥珀另研二钱　龙齿煅另研一两　石菖蒲　远志　黑豆　甘草同煮去骨茯神　酸枣仁炒　人参各五钱　当归　生地黄各七钱　朱砂飞　黄连各三钱　柏子仁五钱　牛黄另研一钱上为细末　将牛黄　朱砂　琥珀　龙齿研极细，以猪心血丸如黍米大，金箔为衣　每服五十丸，灯心汤送下。

处方功能主治：心血虚，惊悸，夜卧不宁，或怔忡心跳者。

（二十）定志丸

处方出处：《太平惠民和剂局方》

处方组成：菖蒲炒　远志各二两　茯神　人参各三两　上为末　炼蜜为丸，如梧桐子大，朱砂为衣，每服五十丸，米汤下。

处方功能主治：心气不足，惊悸恐怯。

（二十一）宁志丸

处方出处：《太平惠民和剂局方》

处方组成：人参　茯神　白茯苓　柏子仁　远志酒浸焙　枣仁酒浸微炒　当归　琥珀各半两　石菖蒲　朱砂另研　乳香各二钱半　上为细末　炼蜜为丸，如梧桐子大，每服三十丸，食后，枣汤送下。

处方功能主治：心虚，血少多惊。

（二十二）人参远志丸

处方出处：《太平惠民和剂局方》

处方组成：人参　远志　酸枣仁炒　黄芪各半两　桔梗　官桂　丹砂各二钱半　天门冬　白茯苓　石菖蒲各七钱半　上为细末　炼蜜丸如梧桐子大，每服三十丸，食远，米汤下。

处方功能主治：心气不安，惊悸恍惚。

（二十三）养心汤

处方出处：《世医得效方》

处方组成：甘草炙五分　黄芪炙　茯神　茯苓　半夏曲　当归　川芎各七分半　远志姜汁焙　柏子仁　枣仁隔纸炒香　辣桂　五味子　人参各一钱，水二盏，生姜五片，红枣二枚，煎一盏，食后温服，加槟榔、赤茯苓，治停水怔悸。

处方功能主治：心虚血少，惊惕不宁。

（二十四）铁精丸

处方出处：《世医得效方》

处方组成：铁精另研　龙齿研　犀角屑　麦门冬　人参　茯神　防风各一两　石菖蒲　远志各七钱半　生地黄一两半　上为细末，炼蜜和捣二三百下，丸如梧桐子大，每服二十丸，不拘时，粥饮送下。

处方功能主治：惊风恍惚，夜寐不安。

（二十五）菖蒲丸

处方出处：《世医得效方》

处方组成：石菖蒲　远志　铁粉研　朱砂飞各一两　金箔五十片　羚羊角屑七钱半　防风七钱　白茯苓　人参各一两半　上为细末，入药令匀，炼蜜和丸，如梧桐子大，每服二十丸，粥汤下，不拘时候。

处方功能主治：同铁精丸

（二十六）茯神丸

处方出处：《世医得效方》

处方组成：茯神　人参　麦冬　黄芩　熟地黄　柏子仁　薏苡仁　犀角各一两　龙齿研　铁粉各一两半　防风　黄芪各七钱半　上为细末，入研药令匀，炼蜜和捣二三百下，丸如梧桐子大，每服二十丸，温粥饮下，无时。

处方功能主治：心血虚，惊悸心忪，常多健忘。

（二十七）人参丸

处方出处：《世医得效方》

处方组成：人参　熟地黄　龙齿各一两研　茯神一两半　白术　甘草炙　麦门冬各半两　防风七钱半　金箔　银箔各五十片　上为细末，每服十五丸，不拘时，粥饮送下。

处方功能主治：心血虚，惊悸心忪，或因忧恐之后，时有恍惚，心神不安。

（二十八）茯苓甘草汤

处方出处：《伤寒论》

处方组成：茯苓　桂桂各三钱　生姜半两　甘草二钱　水二盏，煎至一盏，不拘时服。

处方功能主治：心下停水忪悸。

（二十九）茯苓饮子

处方出处：《济生方》

处方组成：赤茯苓　半夏　茯神　麦冬　橘红各一钱半　槟榔　沉香不见火　甘草炙各一钱　水二盅，姜三片，煎八分，食远服。

处方功能主治：痰饮蓄于心胃，怔忡不已。

（三十）姜术汤

处方出处：《济生方》

处方组成：白姜生　白术　茯苓　半夏糍各一钱　辣桂　甘草各五分　水一盅，姜三片，红枣一枚，煎久分，不拘时服。

处方功能主治：治停饮怔忡。

（三十一）炙甘草汤

处方出处：《济生方》

处方组成：甘草一两二钱　人参　阿胶各六钱　麻子仁　桂枝　麦门冬各一两　生地黄一两半　水酒各五升，生姜一两　大枣十二枚，清酒二升三合，水二升七合，煮取二升，去渣，内阿胶烊尽，分三服。

处方功能主治：脉结代，心动悸。

（三十二）益荣汤

处方出处：《济生方》

处方组成：白芍药 黄芪 人参 小草 茯神 枣仁炒 柏子仁炒 木香 麦门冬 当归酒浸 紫石英煅研 甘草炙 各一钱 上作一服，水二盏，姜三片，红枣一枚，煎一盏，不拘时服。

处方功能主治：思虑过多，耗伤心血，心血既伤，神无所守，是以怔忡恍惚，善悲忧，少颜色，夜多不寐，小便或浊。

（三十三）秘传酸枣仁汤

处方出处：《济生方》

处方组成：枣仁炒 远志制 黄芪 白茯苓 当归酒浸 莲肉 人参 茯神各一两 陈皮 炙草各半两 上咬咀，每服四钱，水一盏半，生姜三片，枣一枚，以瓦器煎七分，日二服，临卧一服。

处方功能主治：心肾水火不交，精血虚耗，痰饮内蓄，怔忡恍惚，夜卧不安。

（三十四）叶氏镇心爽神汤

处方出处：《济生方》

处方组成：石菖蒲半两 甘草炙四钱 人参 酸枣仁炒 赤茯苓 当归酒浸焙各三钱 南星泡 陈皮 山药 细辛 紫菀半夏制 川芎 覆盆子 通草 麦冬 五味子 柏子仁炒 枸杞各二钱半 上咬咀，每服四钱，水一盏，蜜一匙，煎五分，去渣，入麝香少许，再煮一二沸，温服，不拘时。

处方功能主治：心肾不交，上盛下虚，心神恍惚，睡多惊悸，小便频数，遗泄白浊。

（三十五）俞居士选奇方

处方出处：《济生方》

处方组成：白檀香 白茯苓 桂心各十二分 石菖蒲 天竺黄 熟地黄 苏合香 犀角各四分 天门冬 远志 人参各六分 甘草十分 上为细末，炼蜜丸如樱桃大，每服一丸，食后嚼化，或米饮咽下。

处方功能主治：心常怔悸，忘前失后。

（三十六）参乳丸

处方出处：《济生方》

处方组成：人参一两 乳香三钱另研 当归二两 上为细末，研匀，山药煮糊，丸如梧桐子大，每服三十丸，食后枣汤送下。

处方功能主治：心气不足，怔忡自汗。

（三十七）龙齿丹

处方出处：《济生方》

处方组成：当归酒浸 龙齿 远志甘草水煮 枣仁炒研 官桂 琥珀 附子炮去皮脐，切作入片，姜汁浸 南星剉碎姜汁浸一宿，各一两 木香 沉香 紫石英煅醋淬 熟地黄酒蒸焙各半两，上为细末，炼蜜和丸，如梧桐子大，朱砂为衣，每服五十丸，不拘时，用枣汤送下。

处方功能主治：心血虚寒，怔忡不已，痰多恍惚。

（三十八）灵砂宁志丸

处方出处：《济生方》

处方组成：辰砂二两不夹石者，夹绢袋盛，悬于银石器内，用椒红三两，取井华水调椒入于器内，可八分，别用锅子注水，置朱砂器在内，重汤煮令，鱼眼沸，三昼夜为度，取出辰砂水飞细，茯神、鹿茸燎去毛酥炙黄、黄芪蜜炙、白术、人参各三两，石菖蒲二两。上为末，入辰砂研匀，枣肉和杵一二千下，丸如梧桐子大，每服三十丸，空心，温酒半饮伍下。

处方功能主治：男妇大病后，损伤荣卫失血过多，精血虚损，心神恍惚，不得睡眠，饮食全减，肌体瘦弱。

（三十九）枣肉灵砂

处方出处：《济生方》

处方组成：灵砂二钱研　人参半钱　酸枣仁肉一钱　上为末，枣肉丸如绿豆大，临卧枣汤吞五七粒。

处方功能主治：专治虚人夜不得睡，梦中惊魇，自汗忪悸。

（四十）辰砂远志丸

处方出处：《济生方》

处方组成：石菖蒲　远志　人参　茯神　辰砂各半两　川芎　山药　铁粉　半夏麹　麦门冬　细辛　天麻　南星炒黄　白附子生各一两　上为末，用生姜五两取汁，入水煎糊，丸如绿豆大，别以朱砂为衣，每服三十粒，临卧姜汤下。

处方功能主治：安神镇心，消风化痰。

（四十一）心丹

处方出处：《济生方》

处方组成：朱砂五十两　远志甘草煮　人参　木鳖仁炒　熟地黄酒蒸焙　石菖蒲　当归酒焙　麦门冬　黄芪　石莲肉炒　茯神　柏子仁　茯苓　益智仁各三两　白术五两　上加人参等十四味，各如法修制，剉碎拌匀，吹将朱砂滚和，以夹生绢袋盛贮，用麻综紧扎袋口，却用瓦锅一口，盛七分重，安银罐一个于锅内，人白蜜二十斤，将药袋悬之中心，不令著底，使蜜浸过药袋，以桑紫火烧令滚沸，勿使火歇，煮三日，蜜焦黑，再换蜜煮，候七日足，住火取出，淘去众药，洗净朱砂，令干，入牛心内，仍用银锅于重汤内蒸。如汤干，复以热水从锅弦下添，候牛心蒸烂，取砂再换牛心，如前法蒸，凡七次，其砂已熟，即用沸水淘净焙干，人乳钵，玉杵研至十分细，米粽为丸，如豌豆大，阴干，每服二十丸，食后，参汤枣汤麦门冬任下。

处方功能主治：男妇心气不足，神志不宁，一切心疾并治之。

（四十二）补心神效方

处方出处：《百一选方》

处方组成：黄芪蜜炙　茯神　人参　远志各四两　枣仁　柏子仁另研　五味子各二两　朱砂一两另研　熟地黄三两　上为末　炼蜜为丸，如梧桐子大，每服五十丸，米饮温酒伍下。

处方功能主治：治证同心丹。

（四十三）八物定志丸

处方出处：《百一选方》

处方组成：朱砂一钱　人参一两半　菖蒲　远志　茯神各一两　白术　麦门冬各半两　上为细末，炼蜜丸如梧桐子大，米饮下三十丸，不拘时。

处方功能主治：补益心神，安定魂魄，治痰，去胸中邪热。

（四十四）天王补心丹

处方出处：《百一选方》

处方组成：人参五钱　麦冬　天冬　当归酒浸　柏子仁　五味子　枣仁各一两　白茯苓　元参　丹参　桔梗　远志各五钱　生地四两　黄连酒炒二两　上为末，炼蜜丸如梧桐子大，朱砂为衣，每服二三十丸，临卧灯草竹叶煎汤下。

处方功能主治：宁心保神，益血固精，壮力强志，令人不忘，除怔忡，定惊悸，清三焦，化痰涎，祛烦热，疗咽干，育养心神。

（四十五）补心丹

处方出处：《元珠密语》

处方组成：麦门冬二两半　远志甘草汤煮　石菖蒲　香附童便浸各二两　天门冬　栝蒌根　白术　贝母　熟地黄　茯神　地骨皮各一两半　人参　当归　牛膝　黄芪各一两　木通八钱　上为细末，大枣肉为丸，如梧桐子大，或用酒，或圆眼汤，吞下五十丸。

处方功能主治：血气不足，惊悸健忘；又能安养心神，兼治五脏，无偏胜之弊，可以久服。

（四十六）天地丸

处方出处：《元珠密语》

处方组成：天门冬二两　熟地黄一两　上为细末，炼蜜为丸，如梧桐子大，每服百丸，不拘时，用人参煎汤下。

处方功能主治：心血燥少，口干咽燥，心烦喜冷，怔忡恍惚，小便黄赤，或生疮疡。

（四十七）小半夏加茯苓汤

处方出处：《伤寒论》

处方组成：半夏一升　生姜半斤　茯苓三两　上三味　以水七升，煮取一升五合，分温再服。

处方功能主治：膈间有水眩悸者。

（四十八）乐令黄芪汤

处方出处：《备急千金要方》

处方组成：黄芪　人参　橘皮　当归　桂心　细辛　前胡　芍药　甘草　麦门冬　茯苓各一两　生姜五两　半夏二两半　大枣二十枚　上十四味㕮咀，以水二斗，煮取四升，每服五合，日三夜一。

处方功能主治：虚劳少气，胸心淡冷，时惊惕，心中悸动，手脚逆冷，体常自汗，五脏六腑虚损，肠鸣风湿，荣卫不调，百病，补诸不足。

（四十九）内补散

处方出处：《备急千金要方》

处方组成：干地黄　菟丝子　山茱萸　地麦各五两　远志　巴戟天各半两　麦门冬　五味子　甘草　人参　苁蓉　石斛　桂心　茯苓　附子各一两　上十五味，治下筛，酒服方寸匕，日三，加至三匕，无所禁。

处方功能主治：心伤喜惊，妄怒无常。

（五十）琥珀散

处方出处：《千金翼方》

处方组成：琥珀研一两　通草十四分　芜菁子　胡麻子　车前子　蛇床子　菟丝子　枸杞子　庵䕡子　麦门冬各一升　松子　柏子　荏子各三升　橘皮　肉苁蓉　松脂　牡蛎各四两　桂心　石苇　石斛　滑石　茯苓　川芎　人参　杜蘅　续断　远志　当归　牛膝　丹皮各三两　上三十味，各治下筛，合捣二千杵，盛以韦囊，先食服方寸匕，日三夜一。

处方功能主治：虚劳，惊悸不安，五脏虚劳，上气满闷。

（五十一）竹沥汤

处方出处：《备急千金要方》

处方组成：淡竹沥　生地黄汁各一升　石膏八两　芍药　白术　人参　栀子仁各三两　赤石脂　紫菀　知母　茯神各二两　上十一味㕮咀，以水九升，煮十味，取二升七合，去渣下竹沥，更煎取三升，若须利，入芒硝二两，去芍药，分三服。

处方功能主治：心实热、惊梦喜笑，恐畏悸惧不安。

（五十二）安心煮散

处方出处：《备急千金要方》

处方组成：白芍药　远志　宿姜各二两　茯苓　赤石脂　麦门冬　知母　紫菀　石膏各四十二铢　桂心　麻黄　黄芩各三十铢　葳蕤三十六铢　甘草十铢　人参二十四铢　上十五味，治下筛为粗散，先以水五升，淡竹叶一升，煮取三升，去滓煮散一方寸匕半，以绢裹，煮时动之，煎取八合为一服，日再。

处方功能主治：心热满，烦闷惊恐。

（五十三）枣仁汤

处方出处：《备急千金要方》

处方组成：枣仁二合　泽泻　人参　芍药　桂心各一两　黄芪　甘草　茯苓　白龙骨　牡蛎各二两　生姜三片　半夏一合　上十二味㕮咀，以水九升，煮取四升，一服七合，日三，若不能食，小腹急，加桂心六两。

处方功能主治：大虚劳，梦泄精，茎核微弱，血气枯竭，或醉饱伤于房室，惊惕怵悸，小腹里急。

（五十四）小建中汤

处方出处：《千金翼方》

处方组成：甘草二两　桂心　生姜各三两芍药六两　胶饴一升　大枣十二枚　上六味，㕮咀，以水九升，煮取三升，去滓，内胶饴，每服一升，日三，间三日复作一剂，后可与诸丸散。

处方功能主治：心中虚悸，咽干唇燥，面体少色；或饮食无味，阴阳废弱，悲忧惨戚，多卧少起，久者积年，轻者百日，渐致瘦削，五脏气竭，则难可复振。

（五十五）茯神汤

处方出处：《备急千金要方》

处方组成：茯神去木　人参　石菖蒲　白茯苓各三两　赤小豆四十枚　上五味㕮咀。以水一斗，煮取二升半，分三服。

处方功能主治：心悸跳动，恍惚不定。

（五十六）归脾汤

处方出处：《千金翼方》

处方组成：木香四分　人参　茯神　黄芪　远志　白术　当归身各一钱　龙眼肉十个　炙甘草五分　枣仁八分研　上水二盅，姜三片，枣二枚，煎八分，不拘时服。

处方功能主治：思虑过多，劳心伤脾，健忘怔忡，烦躁不寐，短气自汗，睡卧不安。

（五十七）朱雀丸

处方出处：《类证治裁》

处方组成：茯神四两　沉香一两　人参二两　为末，炼蜜为丸。

处方功能主治：惊悸怔忡。

（五十八）加减二陈汤

处方出处：《千金翼方》

处方组成：陈皮　半夏　茯苓　甘草　枳实　麦门冬　竹茹　炒黄连　炒山栀　人参　白术　当归　辰砂　乌梅竹沥　上姜三片，枣一枚。水煎，调辰砂末服。

处方功能主治：心若时跳时止，是痰因火动。

（五十九）养血宁心汤

处方出处：《千金翼方》

处方组成：当归一钱二分　白芍药酒炒栀子七分黄芩黄连各八分　枣仁　生地各一钱　远志　麦冬各二钱　姜枣煎服。

处方功能主治：血虚心悸，烦躁不安。

（六十）寿星丸

处方出处：《济生方》

处方组成：生天南星一斤　琥珀一两别研　朱砂飞二两　上为细末和匀，用生姜自然汁打面糊为丸，如绿豆大，每服四十丸，不拘时候。用人参石菖蒲煎汤送下，淡姜汤亦得。若心气狂甚，入铁艳粉一两。

处方功能主治：治因病惊忧，涎留心胞，精神不守，谵言妄语，不得安卧。

（六十一）远志饮子

处方出处：《济生方》

处方组成：远志甘草煮　茯苓　桂心　人参　枣仁炒　黄芪　当归酒浸，各一两甘草炙半两　上咬咀，每服四钱，水一盏半，姜五片，煎至七分，去滓温服，不拘时候。

处方功能主治：心劳虚寒，惊悸恍惚，多妄不安，梦寐惊魇。

（六十二）茯神汤

处方出处：《济生方》

处方组成：茯神　人参　远志甘草煮　通草　麦门冬　黄芪　桔梗剉炒　甘草炙各等分　上咬咀，每服四钱，水一盏半，姜五片，煎至七分，去滓温服，不拘时候。

处方功能主治：脉虚极，咳则心痛，喉中介介如梗状，甚则咽痛，惊悸不安。

（六十三）大建中汤

处方出处：《济生方》

处方组成：黄芪蜜炙　附子炮去皮脐　鹿茸酒蒸　续断　地骨皮　白芍药　石斛　人参　当归酒浸　川芎　小草各一两　甘草炙半两　上咬咀，每服四钱，水一盏半，生姜五片，煎至七分，去滓温服，不拘时候。

处方功能主治：诸虚不足，小腹急痛，胁肋䐜胀，骨肉疼痛，短气喘逆，痰多咳嗽，潮热多汗，心下惊悸，腰背僵痛，多卧少起。

（六十四）心肾丸

处方出处：《济生方》

处方组成：菟丝子淘酒蒸擂，麦门冬各二两，上为细末，炼蜜为丸，如梧桐子大，每服七十丸，空心食前，用盐汤送下，熟水亦得。

处方功能主治：心肾不足，精少血燥，心下烦热，怔忡不安，或口干生疮，目赤头晕，小便赤浊，五心烦热，多渴引饮，但是精虚血少，不受峻补者，悉宜服之。

（六十五）茸朱丹

处方出处：《济生方》

处方组成：鹿茸一两　朱砂半两，上为细末，煮枣肉为丸，如梧桐子大，每服四十丸。

处方功能主治：心虚血少，神志不宁，惊惕恍惚，夜多异梦，睡卧不安。

（六十六）茸附汤

处方出处：《济生方》

处方组成：鹿茸去毛酒蒸　附子炮去皮脐各一两，上咬咀，分作四服，水二盏，生姜十片，煎至八分，去滓，食前温服。

处方功能主治：精血俱虚，荣卫耗损，潮热自汗，怔忡惊悸，肢体倦乏，但是一切虚弱之证，皆宜服之。

（六十七）二白丸

处方出处：《医理元戎》

处方组成：白矾一两　轻粉一字或半钱，量虚实加减上用生蒸饼剂裹，蒸熟去皮，可丸，入轻粉，丸如梧桐子大，每服二三十丸，生姜汤下，小儿服如黍米大。

处方功能主治：痰涎为病患，以致癫痫狂妄惊悸等证。

（六十八）朱砂安神丸

处方出处：《医学发明》

处方组成：朱砂另研水飞阴干　黄连各一钱　生地三分　当归　炙甘草各半钱　上为末，酒浸蒸饼，丸如黍米大，朱砂为衣，每服十五丸，津唾送下，食后。此缓治之理也。

处方功能主治：心神烦乱，怔忡不安，兀兀欲吐，胸中气乱而有热，若懊憹之状，皆膈上血中伏火，蒸蒸而不安，宜从权衡法，以镇阴火之浮行，以养上焦之元气。

（六十九）黄连安神丸

处方出处：《脉因症治》

处方组成：朱砂细研水飞　生地黄当归头各一钱　黄连酒炒一钱五分　甘草炙五分上为极细末，蒸饼丸黄豆大，每服十丸，津下。

处方功能主治：外物卒惊，宜此以镇之。

（七十）控涎丹

处方出处：《三因极一病证方论》

处方组成：甘遂去心，紫大戟去皮　白芥子各等分　上为末，煮糊丸桐子大，临卧，淡姜汤下七丸。

处方功能主治：惊则神出于舍，舍空涎入。

（七十一）羌活胜湿汤

处方出处：《内外伤辨惑论》

处方组成：羌活　独活　藁本　防风各一钱　川芎三分，蔓荆子三钱　甘草炙五分水二盏，煎一盏，食后服。

处方功能主治：卧而多惊，邪在少阳厥阴。

（七十二）半夏麻黄丸

处方出处：《金匮要略方论》

处方组成：半夏　麻黄各等分　上二味为末，炼蜜丸小豆大，饮服三丸，日三服。

处方功能主治：心下悸。

（七十三）茯苓丸

处方出处：《备急千金要方》

处方组成：石菖蒲　辰砂　人参　远志　茯苓　真铁粉　茯神　南星牛胆制　半夏粬各等分　上为细末，生姜四两，取汁和水煮糊，丸如桐子大，别用细末为衣干之。每服十粒，加至二十粒，夜卧生姜汤下。

处方功能主治：惊悸怔忡。

（七十四）桂枝蜀漆牡蛎龙骨救逆汤

处方出处：《伤寒论》

处方组成：桂枝　生姜切　蜀漆各三两　甘草炙二两　牡蛎炒五两　龙骨四两　大枣十二枚　上咬咀，每服五钱　水一盏半，煎至八分，去渣温服。

处方功能主治：伤寒火劫亡阳，惊狂起卧不安者。

（七十五）桂枝甘草汤

处方出处：《伤寒论》

处方组成：桂枝四钱　甘草二钱　上二味，以水一盏半，煎八分，去渣温服。

处方功能主治：发汗后，叉手冒心，心下悸欲得按者。

（七十六）茯苓桂枝甘草大枣汤

处方出处：《伤寒论》

处方组成：茯苓八钱　甘草炙二钱　桂枝四钱　大枣二枚上作二服，以甘澜水二盅，先煮茯苓，减二分，纳诸药，煮取一盏去渣温服，日三。作甘澜水，法取水一斗许，置大盆中，以杓扬之，水上有珠子五六千颗，相逐取用之。

处方功能主治：发汗后，脐下悸，欲作奔豚。

（七十七）镇心丹

处方出处：《备急千金要方》

处方组成：辰砂用黄松节酒浸　龙齿用远志苗酢煮　上只取辰砂龙齿各等分为末，猪心血为丸，如芡实大，每服一丸，以麦门冬叶绿豆灯心白蜜水煎，豆熟为度，临卧咽下。小儿磨化半丸，量岁数与之。

处方功能主治：惊悸。

（七十八）犀角汤

处方出处：《备急千金要方》

处方组成：犀角屑　山栀各半两　茵陈蒿七钱半　茯苓　芍药　生地各两半　上咬咀，每服五钱，水一盏半，姜二片，竹叶三七片，同煎，食后服。

处方功能主治：伤寒后伏热在心。怔忪惊悸，不得眠睡。

（七十九）安神补心汤

处方出处：《医宗金鉴》

处方组成：当归　生地黄　茯神　黄芩各一钱二分　川芎七分　白芍炒　白术各一钱　枣仁炒　远志甘草水泡各八分　麦冬二钱　元参五分　甘草三分　水煎服。

处方功能主治：心虚惊悸怔忡。

（八十）参归腰子

处方出处：《医宗金鉴》

处方组成：人参　当归各五钱　猪腰子一个，同煎至八分，以药汁送下。

处方功能主治：心气怔忡而自汗者。

（八十一）镇心汤

处方出处：《医宗金鉴》

处方组成：当归　川芎　栀子仁　生地黄　白芍　黄连各六分　酸枣仁　远志　麦门冬各一钱　上生姜煎服。

处方功能主治：心慌，烦躁不宁。

（八十二）四物安神汤

处方出处：《医宗金鉴》

处方组成：当归　白芍　生地黄　熟地黄　人参　白术　茯神　酸枣仁　黄连姜炒　栀子炒　麦门冬　竹茹　辰砂研末　临服调入，上乌梅一枚，枣二枚，炒米一撮，水煎，食远服。

处方功能主治：血虚怔忡心悸。

（八十三）养血清火汤

处方出处：《医宗金鉴》

处方组成：当归　川芎各七分　白芍酒炒　生地黄酒洗　黄连酒炒　酸枣仁炒　麦门冬各一钱　片芩　栀子炒各八分　远志　辰砂各五分　甘草三分　上生姜三片，水煎，人辰砂温服。

处方功能主治：心慌神乱，烦躁不宁。

（八十四）养血安神汤

处方出处：《医宗金鉴》

处方组成：当归酒洗　川芎、白芍炒　陈皮　柏子仁炒　黄连酒炒各五分　生地黄酒洗　茯神各一钱　白术　酸枣仁炒各七分　甘草炙三分　上水煎服。

处方功能主治：血虚火动惊悸者。

（八十五）安神镇惊丸

处方出处：《医宗金鉴》

处方组成：当归酒洗　白芍煨　贝母　麦门冬　陈皮　朱砂水飞各一两　川芎　茯苓　远志各七钱　酸枣仁炒　黄连姜汁炒各五钱　甘草二钱　生地酒洗一两五钱　上为细末，炼蜜丸如绿豆大，每服五十丸；食远，枣汤送下。

处方功能主治：血虚心神不安，惊悸怔忡不寐等证。

（八十六）温胆汤

处方出处：《医宗金鉴》

处方组成：人参　白术　茯神　当归酒洗　生地黄酒洗　酸枣仁炒　麦门冬　枳实麸炒　半夏姜汁炒　黄连酒炒　竹茹　山栀炒各等分，甘草三分上姜一片，枣一枚，乌梅一个，竹沥调辰砂末五分服。

处方功能主治：痰火惊惕不眠。

（八十七）金箔镇心丸

处方出处：《医宗金鉴》

处方组成：朱砂　琥珀　天竺黄各五钱　胆星一两　牛黄　雄黄　珍珠各二钱　麝香　上为细末，炼蜜为丸，如皂角子大，金箔为衣，每服一丸，用薄荷汤送下。心经有热，加炒黄连、当归、生地黄、人参各一两，炙甘草五钱，去雄黄、胆星、麝香。

处方功能主治：一切惊悸。

（八十八）茯苓补心汤

处方出处：《备急千金要方》

处方组成：茯苓四两　桂心　甘草各二两　紫石英　人参各一两　大枣二十枚　麦门冬三两　赤小豆二十四枚　上八味㕮咀，以水七升煮取二升，分三服。

处方功能主治：心气不足，善悲愁恚怒，衄血面黄，烦闷五心热，或独语不觉，咽喉痛，舌本强，冷涎出一作汗出，善忘，恐走不定，妇人崩中，面色赤。

（八十九）二丹丸

处方出处：《素问病机气宜保命集》

处方组成：天门冬　熟地黄　丹参各一两半　白茯神　麦门冬　甘草各一两　远志　人参各半两　上为细末，炼蜜和丸，如梧桐子大，以朱砂半两，研极细末为衣，每服五十丸，加至百丸，空心煎愈风汤送下。

处方功能主治：健忘，养神定志，和血安神，外华腠理。

（九十）菖蒲益智丸

处方出处：《备急千金要方》

处方组成：菖蒲炒　远志姜汁淹炒　牛膝酒浸　桔梗炒　人参各三两七钱半　白茯苓一两七钱半　附子一两炮去皮脐　桂心三钱　上为细末　炼蜜丸如梧桐子大，每服三十丸，食前用温酒或米汤送下。

处方功能主治：善忘恍惚，破积聚，止痛，安神定志，聪明耳目。

（九十一）大益智散

处方出处：《太平惠民和剂局方》

处方组成：熟地黄　人参　白茯苓　苁蓉酒浸各二两　菟丝子酒浸　远志各七钱半　蛇床子二钱半　上为细末，每服一钱，食后米饮调下，日进二服，忌食猪肉。

（九十二）不忘散

处方出处：《证治准绳》

处方组成：石菖蒲　白茯苓　茯神　人参各一两二钱半　远志一两七钱半　上为细末　每服一钱，食后温酒调下。

处方功能主治：心悸健忘。

（九十三）加味定志丸

处方出处：《济世良方》

处方组成：远志　人参　琥珀　天花粉　郁金各一两　茯苓三两　菖蒲二两　贝母　栝蒌　上为末，姜汁、竹沥丸绿豆大，每服二钱，朱砂为衣，火盛者，加炒黄连一两。

处方功能主治：肥人痰迷心膈，寻常怔忡。

（九十四）朱砂消痰饮

处方出处：《古今医统大全》

处方组成：牛胆南星半两　朱砂减半另研　麝香二分另研　上为末，临卧姜汁汤调服一钱。

处方功能主治：心气痰迷心窍惊悸。

（九十五）宁志膏

处方出处：《古今医统大全》

处方组成：人参　酸枣仁泡去皮隔纸炒　辰砂各半两　滴乳香一钱研细　上为末　炼蜜丸弹子大，每服一丸，薄荷汤下。

处方功能主治：治因惊失志。

（九十六）平惊通圣散

处方出处：《古今医统大全》

处方组成：当归　人参　黄连　茯神　远志甘草水制　甘草炙各三钱　石菖蒲　朱砂另研各二钱　上为细末，竹叶煎汤调二钱，食后，临卧服。

处方功能主治：一切惊悸怔忡健忘等证。

（九十七）酸枣仁汤

处方出处：《本草图经》

处方组成：枣仁二升　茯苓　白术　人参　甘草各二两　生姜六两　水八升，煮三升，分服。

处方功能主治：震悸不眠。

（九十八）预知子丸

处方出处：《太平惠民和剂局方》

处方组成：预知子去皮　白茯苓　枸杞子　石菖蒲　茯神柏子仁　人参　地骨皮　远志　山药　黄精蒸熟　朱砂水飞各等分　上为末，炼蜜丸芡子大，每嚼一丸，人参汤下。

处方功能主治：心气不足，精神恍惚，语言错妄，松悸烦郁，忧愁惨感，喜怒多恐，健忘少睡，夜多异梦，寐即惊魇，或发狂眩，暴不知人，并宜服此。

（九十九）人参远志丸

处方出处：《太平圣惠方》

处方组成：人参　远志　白茯苓　天门冬　黄芪　枣仁　石菖蒲　桔梗各一两　丹砂五钱　官桂二钱　上为末，炼蜜丸绿豆大，每服二十丸至三十丸，米汤下。

处方功能主治：神思困乏，健忘惊悸。

（一〇〇）大归神丹

处方出处：《太平圣惠方》

处方组成：龙齿　琥珀各半两　人参　当归　酸枣仁　茯苓　远志姜汁炒各一两　金银箔各二十片　上为细末，酒煮稀糊，丸如小豆大，每服二十丸，日用麦冬汤下，夜以酸枣仁汤下。

处方功能主治：健忘，镇心安神。

（一〇一）七福饮

处方出处：《景岳全书》

处方组成：人参　熟地各随宜　当归二三钱　枣仁二钱　白术炒一钱半　炙甘草一钱　远志制三五分　水二盅，煎七分，食远温服，或加生姜三五片。

处方功能主治：凡怔忡系五脏气血亏损者，此能兼治之，足称王道之最。

（一〇二）大补元煎

处方出处：《景岳全书》

处方组成：人参少则用一二钱，多则一二两　山药炒　杜仲各二钱　熟地少则用二三钱，多则二三两　当归　枸杞各二三钱　山茱萸一钱畏酸吞酸者去之，炙甘草一二钱　水二盅，煎七分，食远温服。

处方功能主治：气血大坏，精神失守，怔忡等证。

（一〇三）右归饮

处方出处：《景岳全书》

处方组成：熟地二三钱或一二两，山药炒　枸杞子　杜仲姜制各二钱　山茱萸一钱　甘草炙　肉桂各一二钱　制附子一二三钱水二盅，煎七分，食远温服。

处方功能主治：凡惊悸怔忡，系命门之阳衰阴盛者，宜此方加减主之。

（一〇四）左归饮

处方出处：《景岳全书》

处方组成：熟地二三钱至一二两　山药　枸杞子各二钱　炙甘草一钱　茯苓一钱半　山茱萸一二钱　水二盅，煎七分，食远服。

处方功能主治：凡惊悸怔忡，系命门之阴衰阳胜者，宜此方加减主之。

（一〇五）二阴煎

处方出处：《景岳全书》

处方组成：生地　麦冬各二三钱　枣仁二钱　元参　茯苓木通各一钱半　黄连　生甘草各一钱　水二盅　灯草二十根，或竹叶亦可，煎七分，食远温服。

处方功能主治：此治心经有热，水不制火之病，故曰二阴。凡惊狂失忘，多言多笑，或疮疹烦热失血等证，宜用此。

（一〇六）逍遥散

处方出处：《景岳全书》

处方组成：当归二三钱　白芍药　茯神各一钱五分　熟地三五钱　枣仁二钱炒　远志制三五分　陈皮八分　炙甘草一钱　水二盅，煎七分，食远温服。

处方功能主治：妇人思郁过度，致伤心脾，冲任之源，血气日枯，渐至经脉不调，或成惊悸怔忡等证。

（一〇七）大营煎

处方出处：《景岳全书》

处方组成：当归二三钱或五钱　熟地三五七钱　枸杞　杜仲炒去丝各二钱　牛膝一钱半　炙甘草　肉桂各一二钱　水二盅，煎七分，食远温服。

处方功能主治：治真阴精血亏损，惊悸怔忡等证。

（一〇八）加减一阴煎

处方出处：《景岳全书》

处方组成：生地　芍药　麦冬各二钱　熟地二三钱　炙甘草五七分　知母　地骨皮备一钱　水二盅，煎服。

处方功能主治：凡肾水真阴虚损，而脉证多阳，虚火发热，惊悸怔忡，宜此。

（一〇九）理阴煎

处方出处：《景岳全书》

处方组成：熟地三五七钱或一二两　炙甘草一二钱　当归二三钱或五七钱　干姜炒黄色一二三钱　水二盅，煎七八分热服，或加肉桂一二钱。

处方功能主治：凡脾胃半虚，惊悸怔忡等证，宜温润者当用。

三、古代治疗"心悸"单方摘录

（一）处方出处：《仁斋直指方》

处方组成：灵砂三十粒，人参汤下。

处方功能主治：九窍出血，因暴惊而得，其脉虚者。

（二）处方出处：《百一选方》

处方组成：用猪腰子二个，以水二碗，煮至一碗半，细切，人参当归各半两，同煎至八分，空心吃腰子，以汁送下。其渣焙干为末，以山药末作糊，丸如绿豆大，每服五十丸，食远枣汤下。

处方功能主治：怔忡自汗，心气不足。

（三）处方出处：《乾坤秘韫》

处方组成：木馒头　炒白牵牛等分为末，每服二钱，用米饮调下。

处方功能主治：惊悸遗精。

（四）处方出处：《备急千全要方》

处方组成：荆沥二升，缓火煎取一升六合，分温每服四合，日三夜一。

处方功能主治：心虚惊悸不定。

（五）处方出处：《身经图考》

处方组成：密陀僧一物煎汤，每服匙许，或为末，茶调服一匕。

处方功能主治：惊气入心，瘖不能语者。

（六）处方出处：《大明本草》

处方组成：自然铜，以酒摩服。

处方功能主治：止惊悸。

（七）处方出处：《济众方》

处方组成：白石英　朱砂各一两为散，每服半钱，食后，煎金银汤下。

处方功能主治：惊悸善忘，心脏不安，上膈风热，化痰安神。

（八）处方出处：《张文仲方》

处方组成：紫石英五两，打如豆大，水淘一遍，以水一斗，煮取三升，细细服，或煮粥食，水尽可再煎之。

处方功能主治：虚劳惊悸，补虚止惊，令人能食。

（九）处方出处：《肘后备急方》

处方组成：真珠末豆大一粒，蜜一蚬壳，和服，日三，尤宜小儿。

处方功能主治：安魂定魄。

（十）处方出处：《肘后备急方》

处方组成：白雄鸡一只，治如食法，真珠四两，薤白四两，水三升，煮二升，尽食之，饮汁令尽。

处方功能主治：因惊忧怖迫，或激愤惆怅，致志气错越，心行违僻者。

（十一）处方出处：《伤寒类要》

处方组成：甘草二两，水三升，煮一半，服七合，日一服。

处方功能主治：伤寒心悸脉结代。

（十二）处方出处：《太平惠民和剂局方》

处方组成：天南星一斤。先掘土坑一尺，以炭火三十斤烧赤，入酒五升渗干，乃安南星在内，盆复定，以灰塞之，勿令走气。次日取出为末，琥珀一两，朱砂二两为末，生姜汁打面糊，丸梧子大，每服三十丸至五十丸，煎人参石菖蒲汤，一日三服。

处方功能主治：痰迷心窍，心胆被惊，神不守舍，恍惚健忘，妄言妄见。

（十三）处方出处：《济世良方》

处方组成：酸枣仁炒香一两为细末，每服二钱，不拘时，竹叶煎汤调服。

处方功能主治：胆寒睡卧不安，心多惊悸。

第二节　针灸治疗心律失常

"心律失常"属于祖国医学心悸病，我国古医籍中对此病的针灸治疗已有许多记载，《灵枢·经脉篇》："心手少阴之脉，起于心中，……为此诸病，盛则泻之，虚则补之，热则疾之，寒则留之，陷下则灸之，不盛不虚，以经取之。"《针灸大全》："心中虚弱，神思不安，取内关、百会、神门；心脏诸虚，怔忡惊悸，取内关、阴郄、心俞、通里。"《神应经》："心烦怔忡，鱼际。"《四部全录·惊悸怔忡健忘门》："心儋儋而善惊恐，心悲，内关主之。""惊不得眠，善断水气上下五脏游气也，三阴交主之。""少冲，主太息烦满，少气悲惊。"说明了针灸可通过人体的经络系统调整机体脏腑气血功能，从而达到治疗的目的。近二十年，通过广大医务工作者的不断探索和总结，已有了较丰富的经验，成为中医治疗心律失常的方法之一。

一、针灸治疗快速型心律失常

治疗适应证：阵发性室上性心动过速，房性，结性及室性期前收缩，阵发性心房纤颤。

（一）毫针

1. 取十二正经穴位：心俞、厥阴俞、膻中、巨阙、内关、间使、神门、三阴交。

以心与心包络的俞募心俞、厥阴俞、巨阙、膻中为主，调理心气，配以心经原穴神门、心包经经穴间使、络穴内关等均可协调心经气机而收镇惊宁神之效。三阴交属足太阴，其经人注心中，故也能止悸。

心虚胆怯者加阳陵泉、丘墟；心血不足者，加膈俞、脾俞、足三里；阴虚火旺者，加肾俞、太溪；心阳不振者，加灸关元、大椎、气海；水饮内停者，加脾俞、气海俞、三焦俞；心血瘀阻者，加曲泽、少海、华佗夹脊胸4~5配通里；痰火内阻者，加丰隆、中脘。

以上腧穴，每次可选4~6穴，一般用毫针行平针法，并应根据病情的虚实而酌情补泻，留针时间为15~60分钟，也有人采取泻法不留针，可一日针刺一次或数次，以发作停止为止，也可在病情发作停止后继续针刺数日以巩固疗效。

2. 取经外奇穴

（1）下都穴：

适应证：阵发性室上性心动过速。

穴位及刺法：自然握拳，手背四五指缝尖上方约0.5厘米处。避开可见浅静脉，用毫针顺掌骨间隙刺入0.5~1寸，左右捻转，以得气为度。一般先刺左侧即效，15分钟后效差者加刺对侧。留针20~60分钟，中间每15分钟运针1次。出针后压迫针眼片刻。

（2）鱼腰穴：

适应证：阵发性室上性心动过速。

穴位及刺法：取双侧鱼腰穴（眉毛中心），以1.5寸毫针平刺入皮下0.5寸，得气后留针3分钟，中间行针1次，中度刺激，均可在5~20分钟内得到控制。

经外奇穴与经穴一样属脏腑之气输注所在，与脏腑组织有里应外合的联系。鱼腰穴为经外奇穴，位置属肝经所循。

（3）迷走穴：

适应证：阵发性室上性心动过速。

穴位：位于锁骨内侧、胸锁关节上锁骨上窝的凹陷中心处。

（二）电针　选内关、公孙或郄门、三阴交。两组穴位交替使用，针刺得气后，通以脉冲电流，中等刺激，每次留针15~30分钟，每日1次。

（三）水针　用维生素$B_1$100mg、2%普鲁卡因2ml，分别注射心俞、内关等穴中，每日1次。

或用地西泮（安定）注射液2mg加入5%葡萄糖4ml，分别注于穴内，每日1次，5次为1疗程。

本法对自主神经功能失调而引起的心律失常较有效。对器质性心脏病引起者也有一定疗效，但严重心脏病并发的心律失常一般预后较差，需高度注意。

（四）耳针

取穴：心区、小肠区、神门、皮质下、交感、肾等穴。

每次选2~3穴，短毫针行捻转法，中等刺激，留针15~60分钟，可根据病情在留针时适当行针。

也可选用揿针埋藏，每次取 3~4 穴，埋针 3~4 天，2 周为 1 疗程，效果明显者适当延长。

（五）埋线

取穴：内关、郄门，分别埋入羊肠线，15 天后可再埋线 1 次。

（六）梅花针　以后颈、腰骶部、气管两侧、颌下部为主，配合内关、三阴交、膻中、人迎。病情好转后加刺腰部。中度刺激，发作时可 1 日治疗 2 次。

（七）芒针

主穴：心俞、内关、风池。配穴：气海、太溪。心俞穴施行捻转补泻，内关穴捻转百次，气海穴可用补法，针加灸。

（八）三棱针

主穴：心俞、神门。配穴：足三里、三阴交。点刺出血，少量，隔日 1 次，5 次为一疗程。

（九）腕踝针

适应证：阵发性心房纤颤。

取穴：上 1 区（神门穴处）、上 2 区（内关穴处）。

方法每日或隔日 1 次，每次留针 20~30 分钟，10 次为 1 疗程。间隔 10 天再行第 2 疗程。

本法对阵发性快速型房颤效果较好，尤其是对心肌炎及冠心病房颤效果好，而对风心病房颤效果较差。

二、针灸治疗缓慢型心律失常

适应证：窦性心动过缓，病态窦房结综合征。

（一）毫针

取穴：主穴：百会、素髎、心俞、间使、通里、大陵。配穴：气虚痰阻加气海、关元、丰隆；阳虚挟痰加丰隆、膻中；阴虚内热加神门、大椎、太溪。

方法：每次取主穴，配穴各 2~3 个，轻、中度刺激。留针 15 分钟，每日 1 次，10 次为一疗程。

（二）耳针

取穴：心、交感、皮质下、肾、神门、肾上腺。

方法：每次取 4~5 穴，强刺激，留针 30 分钟到 120 分钟，每日 1 次，两耳交替针刺，或用耳环针埋藏。

（三）手针

取穴：心点。

方法：直针，深 2~3 分许。每日 1 次，10 次为 1 疗程。

（四）温和灸

取穴：百会、气海、关元、足三里。

方法：用艾温和灸，每日 1 次，10 次为一疗程。

（五）电针

取穴：百会、素髎、心俞、间使、通里、大陵。

方法：每次 15~20 分钟，每天 1 次，5~10 次为一疗程，疗程间隔 5~7 天。

（六）激光针

取穴：心俞或内关、通里。

方法：用氦—氖激光交替照射穴位，每日 1 次，每次 15 分钟。10~12 次为一疗程，疗程间隔 3~5 日。

针灸治疗病态窦房结综合征可做为一种辅助治疗措施。毫针勿用强刺激，电针从小电流、轻、中度刺激为佳。取针与艾卷温和灸可做为长期治疗手段，针灸效果不显者应该继续以中西药治疗，或安装人工心脏起搏器。

第三节　按摩治疗心律失常

一、按摩治疗快速型心律失常

（一）心虚胆怯型

推拿手法治疗：施用点按心俞、胆俞、以疏通心络，调理气血；揉拿项肌法，点按风府、安眠穴，以安神养血；施用双滚肩背法，以益气宁心；施用揉拿手三阴法，点按内关、劳宫、神门、极泉，以宁心安神，通络清心，共达镇惊定志，以安心神。

（二）心血不足型

推拿手法治疗：施用点按心俞、脾俞，以益气健脾，安神定悸；施用揉拿手三阴法，点按内关、神门；施用运运颤颤法，点按关元、气海；施用点鸠揞里法以补脾益气，益气养阴。

（三）阴虚火旺型

推拿手法治疗：施用点按心俞，以养心安神；施用揉拿手三阴法，点按内关、劳宫；施用运运颤颤法，点按关元、气海；施用提拿足三阴法，点按三阴交。以滋阴养血，养阴清热。

（四）心阳不振型

推拿手法治疗：施用点按心俞；施用揉拿手三阴法，点按内关；施用搓运夹脊法，点按命门、肾俞，以补益心阳，调理心经，大补肾中真阳，以温煦诸脏。

（五）水饮凌心型

推拿手法治疗：施用点按脾俞、三焦俞；施用揉拿手三阴法，点按神门、内关，施用推脾运胃法；施用运运颤颤法，点按关元。以益气养血，温阳制水。

（六）心血瘀阻型

施用点按心俞；施用揉拿手三阴法点按内关；施用梳胁开胸顺气法，点按膻中。以理气通脉，活血化瘀，心络通畅，则悸痛自止。

二、按摩治疗缓慢型心律失常

适应证：窦性心动过缓。

取穴：天枢、风门、胃俞、巨阙、地五会、涌泉。采用指压术。

辅助疗法：

1. 按摩上背部、颈部肌肉，使其松弛。找到触痛的部位（即穴位），将大拇指放在穴位上按压，放松，直到局部紧张消失，穴位相联的器官恢复正常。

2. 将右手手指尖放在左锁骨后的凹陷处往下压，侧举左臂，不管压痛与否都要重复五次，再将手指尖放在右锁骨的凹陷处，侧举右臂五次。

第四节 气功治疗心律失常

一、放松功

适应证：窦性心动过速、室上性心动过速。

功法：三线放松：将身体分成两侧、前面、后面三条线，自上而下依次进行放松。

第一条线：头部两侧→颈部两侧→肩部→上臂→肘关节→前臂→腕关节→两手→十个手指。

第二条线：面部→颈部→胸部→腹部→两大腿→膝关节→两小腿→两脚→十个脚趾。

第三条线：后脑部→后颈部→背部→腰部→两大腿后面→两膝窝→两小腿后面→两脚→两脚底。

先注意一个部位，然后默念"松"，再注意一次一个部位，再默念"松"。从第一条线开始，待放完第一条线后，放第二条线，再放第三条线。每放完一条线，在止息点轻轻意守1~2分钟。第一条线的止息点是中指，第二条线的止息点是大脚趾，第三条线的止息点是前脚心。放松完三条线一个循环后，再把注意力集中在脐部（或另指定的部位），轻轻地意守该处，保持安静状态3~4分钟。一般每次练功约做三个循环，安静一下，然后收功。在默念"松"的时候，如遇到某一部位没有松的感觉，或松的体会不太明显时，不必急躁，可任其自然，按其次序，继续逐个部位地放松下去。此外意守丹田。

二、铜钟功

适应证：室性早搏。

功法：

（一）姿势头部及躯干正直，两脚分开微呈八字，与肩同宽，重心落在脚掌和脚根间。两膝微屈，两髋稍内收，胸部微合，下颌稍内含，悬顶，两眼微闭或自然平视近前方，两唇轻合，舌尖轻贴上腭。面带微笑，两手自然下垂。静默片刻后两手徐徐向两侧分开，同时向前画 3 个小圆圈，然后与身体成 30~40 度角。掌心向下又稍向后，手掌成弧形，拇、食指分开。上述姿势摆好后，令头、颈、肩、肘、腕、指、背、腰、髋、膝、踝、趾各关节顺序放松，意守丹田。

（二）呼吸　先行自然呼吸一周，后转为从呼长吸短为主，并配合呼吸练习。

（三）意念　意守劳宫、膻中、脐中。

第五节　点穴治疗心律失常

适应证：室性期前收缩，心房纤颤。

方法：根据交感神经在背部的解剖部位及足太阳膀胱经背部内侧线俞穴的位置，选取心俞、膈俞、至阳（或灵台或神道）等背部穴位，另加臂部内关穴。若这些穴位不敏感，可在其周围击找敏感反应点，然后采用点、揉、按等手法在上述穴位上进行刺激，手法由轻到重，每日一次，每次 15 分钟，10 次为一疗程。

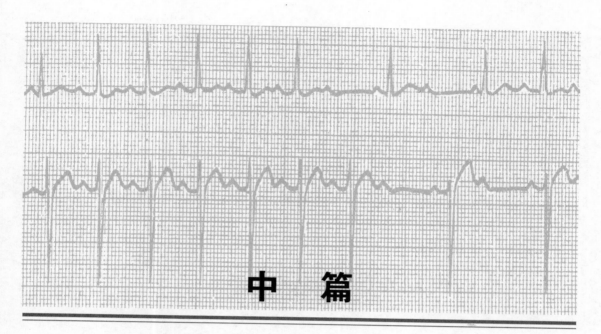

中　篇

各种心律失常的辨证治疗

第一章　窦性心动过速

第一节　西医对窦性心动过速的认识简介

一、定义

冲动起源于窦房结的心律称为窦性心律，成人的窦性心律速率超过每分钟 100 次时称为窦性心动过速，但心率常在每分钟 200 次以下。

二、发病原因

窦性心动过速的发生主要与交感神经兴奋及迷走神经张力降低有关，在剧烈运动、体力劳动、情绪激动、饮酒后，正常人可出现一过性窦性心动过速。在使用某些药物如肾上腺素、阿托品等亦可引起窦性心动过速，但常随药物的作用消失而终止。引起窦性心动过速的病理因素很多，如发热、血容量不足、焦虑、甲状腺功能亢进、低氧血症、低钾血症、充血性心力衰竭、休克、心肌炎、糖尿病性心脏病等病理状态，这种情况下发生的窦性心动过速发作较持久。

三、临床表现

原发性窦性心动过速一般因外来刺激、过度劳累、恐怖等诱因，出现心悸，气短，心前区疼痛，周身乏力等不适，症状时轻时重，同时伴有其他神经官能症性症状。如失眠，兴奋或易激动，眩晕、低热等。大半在劳动劳神后症状加重。

继发性窦性心动过速，在原有疾病症状基础上，可出现心悸，胸闷，气短等不适，可随原发病症状加重或减轻。

窦性心动过速起始终止是逐渐发生的，颈动脉窦按摩常使心率减慢，停止按摩则恢复到原来水平。

四、心电图特征（图 1）

（一）窦性 P 波　P 波在 I 、II 、aVF、V_5 导联直立，aVR 向下。

（二）P-R 间期 ≥0.12 秒。

（三）心率在 100~150 次/分，偶尔可更快。

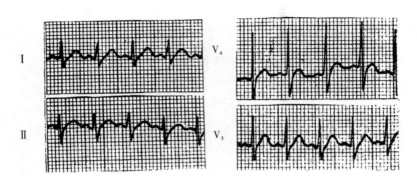

图1　窦性心动过速

第二节　中医对窦性心动过速的认识

一、概述

窦性心动过速（简称窦速）属中医的心悸病，多数病人的主症是心悸伴胸闷或胸痛，气短，乏力，脉象呈数脉。数脉是窦速病人的主要特征，它的特点是脉率增加，一息脉来六至以上，相当于每分钟脉搏100~120次之间，脉的搏动速度快，所以叫做"数"。《濒湖脉学》："数脉，一息六至。脉流薄疾。""数比常人多一至。"

二、病因病机

窦速病人脉象呈数脉，属于心律失常中的阳热类（快速类）。数脉本身主热证，在心律失常病中，数脉的主要病因病机是心的气阴不足，血脉瘀阻，瘀而化热，或心脾不足，脾虚湿停，湿郁化热。其中"热"是窦性心动过速脉数发生的关键，"心脉瘀阻"是其发生的必要环节，心脏亏虚是其根本因素。热可致急，于是出现脉搏快速搏动的数脉。《濒湖脉学》："数脉为阳热可知，只将心肾火来医。""数脉息间常六至，阴微阳盛必狂烦，"说明数脉的产生是由热引起的。邪热亢盛，气血运行加速，脉搏随之数急。

综上所述，窦速数脉发生的关键是"热"，而"心脉瘀阻"是各种心律失常，也是窦速数脉产生的必要环节，而心脏亏虚是引起心脉瘀阻的根本原因。又因心脏亏虚的种类不同和涉及其他脏腑的不同而形成引起血脉瘀阻的以下几种不同途径：

（一）心气阴不足，血脉瘀阻

1. 情志所伤：心主神志，为精神意识活动的中枢，《灵枢·邪客篇》："心者，五藏六腑之大主也，精神之所舍也。"各种情志活动过极均可直接伤及心神，内耗心之气阴。

（1）忧愁思虑，内耗心气心血；或伤及脾土，使气血生化乏源，心失所养，间接导致心之气阴亏虚。

（2）惊恐以致心惊神摇，不能自主；惊则气乱，恐则精却，虚火上逆，动撼心神而发病。

（3）悲喜伤心，喜则气缓，悲则气下，心气耗散。

（4）郁怒伤肝，肝乘脾虚，气血化源不足，心失所养。

故七情过极均可直接伤及心之气阴，亦可间接导致心气阴亏虚，心神失养，心用失常，无力运血，血脉瘀阻。

如果体内素有痰浊内蕴，可由惊恐气乱或郁怒肝火而引动，扰乱心神而发病。

2. 大病久病体虚，或热病后期损伤气阴，心气阴不足，血脉瘀阻。

3. 劳倦、饮食不节、思虑过度伤及脾胃，脾气不足，不能运化水谷精微，心失所养，气阴亏乏，血脉瘀阻。

4. 先天禀赋不足，房劳过度，早婚、早育，多育伤肾，肾精亏耗，不能上济于心，心阴亏虚，血脉瘀阻。

所以造成心气阴亏虚，血脉瘀阻的原因很多，主要为情志所伤及各种原因导致的脾肾所伤。

（二）心气衰微，血脉瘀阻，肺失肃降，水饮停聚　此种情况主要发生于心功能不全（心衰病）中。凡外感六淫、内伤七情、饮食、劳倦、先天禀赋等因素可引起诸种心体受损的病变。如心痹病、久病胸痹心痛、真心痛、心热病等心体病，最终均可发展为心衰病。长期心体病均有心气阴两虚的病理变化，日久可致心气衰微，心脉瘀阻。心主血脉，心脉瘀阻可影响其他脏腑血脉不畅，气机壅塞，功能受损，心肺同居上焦，故肺脏首当其冲。肺脉瘀阻则肺失肃降，治节失司，不能通调水道下输膀胱而致水饮停聚，水饮凌心而发病。

（三）心脾不足，湿热阻脉　劳倦思虑，损伤心脾；或饮食不节，抑郁恼怒，肝气郁结可伤脾胃，脾虚则不能运化水湿，水湿内停。湿为阴邪，其性黏滞，湿停中焦，气机受阻，三焦气机不利，血脉瘀阻；湿可聚而生痰，痰气互结，血脉瘀阻。湿阻心脉引起心悸病在《血证论》中已有论述："心中有痰者，痰入心中，阻其气机，是以心跳不安。"《丹溪心法》："责之虚与痰。"

（四）气滞血瘀，心脉被阻　情志抑郁、恼怒伤肝，肝气郁结，气机不畅，血脉瘀阻；肝气郁结日久，肝气郁结，横克脾土，脾胃升降失司，或脾虚生痰湿均可导致气滞血瘀的病理改变。

总之，心脉瘀阻是各种心律失常发生的必要环节，也是窦速发病的必要环节。窦速发病的关键是"热"，有瘀郁生热和湿郁生热之别。以热为主，故为阳证。其中心气衰微，肺失肃降，水饮停聚引起的窦速为较特殊的情况，仅出现于心衰病窦速过程中。窦速其病在心，涉及肝、脾、肾、肺，故与五脏均有关。

三、诊断要点

（一）症状　窦速以心悸为主，伴有气短、胸闷或胸痛、乏力。

（二）脉象　窦速脉象特征是脉搏搏动速度加快，一呼一吸脉来六至，相当于脉搏100~120次/分，称数脉。《濒湖脉学》："数脉一息六至。脉流薄疾。""数比常人多一至，紧来如索似弹绳。数而时止名为促，数见关中动脉形。""莫将滑数为同类，数脉惟看至数间"。说明了数脉的脉象特征，并指出与相似脉鉴别。数脉的相似脉为紧脉、滑脉、动脉、促脉、疾脉，它们的不同之处在于：①紧脉脉搏来势紧急，好象绞转绳索，而左右弹动不已，但至数却不到六至；②滑脉是搏动流利，虽图滑似数，而无至数增加；③动脉是脉数独现于关部；④促脉是脉数而有歇止；⑤疾脉是快于数，相当于 150 次/分以上。临床中应注意这些脉的鉴别。

四、辨证要点

（一）重在辨脉　由于心主血脉，临床所见脉象尤能反映心脏病变的状况，心脏的病变必然反映在脉象上，所以临床遇有脉证不符时，常需舍证从脉。作者通过多年临床实践体会到高度重视辨脉是提高疗效的关键。所以诊治窦速时要紧抓"脉数是阳热证"这一关键，然后再进一步辨别心脉瘀阻产生的不同途径，辨别虚实。

（二）根据舌象辨证舌象在窦速病辨证中往往起着重要作用，可配合脉症使辨证更精确。窦速病人的舌象临床时可重点观察两点：

1. 观察舌苔薄与厚可辨有无痰湿：舌苔薄多为单纯气虚、气阴虚，尚无停湿之象。舌苔白厚腻者多为有痰湿浊邪，水饮内停之象。

2. 观察舌质淡与红辨气血虚或阴虚：舌质淡者多气血虚，舌质红者多为阴虚。

（三）根据症状辨证　窦速一般均有心气虚症状，如心悸、气短、乏力、胸闷或胸痛等。

各证特征：

1. 阴虚：心烦少寐，口干咽燥，手足心热，头晕耳鸣，大便干结。

2. 痰湿：胸闷窒塞，咳嗽痰粘，头部沉重，嗜睡，纳少，便溏，恶心呕吐，胸腹痞满，易于疲劳。

3. 水饮：全身浮肿或下肢浮肿，气喘不能平卧，尿少。

4. 郁热：心烦急躁，面赤口苦，身恶热，头胀头痛，大便干结。

5. 气郁：胸胁及腹部胀满，嗳气，心情抑郁，易怒，善太息，大便不畅。

6. 神魂不宁：失眠多梦，易惊善恐，精神不易集中。

7. 风热外感：咽痒、咽痛、咳嗽、鼻塞流涕，或发热恶风。

五、治疗原则

窦速的基本证型主要为两方面：

（一）心气阴虚，血脉瘀阻，瘀而化热。

（二）心脾不足，湿停阻脉，瘀而化热。

其中"瘀阻心脉"是发病的必要环节，"热"是发病的关键。所以活血通脉，清热凉血是其共同的治则。根据其病机，相应的两方面治则是：

1. 益气养心，活血通脉，清热凉血。
2. 益气健脾祛湿，活血通脉，清热凉血。

其中清热凉血是针对本病的特殊治则。以往的治疗多侧重采用补法，方用炙甘草汤、归脾汤、养心汤等化裁，往往疗效不够显著。后来在充分使用以上方法的基础上，加重活血通脉，特别是加用清热凉血药后，临床疗效有了明显的提高。关于清热凉血的观点，《濒湖脉学》早有论述："数脉为阳热可知，只将心肾火来医。实且凉泻虚温补，肺病秋深却畏之。"

六、分型证治

（一）心气阴虚，血脉瘀阻，瘀郁生热型

［**症状**］　心悸不宁，乏力，气短，胸闷，或胸痛，心烦少寐，手足心热，口燥咽干，大便干结或不干而欠爽。

［**舌象**］　舌质淡红，或嫩红或暗红，可见舌有裂纹。舌苔薄白，或苔少或光剥。

［**脉象**］　细数无力。

［**分析**］　气阴不足，瘀热扰心则心悸、心烦少寐；气阴不足，失于所养则乏力、气短、胸闷，气虚血瘀，阻滞心脉则可见胸痛；阴虚则手足心热；阴虚失于濡润则口干唇裂、大便干结；气虚可致大便不干而欠爽。其舌脉均为气阴两虚，瘀热内生之象。

［**治法**］　益气养阴，清热凉血，活血通脉。

［**方药**］　太子参　麦冬　五味子　丹参　川芎　白芍　沙参　香附　香橼　佛手　丹皮　赤芍　黄连

［**方解**］　方中以沙参、白芍、太子参、麦冬、五味子益气养阴；丹参、川芎活血通脉；以丹皮、赤芍、黄连清热凉血；以香附、香橼、佛手疏肝和中，理气以助活血通脉散郁热。全方共奏益气养阴，清热凉血，活血通脉之功。

（二）心脾不足，湿停阻脉，瘀而化热型

［**症状**］　心悸，气短，乏力，胸闷，胸痛，吐痰白黏，脘腹胀满，纳差，大便粘而不爽，口苦心烦。

［**舌象**］　舌质暗红，苔白厚腻或兼淡黄。

［**脉象**］　滑数或弦数，数而有力或无力。

［**分析**］　脾虚湿盛，湿郁生热。热扰于心则心悸；湿阻气机则气短、乏力、胸闷、胸痛、脘腹胀满；湿聚生痰则吐痰白黏；湿热内盛则口苦心烦；其舌、脉之象均为脾虚湿盛，湿郁生热之象。

［**治法**］　健脾祛湿，清热凉血，益气通脉。

［**方药**］　苏梗　陈皮　半夏　白术　茯苓　川朴　香附　乌药　太子参　川芎　丹皮　赤芍　黄连

［**方解**］　方中陈皮、半夏、白术、茯苓健脾祛湿；苏梗、香附、乌药理气化痰湿；川

芎活血通脉；丹皮、赤芍、黄连清热凉血；太子参益心气以治其本。全方共凑化湿清热，益气通脉之功。

（三）心气阴虚，肺瘀生水，瘀郁化热型

[**症状**]　心悸，气短，气急，活动或过劳后出现或加重，胸闷，气憋，咳逆倚息不能平卧，尿少，水肿，多汗，唇暗。

[**舌象**]　舌质暗，苔薄白。

[**脉象**]　细弱而数。

[**分析**]　心气衰微，血脉瘀阻，肺失肃降，水饮内停，上凌于心则心悸、胸闷、气憋、咳逆倚息不能平卧；肺失治节不能通调水道，下输膀胱则尿少，面部及四肢浮肿；气衰则汗出；气衰血瘀而见唇暗，其舌脉均为心气衰微，瘀血内阻，水饮停聚之象。脉数及是因郁瘀化热而致。

[**治法**]　益气养心，活血通脉，泻肺利水。

[**方药**]　太子参（或人参）生芪　麦冬　五味子　丹参　川芎　桑皮　葶苈子　泽泻　车前子　丹皮　赤芍　黄连

[**方解**]　方中太子参（或人参）、生芪、麦冬、五味子大补心气、心阴；丹参、川芎活血通脉；桑皮、葶苈子泻肺行水，止咳逆定喘；泽泻、车前子利水消肿；丹皮、赤芍、黄连清热凉血。全方共奏益气养心，活血通脉，泻肺逐水之功。

（四）兼有证候　窦速分有三个证型，其每一个证型均可见三种兼有证候，即气机郁结候、神魂不宁候和风热化毒候。由于兼有这些证候，所以其治法、方药亦随之加减变化，现分述如下：

1. 兼气机郁结：

[**兼证**]　情绪抑郁，急躁易怒，两胁胀满，脘腹痞满，嗳气，纳呆，善太息。

[**舌象**]　除原证型舌象外兼见更加明显的瘀暗之象。

[**脉象**]　除原证型脉象外兼见弦脉。

[**治法**]　原证型治法上加疏肝理气解郁之品。

[**方药加减**]　原证型方药加枳壳，大腹皮、乌药，郁金，槟榔等。

2. 兼神魂不宁：

[**兼症**]　易惊善恐，坐卧不安，失眠多梦，精神不易集中。

[**舌象**]　同原证型舌象。

[**脉象**]　除原证型脉象外可兼见动脉。

[**治法**]　原证型治法加安神定志之法。

[**方药加减**]　原证型方药加炒枣仁，生龙骨，生牡蛎，远志，菖蒲，朱砂，琥珀等。

3. 兼风热化毒：

[**兼证**]　咽痒，咽痛，咳嗽，鼻塞流涕，发热恶风等。

[**舌象**]　除原证型舌象外可兼见舌红。

[**脉象**]　除原证型脉象外可兼浮象。

［**治法**］　原治法加清热解毒，解表祛风法。

［**方药加减**］　原证型方药加双花，连翘，板蓝根，锦灯笼，黄芩等，甚则可根据急则治其标的原则，暂服清疏之方。

七、验案举例

某×× 女 50 岁　工人　1991 年 2 月 12 日初诊。

患者有糖尿病史七年，近二年来服降糖药物治疗，血糖尿糖基本正常。但近一年经常自觉心悸，心慌，胸闷憋气，口干，大便不畅，心率经常在 100 次/分，活动则 120 次/分，乏力异常，且头晕，不能坚持正常工作及生活。检查：BP：120/80mmHg，心率 120 次/分，律齐，未闻病理性杂音。两肺未闻干湿性啰音，肝脾未及，下肢不肿。心电图示窦性心动过速。血糖 120mg/L，尿糖（-）。脉细数略弦，苔薄质暗。辨证属心气阴不足，血脉瘀阻，瘀而化热。治以益气养心，活血通脉，清热凉血之法。处方：太子参　麦冬　五味子　丹参　川芎　香附　香橼　佛手　丹皮　赤芍　黄连　白芍　石斛　花粉。服上方一周后心率快有所下降，心悸，胸闷，乏力减轻。一个月后心率降至 90 次/分，自觉症状明显好转。继服一月后心率 80 次/分，自觉症状消失。再继服巩固一个月后恢复正常工作，随访至今，心动过速未发作。

第二章　阵发性室上性心动过速

第一节　西医对阵发性室上性心动过速的认识简介

阵发性室上性心动过速，简称室上速，主要包括阵发性室上性心动过速，非折返性房性心动过速和非阵发性交界性心动过速。

一、阵发性室上性心动过速

（一）定义　阵发性室上性心动过速，是一种阵发性快速而规则的异位心律，其特征是突然发作和突然终止。在多数情况下，房室结功能上的传导性和不应期的差异，或房室旁道的存在是其发生的基础。

（二）发病原因　阵发性室上性心动过速的发生与年龄、性别和有无心脏病无关。常见于无明显器质性心脏病者，也可见于各种心脏病，如风湿性、动脉硬化性、慢性肺源性、高血压性、甲状腺功能亢进性等心脏病，约80%的预激综合征患者，有阵发性室上速发作。

（三）临床表现　突然发作，可能持续数秒、数小时或数日。根据病人发作时的心率、持续时间、伴发的心脏病及其严重程度的不同，可出现心悸、晕厥、心力衰竭等表现。由于突然丧失心房对心室的充盈作用和心房压的升高。可能发生急性肺水肿和低血压。如心动过速时出现心绞痛，或出现典型的缺血性 ST-T 改变。并持续心动过速终止后 1~2 周者，提示冠心病的存在。体检时心律规则，第一心音强度一致。

（四）心电图特征（图2）

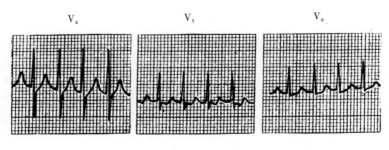

图 2　阵发性室上性心动过速

1. 心率每分钟 120～250 次，节律规则，QRS 波群的形态与窦性心律时相似，或因差异性传导而增宽。

2. P 波为逆行性，房室结折返性心动过速的逆行 P 波可能缺如，埋藏于 QRS 波群中表现为 QRS 波群末部分变形。房室折返性心动过速的心房除极较心室除极晚，因而 P 波常在 QRS 波群之后。

二、非折返性房性心动过速

非折返性房性心动过速可能是洋地黄中毒的表现，也可发生严重的心肺疾患、低钾血症，使用氨茶碱或肾上腺素能药物者中，洋地黄诱发的心律失常可能由触发活动或自律性增高而引起。其所致的房性心动过速常伴有房室传导阻滞，心房率很少超过每分钟 180 次，典型者常呈 2：1 房室传导阻滞。

非折返性房性心动过速，包括自律性房性心动过速，混乱性房性心动过速。

（一）自律性房性心动过速

1. 自律性房性心动过速是由于自律性增高引起，见于心肌梗塞、慢性肺病、喝酒和代谢障碍。

2. 临床表现：同阵发性室上性心动过速。

3. 心电图特征：自律性房性心动过速特征为开始后心率常加速，心率在 200 次/分以下。P 波形状与窦性 P 波不同，P-R 间期直接受心动过速速率影响，可见房室传导阻滞，但不影响心动过速。刺激迷走神经的手法常不能使心动过速终止。

（二）混乱性房性心动过速

1. 混乱性房性心动过速或称为多源性房性心动过速。这种心动过速常见于肺病和糖尿病病人或老年病人，可最后发展成为心房颤动。

2. 临床表现：同阵发性室上性心动过速。

3. 心电图特征：混乱性房性心动过速的特征是心房率 100～130 次/分，P 波形态变化显著，P-R 间期完全不规则，通常至少有三种 P 波形态，多数 P 波传至心室。

三、非阵发性交界性心动过速

（一）非阵发性交界性心动过速　常由于房室交界的自律性增高或触发活动引起，常见于洋地黄中毒、下壁心肌梗塞、急性风湿热、心瓣膜手术后。

（二）临床表现　同阵发性室上性心动过速。

（三）心电图特征　非阵发性交界性心动过速心电图表现为室上性形态的 QRS 波群，心律规则，心率 70～130 次/分。提高迷走神经紧张性可能使心率减慢，而消除迷走神经作用的药物可能使之加速，虽然心房逆转活动可能出现，心房常由独立的窦房结、心房或偶尔房室交界的另一起搏点控制，导致房室分离，房室交界水平的传人和传出阻滞可导致不完全的房室分离。

第二节　中医对阵发性室上性心动过速的认识简介

一、概述

阵发性室上性心动过速（简称阵发室上速）属中医的心悸病，多数病人的主证是心悸伴胸闷或胸痛、气短、乏力，脉象呈疾脉。疾脉是室上速病人的主要特征，它的特点是脉的搏动速度很快，一呼一吸脉来七八至，相当于脉搏 120 次/分以上，脉来急疾，所以叫做"疾"，"疾"快于"数"，即疾脉比数脉更快。

二、病因病机

室上速病人脉象呈疾脉，属于心律失常中的阳热类（快速类）。疾脉本身主阳热亢盛，阳亢无制，真阴耗损之证。在心律失常病中，疾脉的主要病机是心气阴亏耗，血脉瘀阻，瘀久化热，热邪亢盛。或心脾不足，脾虚湿停，湿郁化热。其中"热盛"是室上速疾脉发病的关键，"心脉瘀阻"是疾脉发生的必要环节。心脏亏虚是其根本因素，热可致急，于是出现脉搏快速搏动的疾脉。

"热盛"是疾脉发生的关键，"心脉瘀阻"是各种心律失常，也是疾脉产生的必要环节，而心脏亏虚是其根本因素，是引起心脉瘀阻的根本。又因心脏亏虚的种类不同和涉及的脏腑不同，造成血脉瘀阻产生的途径的不同：

（一）心气阴亏耗，血脉瘀阻

1. 情志所伤：心主神志，为精神意识活动的中枢，《灵枢·邪客篇》："心者，五脏六腑之大主也，精神之所舍也。"各种情志活动过极均可直接伤及心神，内耗心之气阴。

（1）忧愁思虑，内耗心气心血，或伤及脾土，使气血生化乏源，心失所养，间接导致心之气阴亏虚。

（2）惊恐以致心惊神怯，不能自主，惊则气乱，恐则精却，虚火上逆，动撼心神而发病，《素问·举痛论》说："惊则心无所倚，神无所归，虑无所定，故气乱矣。"

（3）悲喜伤心，喜则气缓，悲则气消，心气耗散。

（4）郁怒伤肝，肝乘脾虚，气血化源不足，心失所养。

故七情过极均可直接伤心之气阴，亦可间接导致心气阴亏虚，心神失养，心用失常，无力运血，血脉瘀阻。

如果体内素有痰浊内蕴，可由惊恐气乱或郁怒肝火而引动，扰乱心神而发病。

2. 大病久病体虚，或热病后期损伤气阴，心气阴不足，血脉瘀阻。

3. 劳倦、饮食不节、思虑过度伤及脾胃，脾气不足，不能运化水谷精微，心失所养，气阴亏虚，血脉瘀阻。

4. 先天禀赋不足，房劳过度，早婚，早育，多育伤肾，肾精亏耗，不能上济于心，心阴亏虚，血脉瘀阻。

所以造成心气阴亏虚，血脉瘀阻的原因很多，主要为情志所伤及各种原因导致的脾胃所伤。

（二）心脾不足，湿热阻脉　劳倦思虑损伤心脾或饮食不节，抑郁恼怒，肝气郁结，可伤脾胃，脾虚则不能运化水湿，水湿停聚。湿为阴邪，其性黏滞，湿停中焦，气机受阻，三焦气机不利，血脉瘀阻；湿可聚而生痰，痰气互结，血脉瘀阻。湿阻心脉引起心悸病在《血证论》中已有论述："心中有痰者，痰人心中，阻其气机，是以心跳不安。"《丹溪心法》："责之虚与痰。"

（三）气滞血瘀，心脉被阻　情志抑郁、恼怒伤肝，肝气郁结，气机不畅，血脉瘀阻；肝气郁结日久，肝气郁结，横克脾土，脾胃升降失司，或脾虚生痰湿均导致气滞血瘀的病理改变。

总之，心脉瘀阻是各种心律失常发生的必要环节，也是室上速发病的必要环节。室上速发病的关键是"热盛"，有瘀郁生热和湿郁生热之别。以热为主故为阳证，其病在心，涉及肝、脾、肾三脏。

疾脉与数脉都为脉搏加快的病变，但疾脉较数脉更快，呈急疾之象。其病因病机类同，但疾脉的热盛与阴虚都较数脉更为严重，呈阴液欲竭之势。

三、诊断要点

（一）症状　室上速以心悸为主，伴有气短、胸闷或胸痛、乏力。

（二）脉象　室上速脉象特征是脉搏跳动急疾，一呼一吸脉来七八至以上，相当于脉搏120次/分以上，甚至可达150～220次/分，称疾脉。疾脉尚需与其相似脉鉴别：①数脉脉搏亦加快，但较疾脉为轻，一呼一吸脉来六至，相当于脉搏。100～120次/分；②紧脉脉搏来势紧急，如像绞转绳索，而左右弹动不已，但至数却不增加；③滑脉是搏动流利，虽圆滑而无至数的增加；④促脉是脉快而有歇止。临床中应注意鉴别。

四、辨证施治

（一）辨证要点

1. 重在辨脉：由于心主血脉，临床所见脉象尤能反映心脏病变的状况，心脏的病变必然反映在脉象上，所以临床遇有脉证不符时，常需舍证从脉。作者通过多年临床实践体会到，高度重视辨脉是提高疗效的前提。所以诊治室上速时要紧紧抓住："疾脉是阳热证"这一关键，然后再进一步辨别心脉瘀阻产生的不同途径，辨别虚实。

疾脉主阳热证。在室上速病中，若脉疾而无力，或兼细、沉脉则为虚热，或虚实挟杂以虚为主；若脉数而有力，或兼弦、浮、滑时则为湿热证，或虚热挟痰湿证。

2. 根据舌象辨证：舌象在室上速辨证中往往起着重要性作用，可配合脉证辨证更精确。室上速临床可重点观察两点：

（1）观察舌苔薄与厚可辨有无痰湿：舌苔薄多为单纯气虚、气阴虚，尚无停湿之象。舌苔白厚腻者多为有痰湿浊邪内停之象。

（2）舌质淡与红多为气血虚或阴虚：舌质淡者多气血虚，舌质红者多为阴虚。

3. 根据症状辨证：室上速一般均有心气虚症状，如心悸、气短、乏力、胸闷或胸痛等。

各证特征：

（1）阴虚：心烦少寐，口干咽燥，手足心热，头晕耳鸣，大便干结。

（2）痰湿：胸闷窒塞，咳嗽痰黏，头部沉重，嗜睡，纳少，便溏，恶心呕吐，胸腹痞满，易于疲劳。

（3）郁热：心烦急躁，面赤，身恶热，头胀头痛，口苦，大便干结。

（4）气郁：胸胁及腹部胀满，嗳气，心情抑郁，易怒，善太息，大便不畅。

（5）神魂不宁：失眠多梦，易惊善恐，精神不易集中。

（6）风热外感：咽痒，咽痛，咳嗽，鼻塞流涕，或发热恶风。

（二）治疗原则　　本病的基本证型为：

1. 心气阴亏耗，血脉瘀阻，瘀而化热。

2. 心脾不足，湿热阻脉。

治疗以活血通脉，清热凉血是其大法，根据病机，相应的两方面治则是：①益气养阴，活血通脉，清热凉血；②益气健脾祛湿，活血通脉，清热凉血。

其中清热凉血是针对本病的特殊治则，以往的治疗多侧重采用补法，方用炙甘草汤、归脾汤、养心汤等化裁，往往疗效不够显著，后来在充分使用以上方法的基础上，加重活血通脉，特别是加用清热凉血药后，临床疗效有了明显的提高。关于清热凉血的观点，《濒湖脉学》早有论述："数脉为阳热可知，只将心肾火来医。实且凉泻虚温补，肺病秋深却畏之。"

（三）分型证治

1. 心气阴虚，血脉瘀阻，瘀而生热型：

［症状］　心悸不宁，乏力，气短，胸闷，或胸痛，心烦少寐，手足心热，口燥咽干，大便干结或不干而欠爽。

［舌象］　舌质淡红，或嫩红或暗红，可见舌有裂纹。舌苔薄白，或苔少或光剥。

［脉象］　细数无力。

［分析］　气阴不足，瘀热扰心则心悸、心烦少寐；气阴不足，失于所养则乏力、气短、胸闷，气虚血瘀，阻滞心脉则可见胸痛；阴虚则手足心热；阴虚失于濡润则口干唇裂、大便干结；气虚可致大便不干而欠爽。其舌脉均为气阴两虚，瘀热内生之象。

［治法］　益气养阴，清热凉血，活血通脉。

［方药］　太子参　麦冬　五味子　丹参　川芎　白芍　沙参　香附　香橼　佛手　丹皮　赤芍　黄连

［方解］　方中以沙参、白芍、太子参、麦冬、五味子益气养阴；丹参、川芎活血通脉；以丹皮、赤芍、黄连清热凉血；以香附、香橼、佛手疏肝和中，理气以助活血通脉散郁热。全方共奏益气养阴，清热凉血，活血通脉之功。

2．心脾不足，湿停阻脉，瘀郁化热型：

［**症状**］　心悸，气短，乏力，胸闷，胸痛，吐痰白黏，脘腹胀满，纳差，大便黏而不爽，口苦心烦。

［**舌象**］　舌质暗红，苔白厚腻或兼淡黄。

［**脉象**］　滑数或弦数，数而有力或无力。

［**分析**］　脾虚湿盛，湿郁生热，热扰于心则心悸；湿阻气机则气短、乏力、胸闷、胸痛、脘腹胀满；湿聚生痰则吐痰白黏；湿热内盛则口苦心烦；其舌、脉之象均为脾虚湿盛，湿郁生热之象。

［**治法**］　健脾祛湿，清热凉血，益气通脉。

［**方药**］　苏梗　陈皮　半夏　白术　茯苓　川朴　香附乌药　太子参　川芎　丹皮　赤芍　黄连

［**方解**］　方中陈皮、半夏、白术、茯苓健脾祛湿；苏梗、香附、乌药理气化痰湿；川芎活血通脉；丹皮、赤芍、黄连清热凉血；太子参益心气以治其本。全方共凑化湿清热，益气通脉之功。

（四）兼有证候　室上速分为两个证型，每一证型均可包括三种兼有证候，即气机郁结候、神魂不宁候和风热化毒候。由于兼有这些证候，所以其治法、方药亦随之加减变化，现分述如下：

1．兼气机郁结：

［**兼证**］　情绪抑郁，急躁易怒. 两胁胀满，脘腹痞满，嗳气，纳呆，善太息。

［**舌象**］　除原证型舌象外兼见更加明显的瘀暗之象。

［**脉象**］　除原证型脉象外兼见弦脉。

［**治法**］　原证型治法上加疏肝理气解郁之品。

［**方药加减**］　原证型方药加枳壳，大腹皮，乌药，郁金，槟榔等。

2．兼神魂不宁：

［**兼症**］　易惊善恐，坐卧不安，失眠多梦，精神不易集中。

［**舌象**］　同原证型舌象。

［**脉象**］　除原证型脉象外可兼见动脉。

［**治法**］　原证型治法加安神定志之法。

［**方药加减**］　原证型方药加炒枣仁，生龙骨，生牡蛎，远志，菖蒲，朱砂，琥珀等。

3．兼风热化毒：

［**兼证**］　咽痒，咽痛，咳嗽，鼻塞流涕，发热恶风等。

［**舌象**］　除原证型舌象外可兼见舌红。

［**脉象**］　除原证型脉象外可兼浮象。

［**治法**］　原治法加清热解毒，解表祛风法。

［**方药加减**］　原证型方药加双花，连翘，板蓝根，锦灯笼，黄芩等，甚则可根据急则治其标的原则，暂服清疏之方。

五、验案举例

王×× 女 39 岁 工人 1990 年 10 月 16 日初诊。

患者阵发性室上性心动过速十年。原发作间隔时间长，半年多发作一次。近两年发作逐渐频繁，今年每月发作一次，近周已发作两次。发作时心率 160 次/分以上，觉心悸，胸闷，胸痛，头晕。平时经常自觉气短，胸痛阵作，乏力，心烦，便秘，失眠。检查：血压 90/60 毫米汞柱。心率 160 次/分，律齐，未闻病理杂音，两肺正常，肝脾未及，下肢不肿。脉细弦数，苔薄舌质碎裂暗红。心电图示：室上性心动过速。食道调搏示房室结双径路。西医诊断：心律失常，阵发性室上性心动过速。辨证属心气阴不足，血脉瘀阻，瘀而化热。治以益气养心，活血通脉，清热凉血之法。处方：太子参 麦冬 五味子 白芍 生地 丹参 川芎 香附 香橼 佛手 丹皮 赤芍 黄连 黄芩 炒枣仁 三七粉。服上方一周后室上性心动过速停止发作，继服药两月。一年后随访，室上速未发作。

第三章　各类早搏

第一节　西医对早搏的认识简介

一、定义

早搏又称过早搏动、期前收缩、期外收缩。为心律失常中最常见者。其发生是由窦房结以外的异位起搏点提前（过早）地发生激动所致，以致心脏作出比原来顺序为早的额外收缩。按异位激动起源，常将其分为房性，结性及室性三种，其中以室性最为常见，房性次之，结性最为少见。早搏如每隔1、2、3、4……个正常窦性心搏出现一次者则称为二联律、三联律、四联律、五联律……等。如每隔一个正常窦性心搏出现两个早搏则称为成对出现的早搏。出现在正常相邻的两个窦性心搏间的早搏称为间位性早搏。

二、病因

（一）健康人在精神紧张、吸烟、饮酒、喝浓茶或咖啡、失眠、过劳或消化不良时偶可出现。

（二）心脏神经官能症及自主神经功能失调者。

（三）器质性心脏病中，较常见于冠心病，心肌炎、心肌病、风湿性心脏病等。

（四）药物影响　兴奋心肌的药物使用过量时（如肾上腺素、异丙基肾上腺素、咖啡因、麻黄素等）或某些药物中毒时（如洋地黄、锑剂、奎尼丁或普鲁卡因酰胺等）。

（五）心脏的机械性刺激　心导管检查时（导管对心壁的直接刺激，或过度用力、过快抽取血液标本或加压快速向心腔内注射造影剂等），心脏手术时（对心脏的按压、牵拉、穿刺或进行瓣膜分离时）。

（六）其他　急性感染，特别是上呼吸道感染、扁桃体炎、胆囊炎、流感等，电解质与酸碱平衡失调，如钾、钙、镁异常、酸中毒等。

三、发病原理

（一）异位起搏点自律性增强，因而在窦性激动尚未出现前，提前发出激动。

（二）由折返激动而形成。

（三）并行心律心肌中存在一经常活动的异位兴奋点，具有固定频率。

四、临床表现

早搏是否引起症状，取决于其出现的频度、病人的敏感性及注意力，一般不与早搏数目完全成比例。通常是功能性早搏常伴有较多的症状而器质性者反倒不常被病人所察觉。常见的症状是：心脏突然出现强有力收缩，自觉心跳不规则或感心悸，有时伴有梗塞感或咳嗽，有时自觉心跳似乎停顿一下（由于早搏的代偿间歇所引起），室性早搏病人亦出现心区不适感。早搏一般借助于听诊多能诊断，其表现为：在正常心搏出现一提早的搏动，其后有一较长间歇，早搏的第一心音较强，第二心音减弱或消失。仅凭听诊不易区分早搏的起源。

五、心电图特征

（一）房性早搏（图 3）

1. P 波提前出现，形态与窦性 P 波不同，称为 P′波，形态可正可负，取决于起搏部位的高低。

2. P-R 间期超过 0.12 秒。

3. QRS 波形为室上性。

4. 代偿间歇多为不完全性。

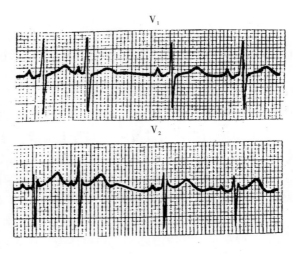

图 3　房性早搏

（二）结性早搏（图 4）

1. QRS 波群提前出现，呈室上性。

2. 提前 QRS 波群前、后一般无 P 波。如有 P 波则必定是逆行性的。且 P-R<0.12 秒或 R-P<0.20 秒。

3. 代偿间歇期往往为完全性。

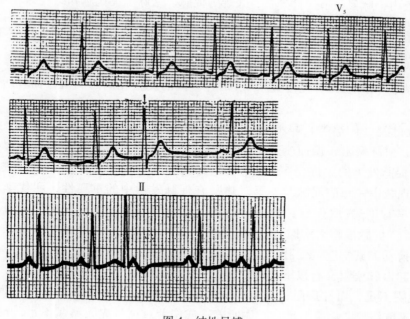

图 4　结性早搏

（三）室性早搏（图 5）

1. QRS 波群提前出现，其前面无提前的 P 波。
2. QRS 波群形态错综，时限>0.12 秒，并有继发性 ST-T 改变。
3. 常有完全性代偿间歇。

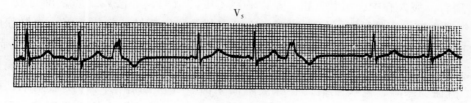

图 5　室性早搏

第二节　中医对早搏（室性、房性、结性）的认识

一、概述

早搏（室性、房性、结性）属祖国医学的心悸病。多数病人的主症是心悸伴胸闷或胸

痛、气短、乏力，脉象呈节律性异常，表现为促脉、结脉、促代脉和结代脉。

二、病因病机

早搏病人中常见两种不同类型的脉象，即促脉和结脉。它们分别属于心律失常中的阳热类（快速类）和阴寒类（缓慢类），这两种不同的类型在病因病机方面有所不同，需分别叙述。

（一）促脉类（阳热类）早搏的病因病机促脉类（阳热类）早搏的主要病因病机是心气阴亏虚，血脉瘀阻，瘀而生热，或心脾不足，脾虚湿停，阻滞心脉，湿郁生热。其中"热"是促脉发生的关键，"心脉瘀阻"是促脉发生的重要环节，热可致急，瘀可致乱，于是出现数中一止的促脉。关于"热"在促脉发病中的重要性，明代李时珍的《濒湖脉学》中早有论述："促脉，数而时一止，此为阳极欲亡阴，三焦郁火炎炎盛，进必无生退可生""促脉惟将火病医。"心脉瘀阻是各种心律失常产生的必要环节，心脉阻滞不通，心脏搏动失其常度。促脉型早搏亦不例外，所以心脉瘀阻是促脉型早搏发生的必要环节。引起血脉瘀阻又有以下几种途径：

1. 心气阴不足，血脉瘀阻：大病久病体虚，或热病后期损伤气阴，或操劳、思虑过度，或饮食不节伤脾，化源不足，心失所养；或房劳过度、先天禀赋不足，肾精亏少，不能上济于心，均致心之气阴、心血虚少，心失所养，无力鼓动血脉运行，致血脉瘀阻。

2. 心气衰微，血脉瘀阻：情志所伤如忧、愁、思、虑、惊、恐，及劳倦所伤可直接内耗心气，又可伤及脾气，脾虚不能养心，心气亦亏虚，无力运血则血脉瘀阻。另外，先天禀赋心气亏虚及大病久病耗伤心气，亦可致心气衰微。

3. 湿阻心脉：劳倦思虑、饮食不节伤及脾胃，脾气不足，不能运化水湿，水湿内停。湿为阴邪，其性黏滞，湿停中焦。气机受阻，则三焦气机不利，使血脉瘀滞；湿可聚而生痰，痰气互结，同样可引起血脉瘀滞。湿阻心脉，引起心悸病在《血证论》中已有论述："心中有痰者，痰入心中，阻其气机，是以心跳不安。"《丹溪心法》："责之虚与痰。"

4. 气滞血瘀，心脉被阻：情志抑郁、恼怒伤肝、肝气郁结，气机不畅，血脉瘀阻；肝气郁结日久生郁热；肝气郁结，横克中土，脾胃升降失司，或脾虚生痰湿，亦可阻滞心脉。

（二）结脉类（阴寒类）早搏的病因病机结脉类（阴寒类）早搏的主要病因病机是中气不足，气血与寒湿、老痰凝结，心脉被阻而瘀滞。《濒湖脉学》："阴盛则结，癥瘕积郁"，故其中"阴寒湿痰"是发病的关键"心脉瘀滞"是结脉发生的必要环节。引起心脉瘀滞的途径有以下几种：

1. 心脾不足，湿邪停聚，心脉瘀阻：思虑过度，耗伤心脾致心脾不足；饮食不节，脾胃受伤；劳累过度，或大病久病，或先天禀赋心脾亏虚，均可使心脾不足，心脉失养及脾虚水湿内停。湿为阴邪，阻滞气机，血脉瘀阻；湿停日久，聚而生痰，老痰凝结，与气血相搏阻滞心脉。

2. 心脾肾阳虚，寒痰气血凝结，心脉瘀阻：劳倦过度、饮食生冷或过服寒凉药物、年老久病均致脾阳不足；禀赋薄弱、房事不节、早婚、早育、生育过多均致肾阳不足。脾肾阳虚，心阳失于温煦。虚寒内生，寒凝血滞，血脉瘀阻。脾肾之阳在人体三焦水液代谢方面起着非常重要的作用，脾肾之阳可相互济济，肾阳可温煦脾阳，脾阳可补充肾阳，故脾肾阳虚常同时存在，导致水液代谢紊乱，水湿内停。阳虚则生寒，寒湿内停。寒主凝，湿黏滞，故寒湿可阻滞心脉致心脉瘀阻。

3. 感受风湿，内舍于心，心脉瘀阻：平素心气亏虚，当风邪外袭、居处潮湿、涉水冒雨，风湿之邪乘虚内舍于心，心脉瘀阻。外感风湿之邪可外合皮毛，内舍于肺，肺失宣肃，不能通调水道，下输膀胱，水湿内停，风水相搏，心脉瘀阻。

（三）促代脉和结代脉型　代脉为脉搏歇止频发，不易恢复正常节律，《四言举要》载："代则气衰，"故代脉为脏气虚衰，其正气亏虚较促、结脉为重，当促脉和结脉频繁发作时，即形成了促代脉和结代脉，是病情深重的征象。

总之，心脉瘀阻是各种心律失常发生的必要环节，但其发病的关键却存在着本质的不同。促脉发病的关键是："瘀久生热"或"湿郁生热"，以"热"为主，故为阳证，促脉数而歇止。其病在心，涉及脾、肝二脏。结脉发病的关键是："阴寒湿痰"，以"寒"及"痰湿"内结为主，故为阴证，脉缓而歇止，其病在心，涉及脾、肾、肝、肺四脏。无论是数而歇止还是缓而歇止，如果频繁发生且持久，则分别为促代脉或结代脉，是脏气虚衰的标志。

三、诊断要点

（一）症状　早搏以心悸为主，伴有气短、胸闷或胸痛、乏力。

（二）脉象　早搏的脉象特征是脉有歇止，根据其基本节律的快、慢而分别有促脉、结脉。若歇止频发，甚至形成止有定数的联律，就称为促代脉、结代脉。《濒湖脉学》对其进行了较客观的描述："促脉，来去数，时一止复来。如蹶蹶之趣，徐疾不常。结脉，往来缓，时一止复来。代脉，动而中止，不能自还，因而复动，脉至还入尺，良久方来。"说明了这几种脉象的特征。

四、辨证施治

（一）辨证要点　首先要辨明阴阳、寒热，同时要注意本病以心气虚为本，而以瘀血、痰湿、气滞为标，本虚而标实，虚中挟实，故还要辨明虚与实孰轻孰重，从而有效地指导临床。

1. 重在辨脉：由于心主血脉，临床所见脉象尤能反映心脏病变的状况，心律不齐必然要反映在脉象上，所以临床遇有脉症不符时，常需舍症从脉。作者通过多年临床实践体会到高度重视辨脉是准确辨证，提高疗效的前提。

（1）促脉者，多属郁热偏盛，阴液亏乏之证。《濒湖脉学》："阳盛则促，肺痈阳毒。"说明促脉是由于三焦火热内盛或有气血痰饮宿食停滞，郁而化热，阳热炎盛，阳极欲亡阴，阴不和阳，气血运行严重受阻碍的结果。促脉属阳证、热证。

（2）结脉者，多属寒邪、痰湿之邪阻滞之证，属阴证，阴盛气结，阴盛而阳不和，故脉缓慢而时一止。凡气郁、血瘀、痰郁、寒郁、食郁均可见结脉。《濒湖脉学》："阴盛则结，癥瘕积郁。"结脉者属阴证、寒证。

（3）兼代脉者，多属正气虚衰，病情深重。《四言举要》："代则气衰"，即指代脉为元气衰竭，脉气不能接续的结果。

2. 根据舌象辨证：舌象在早搏病临床辨证中往往起着重要作用。可配合脉症使辨证更精确。早搏病临床可重点观察两点：

（1）观察舌苔薄与厚可辨有无痰湿：舌苔薄多为单纯气虚、气阴虚或阳虚证，尚无停湿；舌苔白厚腻者多为有痰湿浊邪内停。

（2）观察舌质暗与红辨热邪轻重：早搏均有瘀热在里，但热邪的轻重则有差别。舌质暗者多瘀热较轻；舌质红者多为病邪深重之象。

3. 根据症状辨证：早搏一般均有心气虚症状，如心悸，气短，乏力，胸闷或胸痛。

各证特征：

（1）气郁：胸胁及腹部胀满，嗳气，心情抑郁，易怒，善太息，大便不畅。

（2）痰湿：胸闷窒塞，咳嗽痰黏，头部沉重，或有恶心呕吐，头晕，脘腹痞满，纳呆。

（3）神魂不宁：失眠多梦，易惊善恐，精神不易集中。

（4）脾虚湿重：四肢沉重或有浮肿，纳少，便溏，嗜睡，易于疲劳。

（5）阴虚：口干咽燥，手足心热，便干。

（6）郁热：心烦急躁，面赤，身恶热，头胀头痛，大便干结。

（7）风热：咽痒，咽痛，咳嗽，鼻塞流涕，或发热恶风寒。

（8）心脾肾阳虚：畏寒肢冷，腰膝痠软，大便溏。

（二）治疗原则

1. 促脉类（阳热类），早搏的治则：本病的基本证型是两种。

（1）心气阴虚，血脉瘀阻，瘀而化热型。

（2）心脾不足，湿停阻脉，瘀而化热型。

其中"瘀阻心脉"是发病的必要环节，"热"是发病的关键。所以活血通脉，清热凉血是其共同的治则。根据其特征，相应的两方面治则是：

（1）益气养心，活血通脉，清热凉血。

（2）健脾祛湿，活血通脉，清热凉血。

其中清热凉血是针对促脉类（阳热类）早搏的治则。

2. 结脉类（阴寒类）早搏的治则：结脉型早搏的基本特征是中气不足，寒湿与气血内结，心脉瘀阻。故其治疗原则：温运脾土，理气化湿，活血通脉。

（三）分型证治

1. 促脉类（阳热类）早搏的证治：

（1）心气阴虚，血脉瘀阻，瘀而生热型：

［**症状**］　心悸，乏力，气短，胸闷或胸痛，或心烦，或手足心热，口燥咽干，大便欠畅。

［舌象］　舌暗红，可见裂纹，舌苔薄白、薄黄，或苔少。

［脉象］　脉细促。

［分析］　气阴不足，则心悸不宁，乏力，气短；阴虚失于濡润则口燥咽干，大便欠畅，其舌暗红，脉促为心脉瘀阻，瘀而化热之象。

［治法］　益气养阴，活血通脉，清热凉血。

［方药］　太子参　麦冬　五味子　丹参　川芎　生地　沙参　白芍　香附　香橼　佛手　丹皮　赤芍　黄连　炒枣仁

［方解］　方中以生脉饮或加生地、沙参、白芍，益气养阴，以丹皮、赤芍、黄连凉血清热，以丹参、川芎活血化瘀通脉；以香附、香橼、佛手理气以助活血通脉。

（2）心气衰微，血脉瘀阻，瘀而生热型：

［症状］　心悸，气短，胸闷，乏力，语言无力，精神疲惫，头晕，面色无华。

［舌象］　舌质暗淡或暗红，舌苔薄白。

［脉象］　脉细促代。

［分析］　心气衰微，血脉瘀阻，瘀而生热。热可致急，瘀可致乱而致脉促，心气衰微而致脉代。心气衰微则气短、乏力、精神困顿、疲惫、语言无力、面色无华、头晕。血脉瘀阻则舌暗，脉促为瘀而化热之象，脉代为心气衰微之征。

［治法］　大补心气，活血通脉，清热凉血。

［方药］　生芪　太子参（或人参）麦冬　五味子　丹参　川芎　香附　香橼　佛手　丹皮　赤芍　黄连

［方解］　方中重用补气之品生芪、太子参（或人参），辅以麦冬、五味子养心；丹参、川芎活血通脉。丹皮、赤芍、黄连清热凉血；香附、香橼、佛手理气以助活血通脉。

（3）心脾不足，湿停阻脉，瘀而化热型：

［症状］　心悸、气短、胸闷、胸痛、吐痰白黏，脘腹胀满，纳差，大便黏而不爽，口苦。

［舌象］　舌质暗红，苔白厚腻或兼淡黄。

［脉象］　脉促。

［分析］　脾虚湿盛，湿郁生热，热扰于心则心悸；湿阻气机则气短、胸闷、胸痛、脘腹胀满；湿聚生痰则吐痰白黏；痰湿内郁则脉促；舌质暗红，苔白厚腻或兼淡黄均为湿停生热之象。

［治法］　健脾化湿，凉血清热，益气通脉。

［方药］　苏梗　陈皮　半夏　白术　茯苓　川朴　太子参　川芎　丹参　丹皮　赤芍　黄连

［方解］　方中陈皮、半夏、茯苓、白术健脾化湿；苏梗、川朴行气宽中以助湿化；丹皮、赤芍、黄连凉血清热；川芎、丹参活血通脉；太子参补益心脾以治其本。共奏益心脾，通血脉，化湿热之功。

2. 结脉型早搏的证治：

（1）心脾不足，湿邪停聚，心脉被阻型：

[症状]　心悸，气短，胸闷，乏力，脘腹胀闷，纳差，头昏头晕，大便溏薄。

[舌象]　舌质淡胖，苔薄白腻。

[脉象]　结而细弱或脉结代。

[分析]　中气不足，心气亦亏则气短、乏力；湿邪阻脉则心悸、胸闷；湿停中焦则脘闷、腹胀、纳差；湿邪上蒙清阳或气虚清阳不升致头昏头晕；脾虚湿注肠间则大便溏薄；舌脉均为中气不足，湿痰阻滞之象。

[治法]　益气健脾，化湿祛痰，通脉散结。

[方药]　生芪　太子参　白术　茯苓　半夏　陈皮　泽泻　羌独活　川芎　莱菔子　白芥子　南星

[方解]　方中生芪、太子参、白术、茯苓益气健脾；半夏、陈皮、莱菔子、白芥子、南星化痰和中；泽泻通利水湿；加用羌独活取风药能胜湿之意；川芎活血通脉。

（2）湿停气结，心脉瘀阻型：

[症状]　心悸，胸胁及脘腹胀满，纳少，嗳气，情志抑郁，善太息，便溏或大便黏而不爽。

[舌象]　舌质淡胖暗，苔白厚腻。

[脉象]　脉弦而结。

[分析]　肝气郁结，脾虚湿停，湿与气结则心脉瘀阻而心悸、胸胁及脘腹胀满；胃气失于和降则纳少、嗳气；肝郁则情志不舒、太息；湿滞肠间则便溏或大便黏滞；湿停气结，瘀血内阻则舌质暗淡胖，苔白厚腻，脉弦而结。

[治法]　理气宽中，化湿通脉，佐以益气。

[方药]　苏梗　陈皮　半夏　茯苓　川朴　白术　香附　乌药　草蔻　川芎　太子参　羌独活　大腹皮

[方解]　方中苏梗、香附、乌药、川朴、大腹皮疏肝理气，宽中下气；陈皮、半夏、白术、茯苓、草蔻温中化湿和中；川芎活血通脉；羌独活取其风药能胜湿邪之意；太子参以顾其本。

（3）心脾肾虚，寒痰瘀结，心脉受阻型：

[症状]　心悸，胸闷或胸痛，气短，口唇青紫，面色晦暗，形寒肢冷或身痛，大便溏。

[舌象]　舌质暗淡，苔薄白腻。

[脉象]　脉沉细结或结代。

[分析]　心脾肾阳虚，心脉不通则心悸；胸阳不展则胸闷痛、气短；虚寒气血凝滞则口唇青紫、面色晦暗；阳虚失于温煦则形寒肢冷，大便溏；其舌、脉均为阳虚、寒痰气血凝结之象。

[治法]　温阳散寒，益气通脉。

[方药]　生芪　太子参　白术　茯苓　附片　肉桂　鹿角　桂枝　当归　白芥子　南星　川芎

　　〔**方解**〕　方中附子、肉桂、桂枝、鹿角温阳、散寒、通脉；生芪、太子参、白术、茯苓健脾益气补心；当归、川芎养血活血通脉；白芥子、南星化痰散结。

　　（四）兼有证候

　　早搏分阳热与阴寒两类，共分六个证型，在六个证型的基础上，每一个证型均可出现三个兼有证候，即气机郁结候、神魂不宁候和风热化毒候。各证型如出现兼有证候，可分别加以治疗：

　　1. 兼气机郁结：

　　〔**兼证**〕　情绪抑郁，急躁易怒，两胁胀痛，脘腹痞满，嗳气，纳呆，善太息。

　　〔**舌象**〕　除原证型舌象外兼见更加明显的瘀暗之象。

　　〔**脉象**〕　除原证型脉象外兼见弦脉。

　　〔**治法**〕　原证型治法上加理气疏肝解郁之品。

　　〔**方药加减**〕　原证型方药加枳壳、大腹皮、乌药、郁金、槟榔等。

　　2. 兼神魂不宁：

　　〔**兼症**〕　易惊善恐，坐卧不安，失眠多梦，精神不易集中。

　　〔**舌象**〕　同原证型舌象。

　　〔**脉象**〕　除原证型脉象外可兼见动脉。

　　〔**治法**〕　原证型治法加安神定志之法。

　　〔**方药加减**〕　原证型方药加炒枣仁，生龙骨，生牡蛎，远志，菖蒲，朱砂，琥珀等。

　　3. 兼风热化毒：

　　〔**兼证**〕　咽痒，咽痛，咳嗽，鼻塞流涕，发热恶风等。

　　〔**舌象**〕　除原证型舌象外可兼见舌红。

　　〔**脉象**〕　除原证型脉象外可兼见浮象。

　　〔**治法**〕　原治法加清热解毒，解表祛风法。

　　〔**方药加减**〕　原证型方药加双花，连翘，板蓝根，锦灯笼，黄芩等，甚则可根据急则治其标的原则，暂服清疏之方。

五、验案举例

病例一

郝×× 　女　49岁　1985年10月就诊

　　患者素有风湿性心脏病，近一月来心悸气短，胸闷隐痛，时有太息，寐少梦多，饮食不香，口苦咽干，便秘，尿黄，舌质暗红，苔薄黄，脉促且代。检查：心率：90次/分，心律不齐，频发早搏有时呈三联律，心尖部可闻及双期杂音，Ⅱ级以上。心电图示右室肥厚，房性早搏呈三联律。服用维拉帕米（异搏定）治疗无效。辨证属心气衰微，血脉瘀阻，瘀而化热，治以益气养心，活血通脉，清热凉血之法。处方：生芪　太子参麦冬　五味子丹参　川芎　香附　香橼　佛手　丹皮　赤芍　黄连　炒枣仁。服上方一周，脉象由促代脉转成数脉。心率：86次/分，心律转齐。心电图示：心律齐，未见房性早搏。继续用该方治疗观察一个月，心悸气短明显改善，食寐好转，二便正常，胸闷隐痛，口苦咽干等症消除，随访二年来未出现心律异常。

病例二

李×× 男 45岁 干部 1983年1月18日初诊

患者因冠心病、室性期前收缩及窦性心动过速，在几个医院用过多种抗心律失常西药，疗效不显著而来诊。当时有心悸，气短，疲乏无力，寐少梦多，头晕目眩，胸闷憋气，时有心痛，纳谷不香，且有恶心，脘腹胀满，肢凉，舌质暗红，苔白厚腻兼黄，脉促。检查：血压130/90毫米汞柱，心率100次/分，心律不齐，频发期前收缩。心电图示：ST-T改变，频发室性早搏。辨证属心脾不足，湿停阻脉，瘀而生热。治以健脾祛湿，活血通脉，清热凉血。处方：苏梗　陈皮　半夏　白术　茯苓　川朴　香附　乌药　太子参　川芎　丹皮　赤芍　黄连　菖蒲　远志三七粉。服上药后6天，室早明显减少，心悸、胸闷、腹胀、眩晕减轻，食欲增加，体力改善。又服20天，心悸、气短、胸闷憋气消除，脉沉细数，心率84次/分，心律齐，未见室性早搏，继服药巩固半年，随访至今未发早搏。

第四章　心房纤颤

第一节　西医对心房纤颤的认识简介

一、定义

心房纤颤简称"房颤"，是一种很常见的心律失常，仅次于早搏而居第二位。房颤是心肌丧失了正常有规律的舒缩活动，而代之以快速而不协调的紊乱微弱的蠕动，致使心房失去了正常的有效收缩。房颤持续三周以上为持续性房颤。

二、发病原因

房颤可见于非心脏病，也可见于各种器质性心脏病。如风湿性或非风湿性二尖瓣疾病、冠心病、高血压性心脏病、慢性肺心病、房间隔缺损等，与心房增大有明显关系。女性患者注意有无甲状腺功能亢进。目前临床可见不少"特发性房颤"。

当心房环形运动或异常自动搏动的频率>350次/分，由于心房纤维的不应期不同，引起传导参差不齐及曲折复杂的环形运动，形成心房纤颤。杂乱的房颤激动通过房室结时，由于时机不同，发生阻滞、隐匿传导及传导，因而引起心室律绝对不规则。正常心房收缩占心室充盈量的15%左右，当发生房颤时，心房失去共济收缩，减少心室充盈。再者，心室律绝对不齐或过速，常使心功能进一步减低，导致或加重心力衰竭。持续性房颤多心房扩大不易纠正。

三、临床表现

房颤早期常为阵发性，渐渐愈发愈勤，终于发展为持续性。病人心室率可较快，达160~180次/分，病人感到心悸。若房室结传导功能减低，心室率变慢，多见于老年人或病程较久者。心脏听诊时，发现心音强弱及快慢不一，称为绝对心律不齐，为房颤的临床诊断特征。心律周期太短者，因舒张期心室得不到血液充盈，收缩时几无射血，则引不起脉跳，称为绌脉，体力活动时心率加快，使之更不规则，出现心跳与脉搏次数的差距更大。由于心房丧失共济收缩，则心耳内血液几乎完全留滞不动，容易引起血栓形成。一旦血栓脱落，可引起肺栓塞或脑栓塞。

四、心电图特点（图6）

（一）P波消失，基线为不规则的颤动（f）波，频率为350~600次/分。

（二）QRS为室上性图形，但R-R绝对不齐。R-R短者可有差异传导，波形类似室性早搏。

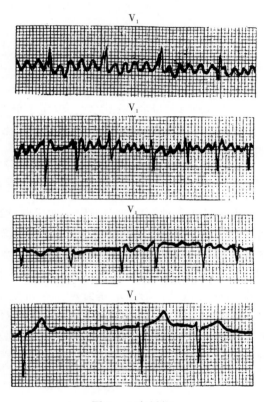

图6　心房纤颤

心房扑动（图7）是由规整的锯齿状的 F 波代替心房纤颤的 f 波。

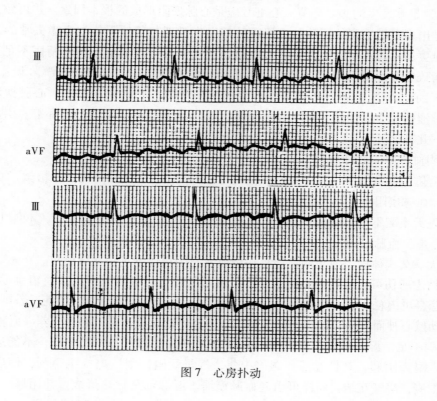

图 7　心房扑动

第二节　中医对心房纤颤的认识

一、概述

　　心房纤颤（包括阵发性与持续性房颤）属祖国医学的心悸病，多数病人的主症是心悸伴胸闷或胸痛，气短，疲乏无力，脉象呈节律绝对不整，叁伍不调的涩脉。涩脉是房颤病人的主要特征，它的特点是脉动往来不流利，虚细而迟，叁伍不调，如轻刀刮竹之状。正如《濒湖脉学》中描述的那样："涩脉，细而迟，往来难，短且散，或一止复来。叁伍不调。如轻刀刮竹。如雨沾沙。如病蚕食叶。"

二、病因病机

　　房颤病人的特征脉象是涩脉，涩脉中又分为不同的两种，即涩而数脉和典型的涩脉（细而迟，叁伍不调），分别属于心律失常中的阳热类和阴寒类。这两种不同类型在病因病机方面有所不同，现分别叙述。

　　（一）阳热类房颤的病因病机　主要是心阴精血亏虚，血脉瘀阻，瘀久化热。或心脾不足，脾虚湿停，阻滞心脉，湿郁生热。其中"热"是阳热类房颤（涩数脉）发生的关键。"心脉瘀阻"是其发生的必要环节。心脏亏虚是心脉瘀阻形成的根本因素。热可致急，瘀可致乱，于是出现叁伍不调的涩数脉。涩数脉的发生机理与其他阳热类心律失常的区别在于它阴液精血更加亏虚。房颤病人心脏亏虚是以阴液精血亏虚为主。阴液精血不足，心脉失其濡润，而致更加涩滞不畅，于是出现叁伍不调的涩脉。正如《濒湖脉学》说："涩缘血少或伤精。"心脉瘀阻是各种心律失常产生的必要环节，心脉阻滞不通，心脏搏动失其常度，阳热类涩数脉亦不例外。所以心脉瘀阻也是阳热类涩脉发生的必要环节。引起血脉瘀阻又有以下几种途径：

1. 心阴血亏虚，血脉瘀阻：

（1）劳倦、饮食不节、思虑过度伤及脾胃，脾气不足，不能运化水谷精微，心失所养，精血亏乏，血脉瘀阻。

（2）先天禀赋不足、房劳过度、早婚、早育、多育伤肾、肾精亏耗，不能上济于心，心阴精血亏虚，血脉瘀阻。

（3）大病久病体虚，或热病后期损伤精血，心阴精血不足，血脉瘀阻。

（4）情志所伤可直接内耗心中精血，又可伤及脾胃造成化源不足致使精血亏虚。其中忧愁思虑悲喜可内耗心血心精或伤及脾胃；惊恐以致心惊神摇，气机逆乱。恐则精却，虚火上逆，动撼心神而发病；郁怒伤肝，肝乘脾虚，精血化源不足，心失所养，血脉瘀阻。

2. 心脾不足，湿停阻脉：劳倦思虑、饮食不节伤及脾胃，脾气不足，不能运化水湿，水湿内停。湿为阴邪，其性黏滞，湿停中焦，气机受阻，则三焦气机不利，使血脉瘀滞；湿可聚而生痰，痰气互结，同样可引起血脉瘀滞。湿邪郁久化热形成湿热阻脉。湿阻心脉引起心悸在《血证论》中已有论述："心中有痰者，痰入心中，阻其气机，是以心跳不安。"《丹溪心法》："责之虚与痰"。

3. 气滞血瘀，心脉被阻：情志抑郁、恼怒伤肝，肝气郁结，气机不畅，血脉瘀阻；肝气郁结日久生郁热；肝气郁结，横克中土，脾胃升降失司，或脾虚生痰湿，亦可阻滞心脉。

（二）阴寒类房颤的病因病机

1. 主要为心脾肾阴阳俱虚，寒湿瘀阻，心脉涩滞：劳倦过度、饮食生冷或过服寒凉药物、年老久病均致脾阳不足；禀赋薄弱、房事不节、早婚、早育、多育均致肾阳肾精不足，脾肾阳虚，心阳失于温煦，虚寒内生，寒凝血滞以及肾精不足不能上济于心，心肾阴精亏虚，血脉瘀阻。脾肾之阳在人体三焦水液代谢方面起着非常重要的作用，脾肾之阳可相互济济，肾阳可温煦脾阳，脾阳可补充肾阳，故脾肾阳虚常同时存在，导致水液代谢紊乱，水湿内停，阳虚则生寒，寒湿内停，寒主凝，湿黏滞，湿聚生痰，故寒痰气血凝结，心脉被阻。

涩脉形成与迟脉和结脉的区别是：涩脉除了心脾肾阳虚外尚有心肾阴液精血亏虚，而且以阴虚为主。阴液精血不足，心脉失其濡润，更加涩滞不通，于是出现叁伍不调的涩脉。

2. 感受风湿，内舍于心，心脉瘀阻：平素心阴精血亏虚之人，心脉失于濡润，再遇风邪外袭、居处潮湿、涉水冒雨，风湿之邪乘虚内舍于心脉，心脉瘀阻，涩滞不通而见涩脉。

　　总之，心脉瘀阻是各种心律失常发生的必要环节，但其发病的关键却存在着本质的不同。阳热类的涩脉发病的关键是"瘀郁生热"或"湿郁生热"，以热为主，故为阳证。阴寒类的涩脉发病的关键是"阴寒湿痰"，以"寒"为主，故为阴证。综上所述，涩脉的发病，其病位在心，涉及脾、肾、肝三脏。

三、诊断要点

　　（一）症状　房颤以心悸为主，伴有气短，胸闷或胸痛，疲乏无力。

　　（二）脉象　房颤的脉象特征是节律绝对不整的涩脉，即往来不流利，叁伍不调，如轻刀刮竹之状。根据其基本节律的快慢而分别有涩而数脉和涩（缓迟而叁伍不调，或至数不增加，只见叁伍不调）脉。

四、辨证施治

　　（一）辨证要点　首先要辨明阴阳、寒热，同时要注意本病以心脏亏虚为本，而以瘀血、痰湿、气滞为标，本虚而标实，虚中挟实，故还要辨明虚与实孰轻孰重，从而有效地指导临床用药。

　　1. 重在辨脉：由于心主血脉，临床所见脉象尤能反映心脉病变的状况，心律不齐必然要反映在脉象上，所以临床遇有脉证不符时，常需舍证从脉，作者通过多年临床实践体会到高度重视辨脉是准确辨证，提高疗效的前提。

　　（1）涩而数脉：属于心阴精血亏虚，血脉瘀阻，瘀而化热证或心脾不足，湿热阻脉证。

　　（2）涩脉（迟缓或至数不增加）：属于心脾肾阴阳俱虚，寒湿瘀阻，心脉涩滞。

　　2. 根据舌象辨证：舌象在房颤病临床辨证中往往起着重要作用，可配合脉证辨证更精确。房颤临床可重点观察舌苔，观察舌苔薄与厚可知有无痰湿，舌苔薄多为单纯虚证，尚无停湿之象，舌苔白厚腻多为有痰湿浊邪内停之象。

　　3. 根据症状辨证：房颤一般均有心气虚症状，如心悸，气短、乏力、胸闷或有疼痛。

　　各证特征：

　　（1）精血亏虚：面色不华，上唇色淡，头晕头昏，耳鸣，腰膝痠软，失眠健忘。

　　（2）心脾肾阳虚：畏寒肢冷，腰膝痠软，便溏，口唇青紫，面色晦暗。

　　（3）痰湿：胸闷窒塞，咳嗽痰黏，头部沉重，嗜睡，纳少，便溏，恶心呕吐，胸腹痞满，易于疲劳。

　　（4）郁热：心烦急躁，面赤，身恶热，头胀头痛，口苦，大便干结。

　　（5）气郁：胸胁及腹部胀满，嗳气，心情抑郁，易怒，善太息，大便不畅。

　　（二）治疗原则

　　1. 涩而数脉型房颤的治则：本病的基本证型如下。

　　（1）心阴血亏虚，血脉瘀阻，瘀而化热。

　　（2）心脾不足，湿停阻脉，瘀而化热。其中"瘀阻心脉"是发病的必要环节，"热"是发病的关键。所以活血通脉，清热凉血是其共同的治则。根据其特征，相应的两方面治则是：①育阴养血，活血通脉，清热凉血；②健脾祛湿，活血通脉，清热凉血，兼顾心阴。

房颤不同于其他阳热类心律失常，治疗原则以扶正养阴补血为主。此外中医治疗房颤时以阵发性房颤效果较好，而持续性房颤则不易纠正。

2. 涩而缓脉类房颤的治则：本病的主要证型是心脾肾阴阳俱虚，寒湿瘀阻，血脉涩滞。相应的治则为滋阴养血，温补脾肾，理气化湿，活血通脉。

（三）分型证治

1. 涩而数脉类房颤的证治：

（1）心阴血亏虚，血脉瘀阻，瘀而化热型：

［症状］ 心悸，乏力，气短，胸闷或胸痛，失眠健忘，头晕耳鸣，面色及口唇无华。

［舌象］ 舌质淡红，或暗红，或有裂纹。舌苔薄白或苔少。

［脉象］ 脉涩而细数。

［分析］ 心阴精血亏虚，血脉瘀阻，瘀而化热，热扰于心则心悸；精血亏虚失养则失眠健忘，头晕耳鸣，面色口唇无华；气虚则乏力、气短；三阴不足，血脉瘀阻则胸闷或胸痛。其舌、脉均为阴精亏虚，血脉瘀阻，瘀而化热之象。

［治法］ 滋阴养血，活血通脉，清热凉血。

［方药］ 生熟地 黄精 白芍 沙参 太子参 麦冬 五味子 丹参 川芎 香附 香橼 佛手 丹皮 赤芍 黄连 炒枣仁

［方解］ 方中太子参、生熟地、黄精益气养血滋阴；沙参、麦冬、五味子、白芍滋补阴液；以丹皮、赤芍、黄连凉血清热；以丹参、川芎活血化瘀通脉；以香附、香橼、佛手理气以助活血通脉。

（2）心脾不足，湿停阻脉，瘀久生热型：

［症状］ 心悸，气短，疲乏无力，胸闷或胸痛，吐痰白黏，脘腹胀满，纳差，大便黏而不爽，口苦心烦。

［舌象］ 舌质暗红，苔白厚腻或兼淡黄。

［脉象］ 涩而数。

［分析］ 脾虚湿盛，湿郁生热.热扰于心则心悸；湿阻气机则气短、疲乏无力、胸闷或胸痛、脘腹胀满；湿聚生痰则吐痰白黏；痰湿内郁则脉促；舌质暗红，苔白厚腻或兼淡黄均为湿停生热之象。

［治法］ 健脾祛湿，活血通脉，清热凉血，兼顾心阴。

［方药］ 苏梗 陈皮 半夏 白术 茯苓 川朴 太子参 麦冬 白芍 丹参 川芎 丹皮 赤芍 黄连

［方解］ 方中陈皮、半夏、白术、茯苓健脾化湿；苏梗、川朴行气宽中以助湿化；丹皮、赤芍、黄连凉血清热；川芎、丹参活血通脉；太子参补益心脾从治其本；麦冬、白芍兼顾心阴。共奏益心脾，通血脉，化湿热之功。

2. 涩而缓脉型房颤的证治：心脾肾阴阳俱虚，寒湿瘀阻，血脉涩滞型：

［症状］ 心悸，气短，疲乏无力，胸闷或胸痛，畏寒肢冷，口唇青紫，面色晦暗，头

晕耳鸣，失眠健忘，腰膝痠软，脘腹胀满，纳差，便溏。

　　[舌象]　舌质暗淡，可见碎裂，舌苔白腻。

　　[脉象]　涩脉（迟缓或至数不增加）。

　　[分析]　心脾肾阳虚，心肾阴精亏虚，寒湿内生，阻滞心脉则心悸，气短，疲乏无力，口唇青紫，面色晦暗；胸阳不展则胸闷或胸痛；阳虚失于温煦则畏寒肢冷；肾精不足则头晕耳鸣，失眠健忘，腰膝痠软；寒湿内生湿阻中焦则脘腹胀满，纳差，大便溏。其舌、脉均为阳虚寒湿内停，阴精亏虚之象。

　　[治法]　滋阴养血，温补脾肾，理气化湿，活血通脉。

　　[方药]　生熟地　太子参　麦冬　五味子　山茱萸　巴戟天　肉苁蓉　茯苓　鹿角石斛　仙灵脾　香附　陈皮　半夏　当归　川芎

　　[方解]　方中生熟地、山茱萸滋补肾精；以巴戟天、肉苁蓉、仙灵脾、鹿角温壮肾阳；以太子参、茯苓、香附、陈皮、半夏益气健脾，理气化湿；麦冬、石斛、五味子滋补心阴；当归、川芎养血活血通脉。

　　（四）兼有证候　房颤分阳热与阴寒两类，共分为三个证型，在这三个证型基础上，每一个证型均可包括三个兼有证候，即气机郁结型、神魂不宁型和风热化毒型。由于兼有这些证候，所以其治法、方药亦随之加减变化，现分述如下：

　　1.兼气机郁结：

　　[兼证]　情绪抑郁，急躁易怒，两胁胀满，脘腹痞满，嗳气，纳呆，善太息。

　　[舌象]　除原证型舌象外兼见更加明显的瘀暗之象。

　　[脉象]　除原证型脉象外兼见弦脉。

　　[治法]　原证型治法上加疏肝理气解郁之品。

　　[方药加减]　原证型方药加枳壳、大腹皮、乌药、郁金、槟榔等。

　　2.兼神魂不宁：

　　[兼症]　易惊善恐，坐卧不安，失眠多梦，精神不易集中。

　　[舌象]　同原证型舌象。

　　[脉象]　除原证型脉象外可兼见动脉。

　　[治法]　原证型治法加安神定志之法。

　　[方药加减]　原证型方药加炒枣仁、生龙骨、生牡蛎、远志、菖蒲、朱砂、琥珀等。

　　3.兼风热化毒：

　　[兼证]　咽痒，咽痛，咳嗽，鼻塞流涕，发热恶风等。

　　[舌象]　除原证型舌象外可兼见舌红。

　　[脉象]　除原证型脉象外可兼浮象。

　　[治法]　原治法加清热解毒，解表祛风法。

　　[方药加减]　原证型方药加双花、连翘、板蓝根、锦灯笼、黄芩等，甚则可根据急则治其标的原则，暂服清疏之方。

五、验案举例

郑××　男　61岁　干部

就诊日期：1987年8月13日

患者阵发房颤8年，原服乙胺碘呋酮可控制，但近两月来发作频繁，服乙胺碘呋酮无效。每周发作1~3次，甚至每天发作1次，每次发作可达10小时左右，伴心悸胸闷胸痛，左下肢麻，食后脘胀，大便秘结，睡眠尚安。检查：血压正常，心率98次/分，律不齐，房颤，未闻病理性杂音，两肺正常，肝脾未及，下肢不肿。苔厚腻淡黄，质暗红裂，脉弦细涩而数。心电图：心房纤颤、冠状动脉供血不足。诊断为冠心病阵发房颤，辨证属心气阴精血亏虚，血脉瘀阻，瘀郁化热，治以补益阴血，活血通脉，清热凉血，处方：太子参　麦冬　五味子　白芍　生地　元参　丹参　川芎　香附　香橼　佛手　丹皮　赤芍　黄连。服药一个月后房颤停止发作。偶出现房早，继服药巩固三个月后早搏亦未出现，至今已随访五年未出现房颤。

第五章　室性阵发性心动过速

第一节　西医对室性阵发性心动过速的认识简介

一、定义

室性阵发性心动过速简称室速。是指连续 3 个或 3 个以上的室性异位激动，频率大于或等于 100 次/分所构成的心律失常。

二、发病原因

室速是一种严重的心律失常，虽可见于无心脏病者，但常伴有器质性心脏病，最常见于冠心病，也可发生于其他心脏病、代谢障碍、药物中毒或 Q-T 延长综合征。由于室速可使原有心脏病心功能严重恶化，引起休克或肺水肿，而且有发展为心室颤动的危险，所以室速都应该按危重症处理，尽一切努力迅速加以控制。

三、临床表现

室速多为突然发作，突然终止。其间发生心房对心室充盈作用和房室激动顺序的异常，导致心排血量降低。室速引起的症状取决于心室率、心动过速持续时间和基础心脏病的程度，如心室率很快，伴有严重的心功能障碍和脑血管病变则发生低血压和晕厥。室速还可引起呼吸困难、心前区疼痛。当发生于急性心肌梗死时预示着室颤即将发生。

听诊时第一、第二心音分裂增宽，心律基本规则或轻度不规则。第一心音强弱不一致。

压迫颈动脉窦或其他兴奋迷走神经的方法对心率无影响，以此可与室上性心动过速鉴别。

四、心电图特点 （图 8）

（一）快速的连续 3 个或 3 个以上的室性异位激动。

（二）心室率超过每分 100 次，节律整齐或轻度不整齐。

（三）QRS 波群增宽（>0.12 秒）。有继发 ST-T 改变，QRS 波群的形态在任何一次发作中可能一致（单形的），也可以不同（多形的），双向性心动过速是指 QRS 波群的方向交替的室速。

（四）房室分离，心室率较心房率快，但有时心室激动可逆传到心房。

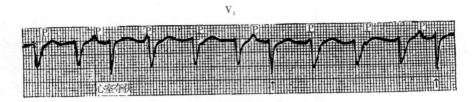

图 8　室性阵发性心动过速

（五）有时室上性激动可下传到心室，引起一次提早的正常 QRS 波群，称心室夺获。如心室夺获时室性异位激动又几乎同时激动心室，则产生室性融合波。心室夺获和室性融合波的出现，是诊断室速的有力证据。

（六）室速的起始常突然，阵发性室速常由一次室性早搏发动。

第二节　中医对室性阵发性心动过速的认识

一、概述

室性阵发性心动过速（简称阵发室速）属中医的心悸病，是心悸病中的危重证，发作时病人可出现心悸而头晕或晕厥，大汗淋漓，气促而喘，烦躁不安，胸闷或胸痛。脉象呈脱脉，为阵发室速发作时的主要特征。脱脉的特点是脉搏跳动急速，古代医家规定的脱脉标准是医生每一呼一吸的时间内，患者的脉搏在九至以上，相当于每分钟 140 次以上。是真阴竭于下，孤阳亢于上，阴阳将脱之象，故称脱脉。

脱脉与数脉、疾脉、极脉都属于脉率加快的脉象，以脱脉为最快，病情最严重。《濒湖脉学》记载：“数脉属阳，六至一息。七疾八极，九至为脱。”

二、病因病机

阵发室速病人脉象呈脱脉，属于心律失常中的阳热类（快速类）。阵发室速的病机亦属于心脏亏虚，血脉瘀阻，瘀而化热，但其特点是阳热亢盛而阴液大伤，阴液耗伤程度严重，真阴竭于下，孤阳亢于上而导致室速发作。此时若不积极抢救则会阴竭阳绝，阴阳离绝，需要立即抢救。

阵发室速脱脉发生的关键是“热”，“心脉瘀阻”是其产生的必要环节，心脏亏虚是其根本因素，引起心脉瘀阻有以下几种途径：

（一）心气阴虚，血脉瘀阻

1. 情志所伤：心主神志，为精神意识活动的中枢，《灵枢·邪客篇》：“心者，五藏六府之大主也，精神之所舍也。"各种情志活动过极均可直接伤及心神，内耗心之气阴。

（1）忧愁思虑，内耗心气心血；或伤及脾上。使气血生化乏源，心失所养，间接导致心之气阴亏虚。

（2）惊恐以致心惊神怯，不能自主，惊则气乱，恐则精却，虚火上逆，动撼心神而发病。

（3）悲喜伤心，喜则气缓，悲则气消，心气耗散。

（4）郁怒伤肝，肝乘脾虚，气血化源不足，心失所养。

故七情过极均可直接伤心之气阴，亦可间接导致心气阴亏虚，心神失养，心用失常，无力运血，血脉瘀阻。

2. 大病久病体虚，或热病后期损伤气阴，心气阴不足，血脉瘀阻。

3. 劳倦、饮食不节、思虑过度伤及脾胃，脾气不足，不能运化水谷精微，心失所养，气阴亏虚，血脉瘀阻。

4. 先天禀赋不足，房劳过度，早婚，早育，多育伤肾，肾精亏耗，不能上济于心，心阴亏虚，血脉瘀阻。

（二）心脾气虚，湿停阻脉，劳倦思虑损伤心脾或饮食不节，抑郁恼怒，肝气郁结可伤脾胃，脾虚则不能运化水湿，水湿停聚。湿为阴邪，其性黏滞，湿停中焦，气机受阻，三焦气机不利，血脉瘀阻，湿可聚而生痰，痰气互结，血脉瘀阻。

总之，心脉瘀阻是各种心律失常发生的必要环节，也是室速脱脉发病的必要环节。室速脱脉发病的关键是"热"，心脏亏虚是其根本因素，以热为主，故为阳证，其病在心，涉及肝、脾、肾三脏。

三、诊断要点

（一）症状：室速以心悸头晕或晕厥为主。可伴面潮红，大汗淋漓，气促而喘，烦躁不安。

（二）脉象：室速脉象特征是脉搏跳动急速，一息脉来九至以上，相当于脉搏 140 次/分以上，称脱脉。

四、治疗原则

（一）发作时为阴竭于下，孤阳亢于上，需要立即抢救，治以回阳填阴救逆之法。

（二）发作间歇期

1. 气阴耗竭，血脉瘀阻，瘀而化热，治以益气养阴，清热凉血，活血通脉之法。

2. 心脾不足，湿停阻脉，瘀而化热，治以健脾祛湿，清热凉血，益气通脉之法。

五、分型证治

（一）发作时（真阴竭于下，孤阳亢于上）

[症状]　心悸，头晕或晕厥，大汗淋漓，气促而喘，烦躁不安。

［舌象］ 舌暗红，苔薄白。

［脉象］ 脉脱而浮大无根。

［分析］ 阴竭阳脱则心悸，头晕或晕厥，脉脱而浮大无根；孤阳独亢，虚阳外越则大汗淋漓，气促而喘，烦躁不安，舌暗红。

［治法］ 急宜回阳填阴救逆。

［方药］ 人参 麦冬 五味子 山萸肉 肉桂

［方解］ 方中人参大补元气；麦冬、山萸肉、五味子滋阴敛阳；肉桂温补阳气，引虚阳下行。

（二）发作间歇期

1. 气阴不足，血脉瘀阻，瘀而化热型：

［症状］ 心悸不宁，乏力，气短'，胸闷，或胸痛，心烦少寐，手足心热，口燥咽干，大便干结或不干而欠爽。

［舌象］ 舌质淡红，或嫩红，或暗红，可见舌有裂纹，舌苔薄白，或苔少或光剥。

［脉象］ 细数无力或疾而无力。

［分析］ 气阴不足，瘀热扰心则心悸、心烦少寐；气阴不足，失于所养则乏力、气短、胸闷，气虚血瘀，阻滞心脉则可见胸痛；阴虚则手足心热；阴虚失于濡润则口干唇裂、大便干结；气虚可致大便不干而欠爽。其舌脉均为气阴两虚，瘀热内生之象。

［治法］ 益气养阴，清热凉血，活血通脉。

［方药］ 太子参（或西洋参）麦冬 五味子 丹参 川芎 白芍 沙参 黄精 香附 香橼 佛手 丹皮 赤芍 黄连

［方解］ 方中以太子参（或人参）、沙参、麦冬、白芍、五味子、黄精益气养阴；丹参、川芎活血通脉；以丹皮、赤芍、黄连清热凉血；以香附、香橼、佛手疏肝和中，理气以助活血通脉散郁热。

2. 心脾气虚，湿停阻脉，瘀而化热型：

［症状］ 心悸，气短，乏力，胸闷，胸痛，吐痰白黏，脘腹胀满，纳差，大便黏而不爽，口苦心烦。

［舌象］ 舌质暗红，苔白厚腻或兼淡黄。

［脉象］ 脉数或脉疾，可兼滑象。

［分析］ 脾虚湿盛，湿郁生热，热扰于心则心悸；湿阻气机则气短、乏力、胸闷、胸痛、脘腹胀满；湿聚生痰则吐痰白黏；湿热内盛则口苦心烦；其舌、脉之象均为脾虚湿盛，湿郁生热之象。

［治法］ 健脾祛湿，清热凉血，益气通脉。

［方药］ 苏梗 陈皮 半夏 白术 茯苓 川朴 香附 乌药 太子参（或人参）黄芪 川芎 丹皮 赤芍 黄连

［方解］ 方中陈皮、半夏、白术、茯苓健脾祛湿；苏梗、香附、乌药理气化痰湿；川芎活血通脉；丹皮、赤芍、黄连清热凉血；太子参（或人参）、黄芪益心气以治其本。

六、验案举例

柯×× 男 30岁 工人

初诊日期：1992年5月6日

患者一年来反复出现阵发性心悸、头晕，发作时心率快，每分钟可达200次，约30秒左右可自行终止。发作时心电图示"室性心动过速"，发作终止后心电图正常。发作频繁，几乎每日均有发作，多由过劳及情绪紧张激动诱发。经住院检查诊断："特发性室性心动过速"。曾服普萘洛尔（心得安）治疗，发作次数减少，但仍未控制，仍2~3日发作一次，故前来中医院就诊。目前患者除主诉阵发心悸外，并伴胸闷，胸部隐痛，气短，乏力，脘腹胀满，心烦易怒，口干苦，大便干，纳食可，少眠多梦。查体：血压120/80毫米汞柱，心率90次/分，律齐，未闻病理性杂音，两肺正常，腹软，肝脾不大，下肢不肿。观其面色少华，形体不丰，神情烦躁不安，语声不扬，苔薄质红暗，脉细略数。心电图：不发病时无异常，发病时示室性心动过速，超声心动图未见异常。平板运动试验：阴性。核素心肌显影：未见异常。血沉、血脂、肝肾功能检查均正常。甲状腺激素测定无异常。西医诊断：特发性室性心动过速。中医诊断：心悸病。证属心气阴两虚，血脉瘀阻，瘀而化热。因其气阴不足乃见心悸、气短、乏力、头晕、口干。心气虚不能帅血畅行，致血脉瘀阻，故舌暗，胸闷痛。血瘀日久，气机阻滞，瘀郁化热而致脉疾时作，且烦躁易怒，少眠多梦，大便秘结。治拟益气养阴，理气通脉，凉血清热。处方：太子参30克 麦冬15克 五味子10克 白芍30克 元参30克 丹参30克 川芎15克 香附10克 香橼10克 乌药10克 丹皮30克 赤芍30克 黄连10克 七付，水煎服，日一付。嘱其避免过劳及情绪激动。服药一周，室速发作次数明显减少，一周中只发作一次，且其他兼证亦显著改善。继服一月，室速发作2次。服药2月室速未发作。继服药治疗半年停药。一年后追访，述室速未发作。

第六章 心室扑动与颤动

第一节 西医对室扑与室颤的认识简介

一、定义

心室扑动（室扑）时，心室可能有快而微弱无效的收缩，心室颤动（室颤）时则各部分的心肌发生更快而不协调的乱颤。室扑与室颤是最严重的心律失常，发生时心室丧失有效的整体收缩能力，对血液循环的影响等于心室停搏。

二、发病原因

心室颤动常为心脏病与其他疾病患者临终前的一种心律变化。但在心脏病不很重，甚至原来并无明显心脏病，而亦无严重症状的人，比较突然地发生心室扑动与颤动，而使心脏停搏者并不少见。这种室扑、室颤可为持久的，或为阵发性的，在短时间内反复发作，每次几秒钟至1~2分钟，有时也发展为连续性发作。经过及时和适当的抢救，不少患者可以得到挽救。

常见的病因如下：

（一）冠心病，尤其急性心肌梗死时易发生室颤。

（二）完全性房室传导阻滞和其他心脏病。

（三）各种药物的毒性作用，如洋地黄、奎尼丁、普鲁卡因酰胺，三价锑制剂，氯化喹啉等。

（四）电解质紊乱，严重缺钾，或偶因血钾过高。

（五）心脏手术过程中。

（六）触电与雷击。

心肌缺血，心室肥大，心动过缓，交感神经兴奋，低血钾，代谢性酸中毒等因素可助长室颤的发生。

三、临床表现

心音和脉搏消失，血压测不出，数秒后丧失知觉，呼吸断续或在几次短促或痉挛性呼吸动作后停止，瞳孔散大，面色苍白，有青紫，全身抽搐形成急性心源性脑缺氧综合征。若不及时抢救会迅速死亡。若为短阵心脏骤停病例，常于几秒或几十秒钟内发作停止，心搏与呼吸重新出现，血压回升，面色转红，患者随即恢复知觉，但可反复发作。

四、心电图特征

QRS-T 波群消失，代之以连续出现的形态、间隔、振幅均极不整的心室颤动波，即各波大小不等，频率不齐，波形极不规则，其频率为每分 150~300 次，为室颤波（图 9）。若心室波较大而规则，波幅为 10~20mV，频率多在每分 200~300 次，为室扑波（图 10）。室颤波又可分为粗颤与细颤，晚期室颤未经治疗者常又细又慢。由意外事故（如电击）所致室颤，一般频率快而为粗颤，心肌状态较好，如处理及时，多能恢复窦律。室颤发生前常频发多源性室性早搏，其 QRS 波群十分畸形而有时显得不完整，且多起始于前一心搏的 T 波或 U 波上。这种室性早搏还常并发短阵扭转型或多形型室速。由此即可发展为心室扑动与颤动。根据上述室性早搏与室速的特点，常能断定其为心室颤动的前奏。有时可见到频率快的持续性室速发展成室颤。T 波的峰及其前面的约 30ms 时间内，为心室相对不应期，其各部分的应激性最常处于不一致的状态，心室受到一次刺激后最易发生接连多次的反应，引起室速与室颤，即所谓心室的易激期。有时严重的血钾过高及临终前心律可于室颤前 QRS 波群显著增宽，逐步与 T 波融合，继而出现室颤。此种颤动频率较慢，QRS 增宽后心室率逐渐减慢而终于心室停顿。

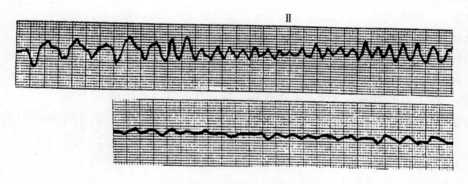

图 9　心室纤颤（室颤）

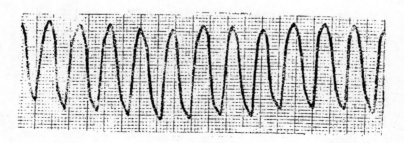

图 10　心室扑动

第二节 中医对室颤的认识

一、概述

室颤属中医心悸病中的危证，需及时抢救方可恢复。否则一蹶不复。发作时病人可突然昏厥，四肢抽搐，脉搏消失，呼吸停止，多数情况是发生在严重的室早及室速的基础上，可反复发作，病人在发作前或发作后往往出现室早，故室颤病人未发作时可呈现促脉。

二、病因病机

本病是心气阴两虚，血脉瘀阻，瘀而化热，阳热极盛，阴液大伤，而致阴阳不相顺接形成暴厥。

三、辨证施治

（一）发作时

[**症状**] 突然昏厥，不省人事，四肢抽搐，呼吸停止。

[**舌象**] 舌暗红，苔薄白。

[**脉象**] 无脉。

[**分析**] 阴阳不相顺接而致暴厥。

[**治法**] 急宜回阳填阴救逆。

[**方药**] 人参　麦冬　五味子　山萸肉

另外，必须立即叩击心前区，电击除颤，辅助呼吸等急救措施。

[**方解**] 人参大补气阴、麦冬、五味子、山萸肉填阴敛阳，全方共奏回阳填阴救逆之功。

（二）缓解期

1. 气阴两虚，血脉瘀阻，瘀而化热：

[**症状**] 心悸，乏力，气短，胸闷或胸痛，心烦少寐，手足心热，口燥咽干，大便干结或不干而欠爽。

[**舌象**] 舌质淡红，或嫩红或暗红，可见裂纹，苔薄白，少苔或光剥。

[**脉象**] 细促。

[**分析**] 气阴耗伤，瘀热扰心，心烦少寐；气阴不足，心失所养则乏力，气短，胸闷；阴虚则手足心热. 便干或欠爽。舌脉均为气阴两虚，瘀热内生之象。

[**治法**] 益气养阴，清热凉血，活血通脉。

[**方药**] 太子参或西洋参　麦冬　五味子　丹参　川芎　白芍　沙参　香附　香橼　佛手　丹皮　赤芍　黄连

[**方解**] 方中以沙参、白芍、太子参或西洋参、麦冬、五味子益气养阴，丹参、川芎

活血通脉；以丹皮、赤芍、黄连清热凉血；以香附、香橼、佛手疏肝和中，理气以助活血通脉散郁热，全方共奏益气养阴，清热凉血，活血通脉之功。

2. 心脾气衰，湿停阻脉，瘀而化热：

[症状]　心悸，气短，乏力，胸闷，胸痛，咳痰白黏，脘腹胀满，纳差，大便黏而不爽，口苦心烦。

[舌象]　舌质暗红，苔白厚腻或兼淡黄。

[脉象]　促或兼弦滑脉。

[分析]　脾虚湿盛，湿郁生热，热扰于心则心悸；湿阻气机则气短、乏力、胸闷痛、脘腹胀满；湿聚生痰则吐痰白黏；湿热内盛则口苦心烦；其舌、脉均为脾虚湿盛，湿郁生热之象。

[治法]　健脾祛湿，清热凉血，益气通脉。

[方药]　苏梗　陈皮　半夏　白术　茯苓　川朴　香附　乌药　太子参或人参　黄芪　川芎　丹皮　赤芍　黄连

[方解]　方中陈皮、半夏、白术、茯苓健脾祛湿；苏梗、香附、乌药理气化湿；川芎活血通脉；丹皮、赤芍、黄连清热凉血；太子参（或人参）、黄芪益心气以治其本。全方共奏化湿清热，益气通脉之功。

四、验案举例

韩××　男　74岁　工人

住院号：21900

住院时间：1986年5月～1986年6月

患者冠心病史6年，伴频发室性早搏呈三联律8个月，因心悸，胸闷而急诊。在急诊室时出现室颤，经抢救复律后入院。入院后予心电监护，吸氧，扩冠药物及抗心律失常药物利多卡因等持续静脉点滴，心电示波仍为反复出现频发室早，时呈"RonT"继而室颤，均经电除颤复律。入院两天来共出现室颤近20次，遂加用中药治疗。当时患者自觉胸闷憋气，心悸，气短，乏力，口干，大便干，3天未行，纳食尚可，观其舌质暗红，苔薄黄，脉细促。证属心气阴虚，血脉瘀阻，瘀而化热。治以益气养阴，活血通脉，凉血清热之法。处方：太子参30克　麦冬15克　五味子10克　沙参30克　白芍30克　丹参30克　川芎15克　香附10克　香橼10克　佛手10克　丹皮30克　赤芍30克　黄连10克　水煎服，日一付。服药一天后室早明显减少，未出现"RonT"现象，未出现室颤。服药3天后室早消失，2周后可下地活动，患者感觉良好，病情稳定，住院一月余出院。出院后仍于门诊继服中药治疗，追踪观察3年未见室颤发作。

第七章　窦性心动过缓

第一节　西医对窦性心动过缓的认识简介

一、定义

窦性心律，频率低于每分钟 60 次者称为窦性心动过缓。

二、发病原因

（一）不少正常人可见窦性心动过缓，多为久经体育锻炼或强体力劳动者，其心动过缓多呈暂时性或轻度，易发生于夜间入睡后。

（二）老年人，虽然无明显器质性疾病者，心率亦常有随高龄而减缓的趋势。

（三）迷走神经张力过高。此种情况临床常见。

（四）可见于冠状动脉性心脏病，特别是急性下壁心肌梗死及原发性心肌病等心脏病。

（五）可出现于颅内压增高，黏液性水肿，黄疸，流行性感冒或其他急性传染病及其恢复期，如伤寒病常出现心动过缓。

（六）电解质紊乱，如血钾过高。

（七）可由 β 受体阻滞剂，胺碘酮、洋地黄等药物所致。

（八）窦房结本身缺血、炎症及纤维退化性病变。若窦性心律持续地显著过缓，常伴有窦房传导阻滞或窦暂停，在运动或静脉内注射阿托品后也不能明显增快，说明窦房结本身有严重病变，称病态窦房结（病窦）综合征。（病窦综合征详见第八章）。

三、临床表现

心率多在每分钟 45~60 次，有时也可低至每分钟 40 次以下。非病窦综合征引起的窦缓，因其心率一般不甚慢，多在每分钟 45~60 次之间，所以窦缓本身不引起明显症状。迷走神经张力过高引起之窦缓患者多伴有自主神经功能失调的临床症状，如心悸，气短，乏力，腹胀，便溏，食欲不佳等症状。由其他疾病引起者，可伴有原发病之症状，如急性心肌梗死时，心率明显减慢可诱发心力衰竭，低血压或休克。

四、心电图特征（图 11）

P 波为窦性型，PR 间期长于 0.12s 而接近 0.20s，主要特点为 PP 间隔大于 1.0s，TP

段延长。需注意与交界性心律与室性传导阻滞，特别是2：1阻滞鉴别。

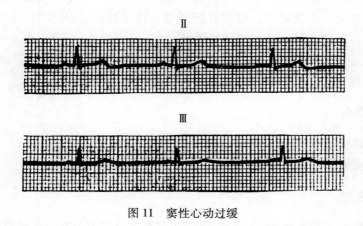

II

III

图 11　窦性心动过缓

第二节　中医对窦性心动过缓的认识

一、概述

窦缓属祖国医学"心悸"病。临床上以心悸、胸闷甚或胸痛为主，可伴有头晕、气短、乏力。脉象为缓脉，即医生一呼一吸之间，患者脉搏搏动 4 次，大约相当于 50~60 次/分。缓脉除了频率慢外还有脉象和缓从容、均匀之象。

二、病因病机

脾虚及营阴不足，湿证及风证中可出现缓脉。脾土不足，中气虚弱，可以出现缓脉；脾失健运，湿邪停聚，或外淫湿邪入侵，阻滞脉络，致使脉搏缓慢，风邪内侵，阻滞心脉，致血脉运行不畅而见缓脉。风邪为阳邪，寒为阴邪，风邪与寒邪比较，具有柔和从容的特点，不似寒邪凛冽、收敛，能使气血凝结而致流通极为不畅，所以，感受风邪出现缓脉，而感寒邪见出现迟脉。血虚生风，风邪内生，阻滞心脉，亦可出现缓脉。总之，缓脉的主病不仅是"虚"证，既有中气虚及营血不足，也有湿邪及风邪阻脉的实证。湿邪及风邪中又有感受外风及外湿、内生风邪及内生湿邪的不同，因风邪而起的缓脉常伴见于外感热病及中风病时，不属本节讨论的内容，本书将重点讨论以脉缓为主症的心律失常。心律失常中的窦性心动过缓常见的病因病机如下：

（一）心脾气虚，心脉瘀阻，血流不畅　思虑过度，耗伤心脾，致使心脾不足；饮食不节，脾胃受伤，而致脾虚；劳累过度及先天禀赋心脾不足；大病久病耗伤心脾等均可使心脾气虚，心脉失养，运行无力缓慢而出现缓脉。

（二）心脾气虚，湿邪停蓄，心脉受阻　情志所伤，思虑过度，耗伤心脾，脾失健运，湿邪停聚，心脉瘀阻。另外，饮食不节，劳累过度，先天禀赋心脾亏虚；大病久病耗伤心脾，也能使湿邪停聚，心脉被阻，致使脉搏缓慢。郁怒伤肝，肝木克土，气结湿停，心脉被阻。外感湿邪，阻滞心脉亦能引起脉搏缓慢。

总之，窦性心动过缓的病因病机主要为"中气不足，湿邪阻滞心脉，血流不畅。"但有气虚及湿邪孰轻孰重的区别。

三、诊断要点

（一）主要症状心悸、胸闷、气短、乏力、头晕。

（二）主要脉象缓脉。

四、辨证施治

（一）辨证要点　首先要辨明阴阳，同时注意本病以脾虚为本，而从风邪、湿邪、瘀血为标。

1. 重在辨脉：心主血脉，血脉运行正常则脉来平和，故脉象的情况可以反映心脏的病变状况。本病以缓脉为特点。《濒湖脉学》有如下记载："缓脉，去来小快于迟，一息四至。如丝在经，不卷其袖，应指和缓，往来甚匀。如春杨柳舞风之象，如微风轻飐柳梢。""缓脉营衰卫有余，或风或湿或脾虚。"临床上应注意缓脉与迟脉的区别，缓属脾虚，迟则属寒凝，有着本质的区别。

2. 根据舌象辨证：舌象在本病辨证中起着重要作用，临床可重点观察：

（1）观察舌苔薄与厚，可辨有无痰湿。舌苔薄为单纯虚寒证；舌苔白厚腻者多为有痰湿浊邪内停。

（2）辨舌质：尽管本病为虚证，大部分病人舌质淡，但在临床中，亦可见到舌质红者，此为内兼有瘀热或营阴不足者。

3. 根据症状辨证：本病一般均有心悸，胸闷或痛，伴气短，乏力，头晕等症状。

各证特征：

（1）心脾气虚：面色无华，倦怠乏力，气短，语言无力，纳少，便溏。

（2）脾虚湿停：脘腹痞满，嗳气，咳嗽吐白痰，纳呆，头晕头沉。

（二）治疗原则　本病的基本证型是：

1. 心脾气虚，心脉瘀阻，血流不畅型。

2. 心脾气虚，湿邪停蓄，心脉受阻型。

相应的治疗原则为：

1. 健脾补气，活血升脉。

2. 化湿理气，活血升脉。

（三）分型证治

1. 心脾气虚，心脉瘀阻，血流不畅型：

　　[**症状**]　心悸，气短，胸闷或胸痛，乏力，不怕冷，可怕热，肢温不凉，面色无华，语言无力，纳少，便溏。

　　[**舌象**]　质暗淡，苔薄白。

　　[**脉象**]　缓而细弱。

　　[**分析**]　心脾气虚，心脉瘀阻则见心悸、气短、胸闷或胸痛；血流不畅则见脉缓而细弱，舌淡暗；脾虚失运，化源不足，机体失养则乏力，语言无力，面色无华，纳少，便溏。阳尚不虚，故不怕冷。

　　[**治法**]　健脾补气，活血升脉。

　　[**方药**]　自拟健脾补气调脉汤。

　　太子参　生芪　白术　陈皮　半夏　云苓　泽泻　羌独活　防风　升麻　川芎　丹参

　　[**方解**]　太子参、生芪、升麻补气升阳，茯苓、白术、陈皮、半夏、泽泻健脾化湿；羌独活、防风以助化湿；川芎、丹参通脉。全方共奏健脾补气，活血通脉之功，使因心脾气虚所致之湿邪化解，缓脉得以平复。

　　2. 心脾气虚，湿邪停聚，心脉受阻型：

　　[**症状**]　心悸，气短，胸闷或胸痛，乏力，不怕冷，肢温，脘腹胀满，纳差，大便不实不爽，头晕胀。

　　[**舌象**]　苔白厚腻，质淡暗。

　　[**脉象**]　脉缓而弦滑。

　　[**分析**]　心脾气虚，湿邪停聚，心脉受阻则见心悸，气短，胸闷或胸痛，乏力，脉缓而弦滑；中焦受阻则脘腹胀满，纳差，大便不爽；湿蒙清阳则头晕胀；湿邪上泛舌苔白厚腻。

　　[**治法**]　化湿理气，活血升脉。

　　[**方药**]　自拟理气化湿调脉汤。

　　苏梗　陈皮　半夏　白术　云苓　川朴　香附　乌药　羌独活　川芎　丹参　太子参

　　[**方解**]　白术、茯苓、陈皮、半夏健脾化湿；苏梗、川朴、香附、乌药理气化湿；羌独活祛风以助化湿；川芎、丹参活血通脉；太子参补益心脾，全方共奏化湿通脉，补益心脾之功，使湿邪化，心脉通，心气足，缓脉愈。

五、验案举例

李××　男　34 岁　工人

就诊日期：1993 年 12 月 1 日

患者两年来自觉心悸、胸闷、乏力、心率慢，每分 50 次左右。心电图示：窦性心动过缓。超声心动图，心肌酶、血沉、抗"O"、血脂等均未见异常。阿托品试验阴性。食道调搏正常。临床未发现心脏器质性损害证据。诊断为："心律失常，心动过缓"。曾服阿托品等西药未见明显效果，遂来就诊。现症：心悸，气短，胸闷，乏力，头晕，脘腹胀满，不怕冷，肢不凉，大便溏。查体：血压 110/70 毫米汞柱，心率 52 次/分，律齐，未闻病理性杂音，两肺正常，肝脾不大，下肢不肿。患者神情倦怠，语声不扬，面色不华，苔白腻，质淡暗，脉细缓。心电图示：窦性心动过缓。西医诊断：心律失常，窦性心动过缓。中医诊断：心悸病。证属心脾气虚，湿邪停蓄，心脉受阻。治拟化湿理气，活血升脉为法。处方：苏梗10克　陈皮10克　半夏10克　白术15克　茯苓15克　香附10克　川朴10克　乌药10克　太子参30克　羌独活各30克　川芎15克　丹参30克。水煎服，日一付。上方服七付后心率上升至每分钟58次，诸症均减轻。继服七付后心率升至每分钟60次，继服一月后心率每分钟64次，连续服2月心率每分钟70次，心电图正常。诸症消失至今。

第八章　病态窦房结综合征

第一节　西医对病态窦房结综合征的认识简介

一、定义

由于窦房结起搏功能和传导功能障碍而引起的心律失常与临床病症称为病态窦房结综合征（简称病窦综合征）。

二、发病原因

（一）冠状动脉性心脏病

（二）心肌病

（三）风湿性或其他原因的炎症及其后遗症

（四）有些病例病因不清楚，除心律失常外心脏无其他病变证据，少数患者有家族性发病史。病理解剖可见窦房结及其周围组织的退化性、炎性和纤维性病变。

（五）迷走神经张力过高　病态窦房结综合征通常是指主要由窦房结器质性病变所引起者，而不包括迷走神经张力过高所致的暂时性功能障碍。但也有不少专家持不同意见，认为凡符合病窦诊断标准，由窦房结功能检查确定者，即使由迷走神经张力过高所致者，因其预后与器质性病变所致者相似，故也属本综合征的一种常见类型。

三、心电图表现

病窦的心律失常可有如下表现：

（一）窦性心动过缓（图 12）　病态窦房结综合征表现是显著而持续的窦性心动过缓，病窦的心率多在每分钟 50 次以下。

（二）窦房传导阻滞（图 13）　窦房结的冲动不能传出时，心房及心室都不能按时受窦性冲动的激动而停搏一次或接连数次。由于窦房结细胞产生的冲动过弱或窦房结细胞的周围组织以及心房肌的应激性过低，使冲动不能传出。不完全性窦房传导阻滞表现为窦性 P 波间歇的时限为无阻滞时的 P-P 间隔的大约两倍或更高的倍数，在间歇中常不见 P 波和 QRS-T 综合波，但可出现交接性逸搏。2：1 窦房阻滞时，窦性心率可突然减半或加快一倍。完全性窦房传导阻滞则窦性 P 波长期消失，常代之以交接性或心室自身心律。这种情况与窦停顿，窦房结没产生冲动难以区别。

aVR

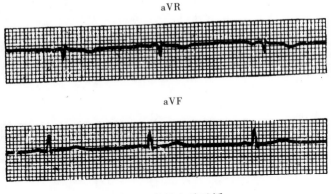

aVF

图 12　窦性心动过缓

Ⅱ

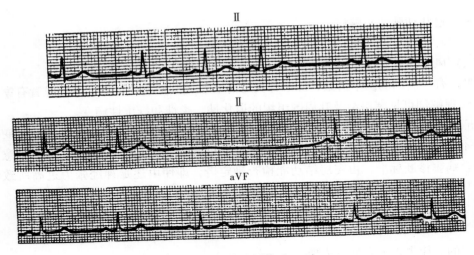

Ⅱ

aVF

图 13　窦房传导阻滞（1、2）

（三）窦性停搏（图 14）　窦房结起搏功能的严重抑制和高度或完全性的窦房传导阻滞，同样能引起窦性冲动的较长间歇或停顿。

（四）房室交界组织自律性和传导功能不全　在病窦综合征中，房室交界组织常同时受病变影响而使其自律性降低，以致在窦性冲动暂歇或不能传出时，不能及时发生交界性逸搏，就容易出现较长时间的全心停搏。有些患者合并有不同程度的房室传导阻滞。

（五）房性快速性心律失常　不少病窦患者合并有心房颤动与扑动或阵发性室上性心动过速的发作。

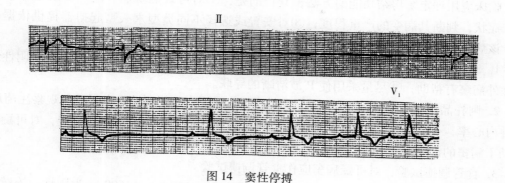

图 14　窦性停搏

四、临床表现

轻度与单纯的窦房阻滞患者大多数无症状，或仅诉有心悸、心搏慢、心搏不整齐、心搏脱漏等感觉。心动显著过缓时常发生头晕、乏力和胸闷等症状。有些患者心动和脉搏常慢而不齐，有时出现较长的间歇。如窦性停顿时间过长而又无逸搏出现，就发生心脏暂停，可因脑缺氧而引起头昏、眼花或短暂的昏厥，以至典型的心源性脑缺氧综合征。合并有房性快速性心律失常发作的病例，被称为慢-快综合征，心动过速终止时可发生心脏暂停（慢-快-停），心动过速严重时出现休克，神志模糊、肺水肿等急性循环障碍表现。心动过速终止后的心搏停顿，可出现晕厥。有些患者可发生持久性的心房扑动或颤动，如同时伴有房室交界处传导功能低下，其心室率可能不十分快速。

病窦综合征通常是指主要由窦房结器质性病变所引起者，特别是慢性病例，而不包括迷走神经张力过高所致的暂时性功能障碍。但目前专家们对此问题如有不同看法。《中华心血管病杂志》1993 年第 21 卷第 1 期曾刊登方圻、吴宁、孙瑞龙等 12 名教授的文章《心律失常的临床对策》，该文认为：由迷走神经张力过高所致者，可由窦房结功能检查确定，但因其预后与起搏功能障碍（器质性病变）所致者相似，已认为是本综合征的一种常见类型。

此综合征范围较广，临床表现相差也大。临床诊断可根据心电图、动态心电图、阿托品试验、食道调搏或程序调搏等检查确定，并尽量做出病因诊断。前述方圻教授等在《中华心血管病杂志》发表《心律失常的临床对策》一文中推荐的诊断标准为：

（一）符合下列心电图表现至少一项即可确诊：①窦性心动过缓（窦缓）≤40 次/分，持续≥1 分钟；②2 度 Ⅱ 型窦房传导阻滞；③窦性停搏>3.0 秒；④窦缓伴短阵房颤、房扑、室上速，发作停止时窦性搏动恢复时间>2 秒。

（二）下列心电表现之一为可疑：①窦性缓慢心律≤50 次/分，但未达上述标准者；②窦缓≤60 次/分，在运动、发热、剧痛时心率明显少于正常反应；③间歇或持续出现 2 度 Ⅰ 型窦房传导阻滞，结性逸搏心律；④显著窦性心律不齐，RR 间期多次超过 2 秒。

评定窦房结功能方法的应用：

临床应用评定窦房结功能的方法，其目的是：①对可疑病窦病人进一步确诊；②结合临床症状，判断其病变的严重程度；③对安置或选择不同类型永久型起搏器提供依据；④估计该病人受迷走神经张力影响的程度，以指导临床应用抗迷走神经药物。

1. 动态心电图：①24小时心电连续监测，可以发现病窦病人的异常心电图，阴性结果对除外病窦有帮助；②尽量采用使P波清晰的导联。

2. 阿托品试验：静脉注射阿托品2mg（0.04mg/kg），老年人适当减量。观察注药后20分钟内心率，<90次/分为阳性，对确诊病例有助于判断为非迷走神经高敏症，对可疑病例有助于病窦的诊断。

3. 食管调搏试验：对可疑病窦应作食管调搏试验。

（1）窦房结恢复时间：①最长窦房结恢复时间（SNKT）>1500ms为阳性，连续结性心律亦属阳性。②校正的窦房结恢复时间（SNRTc），即SNRT-窦性周期≥525ms，为阳性标准。有较大的诊断意义。③如SNRT正常，但随后的PP间期明显延长，称为继发性SNRT延长，是窦房传导阻滞的表现，属诊断病窦的阳性标准。④调搏频率≤130次/分，出现文氏型房室传导阻滞，可能合并房室结传导功能低下。

（2）窦房传导时间（SACT）：应用Stranss法或Narula法可测得SACT，正常值<120ms，>200ms为显著延长，对病窦诊断的敏感性只占50%。

（3）固有心率测定：先静脉注射普萘洛尔（propranolol）5mg（0.1mg/kg），10分钟后给阿托品2mg（0.04mg/kg），可测得固有心率，有助于评价自主神经对窦房结功能的影响。

第二节 中医对病态窦房结综合征的认识

一、概述

病态窦房结综合征属祖国医学的"心悸"病，常见心悸，胸闷，甚或胸痛，头晕，气短，乏力，怕冷，四肢凉或不温。脉象主要呈现缓慢型的表现。根据病窦患者心率及心律的情况，主要脉象可分为迟脉（窦性心动过缓，心率每分钟小于50次者常见迟脉）和结脉（窦性停搏、窦房传导阻滞等常见结脉）。此外，还可见涩数脉（慢快综合征，阵发心房纤颤或心房扑动发作时所见脉象）及疾脉（阵发室上速发作时所见脉象）。

迟脉是指脉搏缓慢，且较缓脉更慢的脉象，古人制定的标准是：医生一呼一吸之间，病人的脉搏搏动三至为迟脉，相当于每分钟30至40余次。

结脉是指脉迟缓而时有间歇的脉象。结脉除了脉搏频率缓慢外尚有节律的不齐。

涩脉是指往来艰涩不畅的脉象，如轻刀刮竹，如病蚕食叶。涩脉的另一个特点是细而迟，即脉细而且频率低，至数少。再一个特点也是最重要的一个特点即节律绝对不齐，叁伍不调。

疾脉是指比数脉搏动更快的脉象。古代医家所规定的疾脉的标准是医生每一呼一吸的时间内，患者脉搏动7次或大于7次，即每分钟130次以上。

二、病因病机

病窦病人常见脉象为迟脉、结脉，属心律失常中的阴寒类（缓慢类），其主要发病机理为心脾肾虚，寒邪内生或寒痰凝结，心脉受阻。在此基础上若寒痰凝结，瘀而化热时，则可见阳热类脉象疾脉，若再兼阴血亏虚，则可出现涩数脉。

关于迟脉的病因病机《濒湖脉学》载："迟来一息至惟三，阳不胜阴气血寒……，消阴须益火之源。""迟司脏病或多痰，沉痼癥瘕仔细看，有力而迟为冷痛，迟而无力定虚寒。""寸迟必是上焦寒；关主中寒痛不堪；尺是肾虚腰脚重，溲便不禁疝牵丸。"说明迟脉的主病为寒证。

总之，病窦的发病关键是"寒"，即阴寒或寒痰凝结，而心脾肾虚是其根本因素，血脉瘀阻是其必要环节，引起血脉瘀阻有以下几种不同途径：

（一）心脾肾虚，寒邪内生　禀赋薄弱，或老年脏气虚衰，劳倦过度，房事不节，生育过多，久病失养，暴病伤阳等均可导致心脾肾阳虚，阴寒之邪内生，寒邪主凝，从而导致心脉瘀阻。

（二）心脾肾虚，寒痰凝结　劳倦过度、饮食生冷或过服寒凉药物、老年久病均致脾阳不足；禀赋薄弱、房事不节、早婚、早育、生育过多均致脾肾阳不足。脾肾阳虚，心阳失于温煦，则心脾肾阳虚，虚寒内生，寒凝血滞，血脉瘀阻；脾肾之阳在人体三焦水液代谢方面起着重要的作用，脾肾之阳可相互济济，肾阳可温煦脾阳，脾阳可补充肾阳，故脾肾阳虚常可同时存在，导致水液代谢紊乱，水湿内停，湿与寒相结，寒湿阻滞而致心脉瘀阻。

（三）心脾肾阳虚日久，阳损及阴，阴血不足，血脉瘀阻。

总之，病窦的发病关键是"寒"，为阴证，其病在心，涉及心脾肾三脏，由心脾肾阳虚而致，亦有寒痰凝结，郁久化热，致使时而出现热证者，为病窦-慢快综合征。

三、诊断要点

（一）症状：心悸，胸闷，甚则胸痛，头晕，气短，乏力。

（二）脉象：以迟脉，结脉为主，可见阵发的涩数或疾脉。

四、辨证施治

（一）辨证要点　首先要辨明阴阳、寒热，同时注意本病以心脾肾阳虚为本，而以寒邪、寒痰、瘀血为标，本虚而标实，虚中挟实，亦可寒中挟热。

1. 重点辨脉：

（1）迟脉：迟脉者属阴寒证，多为阳虚寒盛，湿邪内阻之证，正如《脉经》所述："迟来一息至惟三，阳不胜阴气血寒。"说明迟脉是由于阳气不足，阴寒内盛，气血凝滞而致。《四言举要》曰："迟脉属阴，一息三至。"由此可见迟脉为阳虚阴盛，阳虚生内寒，阴寒凝滞为主要发病机理。临床常见于心室率每分钟小于 50 次者。

（2）结脉：多属寒邪及痰湿之邪阻滞之证，属阴寒证。阴盛气结而阳不和，故脉迟而时一止。凡有气郁、血瘀、痰郁、寒郁等均可见结脉。《濒湖脉学》:"阴盛则结,症瘕积郁。"故结脉属阴证、寒证。临床常见于心室率慢的早搏者,大多为病窦时窦房传导阻滞或窦性停搏及逸搏出现者。

(3)兼涩数或疾脉:在迟脉的基础上突发涩数或疾脉,是病窦-慢快征的常见脉象,此为阴血不足,瘀而化热之象,所以当病窦-慢快征出现时,常提示阳损及阴,瘀而化热之象。

2.根据舌象辨证:舌象在病窦辨证中亦起着重要作用,临床可重点观察:

(1)观察舌苔薄与厚,可辨有无痰湿:舌苔薄多为单纯虚寒证;舌苔白厚腻者多为痰湿浊邪内停。

(2)辨舌质:尽管病窦为虚寒证,大部分病人舌质淡,但在临床中,亦可见到舌质红者,此为阳损及阴,虚寒挟瘀热之证。

3.根据症状辨证:病窦一般均有心悸、胸闷或痛,伴气短、乏力、头晕等症状。

各证特征:

(1)虚寒阻脉:畏寒肢冷,喜热,心悸,胸闷,胸痛,遇寒则加重,腰膝痠软,小便清长,大便不实。

(2)寒痰阻脉:胸闷窒塞,咳嗽痰黏,头沉,头晕,恶心呕吐,脘痞腹胀,纳呆,便溏,形寒肢冷,遇寒则加重。

(3)阴血不足,瘀而化热:心烦急躁,失眠,口干咽燥,便干,手足心热。

(二)治疗原则本病的基本证型是:

1.心脾肾虚,寒邪内生,心脉受阻。

2.心脾肾虚,寒痰瘀结,心脉受阻。

3.心肾阴阳俱虚,寒湿瘀阻,心脉涩滞。(心室率缓慢的心房纤颤)。

4.心肾阴阳俱虚,寒湿瘀阻,瘀而化热。(慢快综合征,快速型心律失常出现时)。

相应的治则主要为:

1.温阳散寒,活血升脉。

2.温补心肾,祛寒化痰,活血散结。

3.滋阴温阳,化湿散寒,活血通脉。

4.益气养心,理气通脉,凉血清热。

(三)分型证治

1.心脾肾虚,寒邪内生,心脉受阻型:

[症状]　心悸,气短,胸闷,胸痛,乏力,怕冷,肢冷,便溏,腰腿痠软无力或可伴头晕耳鸣,阳痿等。

[舌象]　舌质淡暗,苔薄白或白滑。

[脉象]　迟脉。

[分析]　禀赋薄弱,或老年脏气虚衰,劳倦过度,房事不节,生育过多,久病失养,暴病伤阳等导致心肾阳虚,阴寒之邪内生,阻滞心脉,致使脉迟。此型的特点是脉迟而非

缓、非结。自觉怕冷，肢凉不温，属阳虚。因为病位在心而涉及于肾，所以可见腰腿痠软，头晕耳鸣，阳痿等。阳虚内寒则见舌质淡暗，苔薄白或白滑，脉迟之象。

　　[**治法**]　温阳散寒，活血升脉。

　　[**方药**]　自拟温阳散寒调脉汤。

　　生芪　太子参　白术　茯苓　干姜　附片　肉桂　鹿角　桂枝　川芎　丹参

　　[**方解**]　附片、肉桂、鹿角、干姜、桂枝温阳散寒；生芪、太子参、白术、茯苓健脾益气，以助温阳散寒；川芎、丹参活血通脉；全方共取温阳散寒，活血升脉之功效。

　　2. 心脾肾虚，寒痰瘀结，心脉受阻型：

　　[**症状**]　心悸，气短，乏力，胸闷，胸痛，形寒肢冷，遇寒则加重，脘痞腹胀，头晕沉，腰膝痠软。

　　[**舌象**]　舌质暗淡，苔薄白。

　　[**脉象**]　结（迟而间歇）或结代。

　　[**分析**]　本型的特点是脉结，或结代，为心脾肾阳虚，气、血、老痰相凝结而生寒痰，心脉被阻，脉流结滞不通而出现脉迟而有间歇。脾肾阳虚则见腰膝痠软，形寒肢冷，遇寒则加重，寒痰阻滞则见胸闷痛，心悸，气短；脾胃不和而见脘痞腹胀；清窍被蒙则头晕沉。

　　[**治法**]　温补心肾，祛寒化痰，活血散结。

　　[**方药**]　自拟温化散结调脉汤。

　　生芪　太子参　白术　茯苓、肉桂　鹿角　干姜　白芥子　莱菔子　陈皮　半夏　川芎　三七粉

　　[**方解**]　干姜、肉桂、鹿角温阳散寒；白芥子、莱菔子、陈皮、半夏、茯苓化痰湿；生芪、太子参补气以助通阳散寒化痰湿之功；川芎、三七粉活血通脉散结；全方温补，散寒化痰，活血通脉散结。治疗心脾肾虚，寒痰瘀结，心脉受阻之脉结证。

　　3. 心脾肾阴阳俱虚，寒湿瘀阻，心脉涩滞：

　　[**症状**]　心悸，气短，胸闷，胸痛，乏力，大便偏干。

　　[**舌象**]　舌暗红或兼碎裂，苔薄白。

　　[**脉象**]　细涩。

　　[**分析**]　本型主要见于心室率缓慢的心房纤颤，特点是见细迟且叁伍不调的涩脉。涩脉的形成与病机是心脾肾之阴精及气阳俱虚，而阴津精血不足为主。阴血不足心脉失其濡养，气阳不足而心脉失其温煦，且兼寒湿之邪阻滞心脉，诸多因素致使心脉受损，故出现脉细缓且叁伍不调的涩脉。

　　[**治法**]　滋阴温阳，化湿散寒，活血通脉。

　　[**方药**]　自拟滋养温化调脉汤。

　　生芪　太子参　白术　茯苓　陈皮　半夏　干姜　肉桂　阿胶　当归　白芍　生地　川芎　丹参

　　[**方解**]　白术、茯苓、陈皮、半夏健脾化湿；干姜、肉桂温阳散寒；生芪、太子参补气，以助散寒化湿；当归、白芍、生地、阿胶滋补心肾之阴；川芎、丹参活血通脉；全方

共使寒湿消散，心肾阴阳充足，心脉得以温煦濡润，心血得以畅通，涩脉得以纠正。

4. 心肾阴阳俱虚，寒湿瘀阻，瘀而化热。

[**症状**]　心悸，气短，疲乏无力，胸闷，或有疼痛，面色少华。

[**舌象**]　舌质暗红、碎裂、苔薄白或薄黄。

[**脉象**]　疾脉，涩数脉。

[**分析**]　思虑过度，心之气阴暗耗；饮食不节，劳累过度（体劳或房劳），伤及脾肾，脾虚化源不足，不能滋养于心，肾虚不能上济于心，而致心气阴血不足，血脉流通不畅而出现瘀阻，瘀而化热，热可致急，瘀可致乱，遂引起疾脉或涩而数脉。心悸气短，疲乏无力，面色少华，为心气阴不足之征。胸闷或胸痛，舌暗红，碎裂为心之气阴不足，血脉瘀阻之兆。若见苔薄黄，更可证明化热。

[**治法**]　益气养心，理气通脉，凉血清热。

[**方药**]　清凉滋补调脉汤（自拟方）。

太子参　麦冬　五味子　丹参　川芎　香附　香橼　佛手　丹皮　赤芍　黄连

[**方解**]　太子参、麦冬、五味子益心气养心阴；丹参、川芎活血通脉；丹皮、赤芍、黄连清热凉血；香附、香橼、佛手理气以助通脉；全方共凑益气养心，理气通脉，凉血清热之功。以使心气阴足，血脉通，而瘀热清，疾脉或涩数脉平，心悸止。

五、验案举例

袁××　女 52 岁　工人

就诊日期：1994 年 4 月 20 日

患者于 1994 年 2 月份出现心悸、胸闷、憋气，症状逐渐加重。3 月份查心电图示心动过缓，心率每分钟 46 次。经全面检查后诊断为"病态窦房结综合征"，嘱安装起搏器，患者拒绝，遂来我院就诊，要求中医治疗。目前患者仍觉心悸，气短，胸闷憋气，乏力，头晕，腰腿酸软，怕冷肢凉，大便溏薄。查体：血压 120/80mmHg，心率每分 49 次，律齐，未闻及病理性杂音，两肺正常，肝脾不大，下肢不肿，苔薄质暗淡，脉迟。心电图：窦性心动过缓，心率每分钟 48 次。动态心电图：最低心率每分钟 46 次，最快每分钟 72 次，平均每分钟 52 次，可见 Ⅱ 度 Ⅱ 型窦房传导阻滞，并见窦性停搏，最长 R-R 间期达 2.6 秒。阿托品试验：阳性。食道调搏示窦房结功能低下，窦房结恢复时间为 1760ms，矫正窦房结恢复时间为 830ms。西医诊断：病态窦房结综合征。中医诊断：心悸病。证属心脾肾虚，寒邪内生，阻滞心脉。治以温阳散寒，活血升脉之法。拟方：生芪 30 克　太子参 30 克　白术 10 克　茯苓 15 克　桂枝 10 克　肉桂 10 克　仙茅 15 克　附片 15 克　干姜 10 克　鹿角 15 克　川芎 15 克　服药一周后自觉症状减轻，但心率未见明显提高，服药两周后心率稍有上升。服药一月后心率上升至每分钟 56 次，半年后心率每分钟 60~65 次，复查动态心电图示：平均心率每分钟 62 次，未见窦性停搏，未见窦房传导阻滞。阿托品试验：阴性。

第九章　房室传导阻滞

第一节　西医对房室传导阻滞的认识简介

一、概述

房室传导阻滞是指冲动从心房传到心室的过程中异常延迟，或者有部分或所有的冲动不能通过传导组织到达心室。传导阻滞可由于传导组织的功能障碍和轻度病变使其不应期延长，或者由于在结构上的严重损害所引起。前一类的阻滞常为暂时性或间歇性，后一类则多为永久性。

（一）分级　房室传导阻滞按其不同程度可分为三级（或三度）。

1. 一度房室传导阻滞：只有房室传导时间（PR 间期）的延长，是最轻的，也是最常见的传导阻滞。

2. 二度房室传导阻滞：一部分冲动受阻于房室之间，不能下达到心室，因而发生心室漏搏现象。若半数以上的激动不能下传心室，称为高度房室传导阻滞。第一度及二度房室传导阻滞均称为不完全性房室传导阻滞。

3. 三度房室传导阻滞：全部冲动均受阻于房室之间而不能下传到心室，称为完全性房室传导阻滞。此时心房由窦房结或心房的节律点控制，心室由低位节律点控制，形成完全房室脱节。

（二）定位分类　房室传导阻滞可发生于冲动自窦房结传至心室过程中的任何部位，即心房内、房室结内、房室束或左右束支。从实际意义考虑，可主要分为：

1. 在希氏束以上，即在房室结。希氏束电图呈现 A-H 间期延长或 A 波后无 H 波。

2. 在希氏束内，即希氏束本身有传导障碍。希氏束电图呈现 H 波增宽或分裂为 H、H′两个成分。

3. 在希氏束以下，即在房室束支及其分支。希氏束电图呈现 H-V 间期延长或 H 后无 V 波。

一度、二度房室传导阻滞发生于希氏束以上者居多，三度阻滞多发生在希氏束以下，即是完全性双束支传导阻滞。希氏束内的阻滞临床重要性近似于希氏束以下传导阻滞。

二、发病原因

（一）房室结中有丰富的副交感和交感神经支配。慢性房室结功能抑制可见于训练有素的迷走神经过度紧张的运动员，少数为正常人。

（二）各种感染，以风湿性心肌炎为最常见，病毒性或原因不明的心肌炎或其他传染病，如白喉。此类传导阻滞多属暂时性，偶尔亦可为恒久性。

（三）冠状动脉粥样硬化性心脏病为最重要的病因，多系恒久性传导阻滞。另外，急性心肌梗死（特别是下壁心肌梗死），冠状动脉痉挛（通常在右冠状动脉痉挛时），其房室传导阻滞均表现为急性过程。

（四）药物作用　最常见的原因是洋地黄作用或洋地黄毒性作用，奎尼丁中毒，β受体阻滞剂，钙拮抗剂过量亦可引起房室传导阻滞。

（五）迷走神经张力过度、颈动脉窦综合征以及胸部、颈部肿瘤，可刺激迷走神经而产生房室传导阻滞。

（六）心肌病，特别是扩张型心肌病。

（七）原因不明的退化性病变引起双束支的纤维性变。传导系统变性所致的病变有：Lev病为心脏纤维支架的钙化和硬化，常累及主动脉瓣、二尖瓣、中央纤维体和室间隔顶部。Lenegre病是传导系统本身的原发性硬化变性，不累及心肌和心脏纤维支架。这两种病可能是成人孤立性慢性房室传导阻滞的最常见原因，并常可伴有束支阻滞。

（八）高血压及主动脉瓣和二尖瓣的狭窄，可加速传导系统的变性，造成传导系统的钙化和纤维化，因而对传导系统有直接影响。

（九）先天性心脏病　在婴儿中的房室传导阻滞多是先天性心脏病的征象之一，如室间隔缺损病例的完全性房室传导阻滞。房室传导阻滞可见于各种先天性心脏畸形。先天性完全性房室传导阻滞可不伴有其他发育异常。

三、临床表现

传导阻滞的临床意义取决于以下因素：

（一）传导障碍的部位。

（二）进展到完全性传导阻滞的危险。

（三）阻滞部位远端产生的逸搏心律在电生理和血流动力上是否稳定。后者最重要。逸搏性起搏点的速率和稳定性决定了心脏传导阻滞所引起的症状。

房室传导阻滞的临床表现：

（一）有引起房室传导阻滞的各种疾病的症状与体征。

（二）一度房室传导阻滞常无自觉症状，可仅有第一心音减弱。

（三）二度Ⅰ型房室传导阻滞患者可能自觉心搏脱漏。

二度Ⅱ型房室传导阻滞病人常感有疲乏、头昏、心悸、晕厥、抽搐和心功能不全，可在短期内进展到完全性房室传导阻滞。

（四）三度房室传导阻滞常有心悸、眩晕、乏力、易致晕厥。有时有心力衰竭或阿-斯综合征。

三度房室传导阻滞的病人的症状取决于是否建立了心室自主心律，以及自主心律的速率和心肌的基本情况。如病变进展快，心室自主心律未及建立则出现心室停搏。如自主心律起搏点位于希氏束，病人可能无症状。如为三分支病变，心室自主心律起搏点甚低，心室率过慢（每分钟25~40次），可能出现心功能不全和脑缺血症状，体力活动后症状更明显。严重时可出现 Adams-Stokes 综合征甚至猝死。

一度房室传导阻滞，由于 PR 间期延长，心室开始收缩时房室瓣已接近关闭，因而第一心音减弱。二度 I 型房室传导阻滞听诊时心搏脱漏，第一心音的强度随 PR 间期改变而改变。二度 II 型房室传导阻滞时，听诊心律可整齐或不齐，取决于房室传导比率的改变。完全性房室传导阻滞时，心率缓慢可引起收缩压增高和脉压增宽。每搏量增大产生肺动脉瓣区收缩期喷射性杂音和第三心音。由于房室分离，房室收缩不协调，以致不规则地出现心房音和响亮的第一心音。

四、心电图特征

（一）一度房室传导阻滞（图 15）

1. 成人期 P-R 间期超过 0.20 秒，儿童期 P-R 间期超过 0.18 秒，婴儿期的 P-R 间期超过 0.16 秒。房室传导时间显著延长时，P 波可隐伏在上一个 T 波之内，初看时，可误认为结性节律，但 T 波高耸而尖锐或有切迹多提示可能有 P 波重叠在 T 波之上。

2. 每个 P 波后都有 QRS 波群。因为 P-R 间期取决于心房、房室结和希斯-浦肯野系统的传导速度，这些结构中任何一处或多处的传导延长都可引起 P-R 间期延长。如 QRS 时限

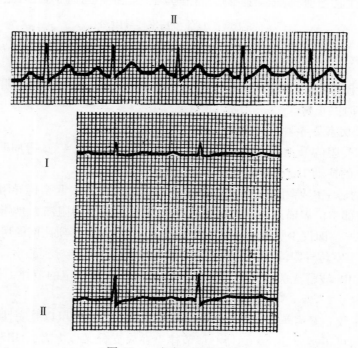

图 15　一度房室传导阻滞

正常，P-R 间期超过 0.24 秒，则迟延几乎总是发生在房室结内。如 QRS 时限延长，则迟延可出现于上述任何水平。希斯－浦肯野系统内的迟延除 P-R 间期延长外，总伴有 QRS 时限延长，但准确的定位有赖于心内心电图检查。

（二）二度房室传导阻滞　二度房室传导阻滞可分为Ⅰ型和Ⅱ型。Ⅰ型又称文氏（Wenckebach）现象，或称莫氏（Mo-bitz）Ⅰ型，是常见的类型，Ⅱ型又称莫氏Ⅱ型。其共同特征为部分心房激动不能下传至心室，心电图上一些 P 波后没有 QRS 波群。

1. 二度Ⅰ型房室传导阻滞（图 16）：

（1）P-R 间期逐渐延长，R-R 间期逐渐缩短，直至 P 波受阻，心室搏动脱落一次，脱落后 P-R 间期又短，周而复始，形成 6：5、5：4 等周期。

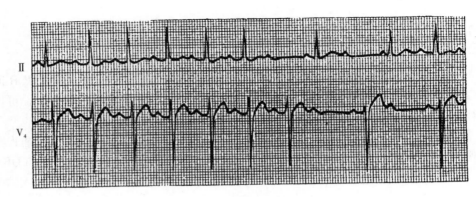

图 16　二度Ⅰ型房室传导阻滞

（2）包含受阻 P 波的 R-R 间期小于两个 P-P 间期之和。这一类型的阻滞几乎总是起源于房室结，QRS 时限正常。

2. 二度Ⅱ型房室传导阻滞（图 17）：

（1）有间歇受阻的 P 波和心室脱漏，心室脱漏可呈 5：4、4：3 等周期。

（2）在传导的搏动中，P-R 间期恒定，可能正常或延长。

（3）2：1 的房室传导阻滞在体表心电图上无典型的Ⅰ型或Ⅱ型传导阻滞的特征，如要查明传导阻滞的部位，需描记心内心电图。所谓高度房室传导阻滞，是指连续两个以上的 P 波被阻滞的情况，即仅少数 P 波下传，形成 3：1、4：1 等各项比例的房室传导阻滞。

（三）三度房室传导阻滞（图 18）　指心房冲动完全不能传导到心室，表现为：

1. P 波与 QRS 波群无关，P-P 之间与 R-R 之间各有其固定的节律，但 P 与 QRS 各不相关。

2. 心房速率较心室速率快，P-P 频率较 R-R 为快，心房律可以是窦性或异位心律。

3. QRS 时限可正常或延长，逸搏心律节律点在束支分叉以上者，QRS 波群时间形态均正常。如在束支分叉以下，则 QRS 波群异常时间超过 0.12 秒。

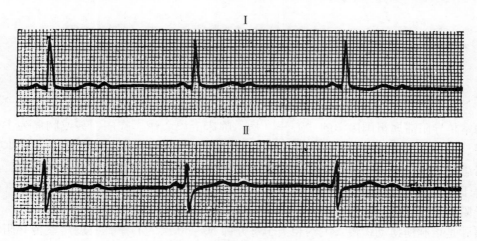

图 17　二度Ⅱ型房室传导阻滞

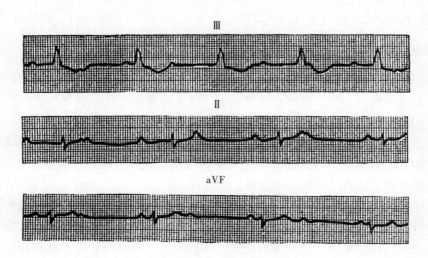

图 18　三度房室传导阻滞

　　如逸搏心律的 QRS 时限正常，速率为 40~60 次/分，用阿托品后或运动时能加快，则阻滞可能发生在房室结。如传导阻滞在希斯束内或其远侧，则逸搏心律的速率小于 40 次/分，QRS 宽阔，且阿托品和运动均不能使之增快。

第二节　中医对房室传导阻滞的认识

一、概述

房室传导阻滞属祖国医学的"心悸"病，临床上以心悸、胸闷、甚或胸痛为主，可伴有气短、乏力、头晕等证。脉象主要呈现缓慢型的表现，属阴寒类心律失常。根据房室传导阻滞患者心率及心律的情况，主要脉象为缓脉（一度房室传导阻滞伴心率缓慢，心率每分钟等于或小于60次者常见脉象）、结脉（二度房室传导阻滞常见脉象）及迟脉（三度房室传导阻滞常见脉象，二度Ⅱ型房室传导阻滞2：1传导）。

缓脉是指脉搏搏动缓慢，大约相当于每分钟50~60次的心率，一度房室传导阻滞伴有窦性心动过缓可出现缓脉；二度房室传导阻滞（包括二度Ⅰ型和二度Ⅱ型）的特点是某些窦性激动未下传，脉搏有间歇，其基础窦性心率缓慢或正常，均属中医结脉类（阴寒类）心律失常；三度房室传导阻滞为所有窦性激动均未下传，心房与心室电生理活动分离，各有其搏动的节律，脉搏反映的仅为室性节律，脉搏小于50次/分，节律齐或不齐（逸搏出现时）。当节律齐时，三度房室传导阻滞的脉搏属迟脉，当节律不齐时，属结脉（阴寒类）。

二、病因病机

房室传导阻滞属心律失常中阴寒类（缓慢型），临床常见三种脉象，即缓脉、结脉和迟脉。其主要发病机理为心脾气虚或心脾肾阳虚，瘀血或痰湿或寒湿阻滞心脉所致。

（一）缓脉病因病机　缓脉的主要病机是脾虚及营阴不足，挟风邪、湿邪。

1. 心脾气虚，心脉瘀阻，血流不畅：思虑过度，耗伤心脾，致使心脾不足；饮食不节，脾胃受伤，而致脾虚；劳累过度及先天禀赋心脾不足，大病久病耗伤心脾等均可使心脾气虚，心脉失养，运行无力而出现缓脉。

2. 心脾气虚，湿邪停蓄，心脉受阻：情志所伤，思虑过度，耗伤心脾，脾失健运，湿邪停聚，心脉被阻。另外，饮食不节，劳累过度，先天禀赋心脾亏虚，大病久病耗伤心脾，也能使湿邪停聚，心脉被阻，致使脉搏缓慢；郁怒伤肝，气结湿停，心脉被阻；外感湿邪，阻滞心脉，致脉搏缓慢。

（二）结脉的病因病机　主要为心脾肾阳虚，寒痰瘀结，心脉受阻。如劳倦过度、饮食生冷或过服寒凉药物、年老久病，则可致脾阳不足；禀赋薄弱，房事不节，早婚，早育，生育过多均可导致脾肾阳虚。脾肾阳虚，心阳失于温煦，则心脾肾阳虚，虚寒内生，寒凝血滞，血脉瘀阻；心脾肾阳虚，水液代谢、运化失司，水湿聚而生痰，寒痰凝结而致心脉瘀阻，导致结脉的发生。

（三）迟脉的病因病机　主要为心脾肾阳虚，寒邪内生，心脉受阻。

禀赋薄弱，或老年脏气虚衰，劳倦过度。房事不节，生育过多，久病失养，暴病伤阳等均可导致心脾肾阳虚，阴寒之邪内生，寒邪主凝，从而导致心脉瘀阻。

三、诊断要点

（一）症状　心悸，胸闷，甚则胸痛，伴气短，乏力，头晕。

（二）脉象　以缓脉、结脉或迟脉为主。其中一度房室传导阻滞者常见缓脉，二度房室传导阻滞者常见结脉，三度房室传导阻滞者常见迟脉。

四、辨证施治

（一）辨证要点　首先要辨明本病为本虚标实之证，即心脾气虚兼湿邪、风邪或心脾肾阳虚兼有寒邪、寒痰之邪。均属于阴寒类心律失常。

1. 重在辨脉：因心主血脉，故脉象的情况可反映心脏的病变状况。房室传导阻滞时必然反映在脉象上，所以临床上遇有脉证不符时，常要舍证从脉，根据脉象情况辨证施治。

（1）缓脉：属阴寒类，在房室传导阻滞中凡心电图示一度房室传导阻滞者，心率慢或正常者均列为缓脉类心律失常。证属心脾气虚，营阴不足或风湿邪之内停，血脉瘀阻。

（2）结脉：属阴寒类，在房室传导阻滞中多见于二度房室传导阻滞者，以脉率不快或缓慢兼有间歇为结脉特点，证属心脾肾阳虚，寒痰凝结，心脉受阻。

（3）迟脉：属阴寒类，在房室传导阻滞中多见于三度房室传导阻滞者，以脉率迟缓小于 50 次/分，律齐为特点，证属心脾肾阳虚，寒邪内生，阻滞心脉。

2. 根据舌象辨证：舌象在房室传导阻滞中起着重要作用，临床可重点观察：

（1）观察舌苔薄与厚，可辨有无痰湿：舌苔薄为单纯虚寒证；舌苔白厚腻者多为痰湿浊邪内停。

（2）辨舌质：尽管房室传导阻滞病人属虚寒证，大部分病人舌质淡，但在临床中，亦可见到舌质红者，此为阳损及阴，虚寒挟瘀热之证。

3. 根据症状辨证：房室传导阻滞病人一般均有心悸、胸闷或痛，伴气短、乏力、头晕等症状。

各证特点：

（1）心脾气虚：面色无华，倦怠乏力，气短，语言无力，纳少，便溏。

（2）心脾肾阳虚：畏寒肢冷，遇寒则加重，腰膝瘘软，小便清长，大便不实。

（3）湿邪及寒痰阻脉：脘腹痞满，嗳气，咳嗽吐白痰，纳呆，头晕头沉。

（二）治疗原则　本病的基本证型是：

1. 缓脉型（一度房室传导阻滞）：

（1）心脾气虚，心脉瘀阻，血流不畅型。

（2）心脾气虚，湿邪停聚，心脉受阻型。

2. 结脉型（二度房室传导阻滞）：心脾肾阳虚，寒痰瘀结，心脉受阻型。

3. 迟脉型（三度房室传导阻滞）：心脾肾阳虚，寒邪内生，阻滞心脉型。

相应的治疗原则为：

1. 缓脉型（一度房室传导阻滞）

（1）健脾补气，活血升脉。

（2）化湿理气，活血升脉。

2. 结脉型（二度房室传导阻滞）：温补心肾，祛寒化痰，活血散结。

3. 迟脉型（三度房室传导阻滞）：温阳散寒，活血升脉。

（三）分型证治

1. 缓脉型（一度房室传导阻滞）：

（1）心脾气虚，心脉瘀阻，血流不畅型：

[**症状**]　心悸，气短，胸闷或胸痛，乏力，不怕冷，可怕热，肢温不凉，面色无华，语言无力，纳少，便溏。

[**舌象**]　质淡暗，苔薄白。

[**脉象**]　缓而细弱。

[**分析**]　心脾气虚，心脉瘀阻则见心悸、气短、胸闷或胸痛；血流不畅则见脉缓而细弱，舌淡暗；脾虚失运，化源不足，机体失养则乏力，语言无力，面色无华，纳少，便溏。阳气尚不虚故不怕冷。

[**治法**]　健脾补气，活血升脉。

[**方药**]　自拟健脾补气调脉汤。

太子参　生芪　白术　陈皮　半夏　茯苓　泽泻　羌独活　防风　升麻　川芎　丹参

[**方解**]　太子参、黄芪、升麻补气升阳；茯苓、白术、陈皮、半夏、泽泻健脾化湿；羌独活、防风祛风以助化湿；川芎、丹参通脉。全方共奏健脾补气，活血通脉之功，使因心脾气虚所致之湿邪化解，缓脉得以平复。

（2）心脾气虚，湿邪停聚，心脉受阻型：

[**症状**]　心悸，气短，胸闷或胸痛，乏力，不怕冷，肢温，脘腹胀满，纳差，大便不实不爽，头晕胀。

[**舌象**]　苔白厚腻，质淡暗。

[**脉象**]　脉缓而弦滑。

[**分析**]　心脾气虚，湿邪停聚，心脉受阻则见心悸，气短，胸闷或胸痛，乏力，脉缓而弦滑；中焦受阻则脘腹胀满，纳差，大便不爽；湿蒙清阳则头晕胀；湿邪上承则舌苔白厚腻。

[**治法**]　化湿理气，活血升脉。

[**方药**]　自拟理气化湿调脉汤。

苏梗　陈皮　半夏　白术　茯苓　川朴　香附　乌药　羌独活　川芎　丹参　太子参

[**方解**]　白术、茯苓、陈皮、半夏健脾化湿，苏梗、川朴、香附、乌药理气化湿；羌独活祛风以助化湿；川芎、丹参活血通脉；太子参补益心脾，全方共奏化湿通脉，补益心脾之功，使湿邪化，心脉通，心气足，缓脉愈。

2. 结脉型（二度房室传导阻滞）：心脾肾虚，寒痰瘀结，心脉受阻型。

[**症状**]　心悸，气短，乏力，胸闷，胸痛，形寒肢冷，遇寒则加重，脘痞腹胀，头晕

沉，腰膝痠软。

　　[舌象]　舌质暗淡，苔薄白。

　　[脉象]　结脉（缓而间歇）。

　　[分析]　心脾肾阳虚，气、血、老痰相凝结而生寒痰，心脉被阻，脉流结滞不通而出现脉缓而有间歇。脾肾阳虚则见腰膝痠软，形寒肢冷，遇寒则加重；寒痰阻滞则胸闷痛，心悸，气短；脾胃不和而出现脘痞腹胀；清窍被蒙则头晕沉。

　　[治法]　温补心肾，祛寒化痰，活血散结。

　　[方药]　自拟温化散结调脉汤。

　　生芪　太子参　白术　茯苓　肉桂　鹿角　干姜　白芥子　莱菔子　陈皮　半夏　川芎　三七粉

　　[方解]　干姜、肉桂、鹿角温阳散寒；白芥子、莱菔子、陈皮、半夏、白术、茯苓化痰湿；生芪、太子参补气以助通阳散寒化痰湿之力；川芎、三七粉活血通脉散结；全方温补，散寒化痰，活血通脉散结。治疗心脾肾虚，寒痰瘀结，心脉受阻之脉结证。

　　3. 迟脉型（三度房室传导阻滞）：心脾肾阳虚，寒邪内生，心脉受阻型。

　　[症状]　心悸，气短，胸闷，胸痛，乏力，怕冷，肢冷，便溏，腰腿痠软无力或可伴头晕耳鸣，阳痿等。

　　[舌象]　舌质淡暗，苔薄白或白滑。

　　[脉象]　迟脉。

　　[分析]　禀赋薄弱，或老年脏气虚衰，劳倦过度，房事不节，生育过多，久病失治，暴病伤阳等导致脉迟。此型的特点是脉迟而非缓，非结。自觉怕冷，肢凉不温属阳虚。因病位在心而涉及于肾，所以可见腰膝痠软，头晕耳鸣，阳痿等。阳虚内寒则见舌质淡暗，苔薄白或白滑，脉迟之象。

　　[治法]　温阳散寒，活血升脉。

　　[方药]　自拟温阳散寒调脉汤。

　　生芪　太子参　白术　茯苓　附片　肉桂　鹿角　干姜　桂枝　丹参

　　[方解]　附片、肉桂、鹿角、干姜、桂枝温阳散寒；生芪、太子参、白术、茯苓健脾益气，以助温阳散寒；川芎、丹参活血通脉；全方共取温阳散寒，活血升脉功效。

五、验案举例：

刘×× 女 54岁 工人

就诊日期：1992年10月18日

患者自1990年出现心悸、乏力、心率慢，病情逐渐加重。西医院诊断：心律失常，房室传导阻滞。建议安装起搏器治疗。患者不愿安装，欲中药治疗，遂来就诊。近来白天心率每分钟50余次，夜间40余次，最低达每分钟20次。伴头晕，腹胀，肢肿，便溏，肢凉怕冷。体检：血压正常；心率每分钟52次，律不齐，未闻病理性杂音；两肺正常；肝脾未触及；下肢轻度水肿。脉结，苔白腻，质淡暗。心电图示：①二度Ⅱ型房室传导阻滞。②

窦性心动过缓，未见 ST-T 改变。超声心动图示：心内结构未见异常。阿托品试验：阴性。心房调搏结果：①窦房结起搏功能正常。②房室结传导功能异常。③阿托品试验阴性，但房室结在每分钟 130 次时仍为文氏传导。西医诊断：心律失常，二度Ⅱ型房室传导阻滞。中医诊断：心悸病。证属心脾肾虚，寒痰瘀结，心脉受阻。治从温补心肾，健脾化痰，通脉散结之法。处方：生芪 30 克　太子参 30 克　肉桂 10 克　巴戟天 10 克　干姜 10 克　白术、茯苓各 10 克　陈皮 10 克　半夏 10 克　泽泻 30 克　羌独活各 30 克　莱菔子 10 克　白芥子 10 克　川芎 10 克　丹参 30 克。水煎服，日一付。服药二周后心率有所上升，夜间可达每分钟 48 次，白天每分钟 60 次左右。自觉症状明显改善。心电图示：二度Ⅰ型房室传导阻滞。坚持服药半年后心率一般每分钟 60 次左右，夜间每分钟 55~58 次，心电图示：窦性心动过缓，一度房室传导阻滞。坚持服药二年后，查心电图正常。

第十章　束支传导阻滞

第一节　西医对束支传导阻滞的认识简介

一、定义

发生在希氏束分叉以下部位的传导阻滞，称为室内传导阻滞，亦称为束支传导阻滞。

室内传导阻滞一词，有时只是指 QRS 时间增宽（>0.12 秒）而难以肯定阻滞部位（右束支或左束支）的弥漫性室内阻滞（图25）。这种阻滞可能是心内膜下浦肯野纤维网传导能力普遍减弱的结果，多见于严重器质性心脏病和高血钾患者。近些年来，由于病理和临床研究的进展，对束支阻滞的认识就更加深入，分类也更精确。按阻滞的部位可分为：右束支阻滞、左束支阻滞、左束支分支（左前或左后）阻滞。按阻滞的程度可分为：不完全性阻滞、完全性阻滞。按阻滞持续时间可分为暂时性、间歇性和永久性。

临床上一般将右束支、左前分支、左后分支称为室内三分支系统，其中任何两个分支阻滞同时存在都称为三分支传导阻滞，是心肌病广泛的表现。

二、发病原因

（一）右束支细而长，易于发生传导阻滞，不一定表现有弥漫性心肌损害。最常见的病因为冠心病，也见于高血压病、风湿性心脏病、急性和慢性肺源性心脏病、心肌炎、心肌病、传导系统的退行性疾病、埃勃斯坦畸形以及法洛四联症或室间隔缺损纠正术后。很多右束支传导阻滞者无心脏病的证据，这种孤立的右束支传导阻滞颇为常见，其发生率随年龄而增加。

（二）左束支较粗，分支也早，左束支阻滞常表示有弥漫性心肌病变。最常见的病因为冠心病和高血压性心脏病或两者并存，也见于风湿性心脏病、钙化性主动脉瓣狭窄、原发性和继发性心肌病、梅毒性心脏病。极少数见于健康人。

（三）左前分支较细，较易发生传导阻滞。最常见于冠心病。其他常见病因有高血压性心脏病、主动脉瓣病和心肌病。在无紫绀的先天性心脏病中，左前分支阻滞常见于心内膜垫缺损，在紫绀型先天性心脏病中，左前分支阻滞是三尖瓣闭锁的重要心电图改变之一。左后分支较粗，接受左冠状动脉前降支、后降支的双重血液供应，不易发生传导阻滞，如出现，多表示病变严重。主要病因为冠心病，亦见于高血压病、心肌病、主动脉瓣病、主动脉瓣狭窄、主动脉缩窄等。

（四）急性心肌梗死中，合并完全性右束支传导阻滞者占 3%～7%，病死率达 30%～60%。右束支的血液供应来自冠状动脉左前降支第一间隔支，因此，前壁梗死出现完全性右束支阻滞时，表明左前降支近端闭塞，其坏死面积较大。合并完全性左束支阻滞者为 2%～4%。左束支的血液供应来自左前降支和右冠状动脉，因此合并完全性左束支阻滞时，提示两条血管受累，表明病变严重。左前分支与右束支共同接受左前降支的血供，在急性心肌梗死中，合并完全性右束支传导阻滞及左前分支阻滞占 5%，另有 4% 的病人单独合并左前分支阻滞。急性心肌梗死合并左后分支阻滞的发生率最低，病人的心肌损伤严重，预后差。

三、临床表现

心室内传导阻滞在未进展到三分支阻滞（完全性房室传导阻滞）之前不引起症状。完全性左束支传导阻滞时，听诊有时可发现第一心音分裂和第二心音反常分裂。完全性右束支传导阻滞时，听诊可发现第一、二心音宽分裂。此时患者可感胸闷憋气、乏力、头晕，甚或感胸痛剧烈。

四、心电图特征

（一）完全性右束支传导阻滞（图 26）

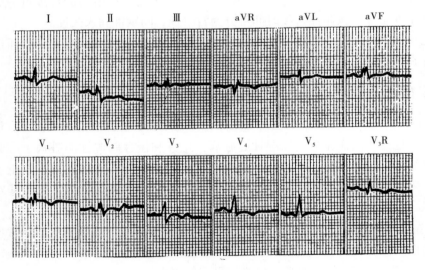

图 26　完全性右束支传导阻滞

1. V_1 导联呈 rsR′型，r 波狭小，R′波高宽。
2. V_5、V_6 导联呈 qRs 型或 Rs 型，s 波宽。
3. Ⅰ导联有明显增宽的 S 波，aVR 导联有宽 R 波。
4. QRS 时限为 0.12s 或以上。

5. T 波与 QRS 主波方向相反。

（二）完全性左束支传导阻滞（图 27）

1. V$_5$、V$_6$导联出现增宽的 R 波，其顶端平坦、模糊或带切迹（R 波呈 M 型），其前无 q 波。

2. V$_1$导联多呈 rS 或 QS 型，S 波宽大。

3. Ⅰ导联 R 波宽大，或有切迹。

4. QRS 时限 0.12s 或以上。

5. T 波与 QRS 主波方向相反。

（三）不完全左或右束支传导阻滞（图 28）

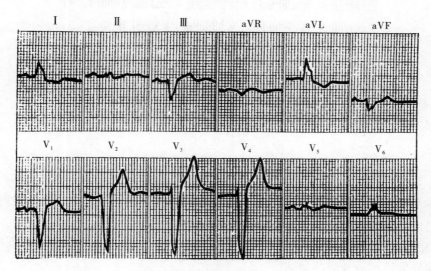

图 27　完全性左束支传导阻滞

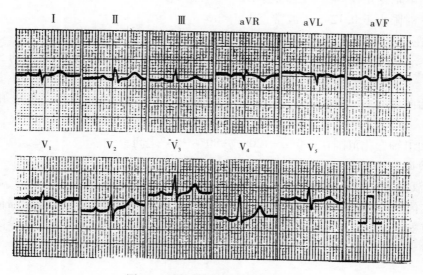

图 28　不完全性右束支传导阻滞

QRS 图形同完全性左或右束支传导阻滞，但 QRS 时限为 0.10~0.11s。

（四）左前分支阻滞（图 29）

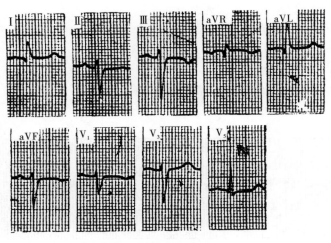

图 29　左前分支传导阻滞

1. Ⅰ 导联以 R 波为主，其前可有或无 q 波，q 波的存在与否取决于开始室间隔的激动是向右还是向左；

2. 因为开始的激动指向下，所以 Ⅱ、Ⅲ、aVF 导联记录到 r 波，接着出现深的 S 波，反映左室前外侧壁和后基底部激动；

3. 额面电轴变化在−45°~−90°之间；

4. QRS 时限小于 0.12s，T 波常直立。

（五）左后分支阻滞（图 30）

1. Ⅰ、aVL 导联的小 r 波反映室间隔向量开始向上、左方，接着出现深的 S 波，反映激动波向下、后和右方传导；

2. 起始向量向上，最后向量向下导致 Ⅱ、Ⅲ、aVF 导联的 qR 波群，Ⅲ 导 R 波振幅超过 Ⅱ 导联；

3. 额面电轴变化范围在+90°~+120°或+80°~+14°之间；

4. QRS 时限小于 0.12s，T 波通常直立。

（六）双侧束支阻滞（图 31）

右束支传导阻滞和左束支传导阻滞交替出现时，可考虑双侧束支传导阻滞的诊断。另外可见右束支传导阻滞合并左前分支或左后分支传导阻滞，其中以右束支传导阻滞伴左前分支阻滞较为常见。

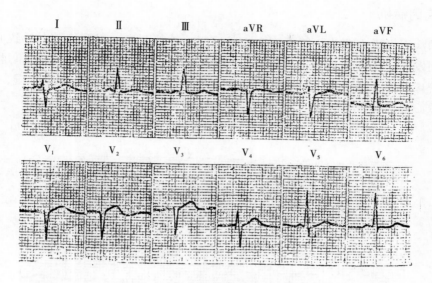

图 30　左后分支传导阻滞

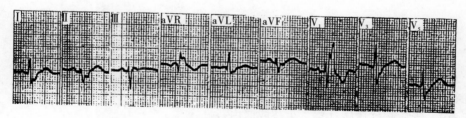

图 31　双束支传导阻滞（右束支加左前分支）

第二节　中医对束支传导阻滞的认识

一、概述

束支传导阻滞属祖国医学的"心悸"病，临床上以心悸、胸闷为主要表现，可伴胸痛、气短、乏力等。脉象在节律或频率方面可无明显异常。常出现细脉、弦脉或滑脉等脉象。

二、病因病机

本病的病因病机主要为心脾两虚，心脉瘀阻。心脾两虚，湿邪停蓄，导致心脉瘀阻，血流不畅而发病。凡思虑过度，大病久病，饮食不节，劳累过度，先天禀赋不足均可使心脾气虚，脾虚则失于健运而心失所养，心之气阴失养而亏虚，或脾不运化水湿，水湿痰饮内停，终致心脉瘀阻而患本病。

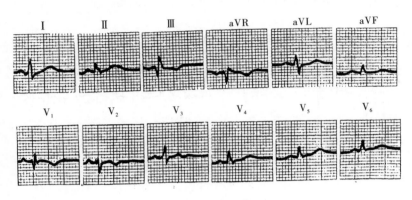

图 32　室内阻滞

三、辨证施治

（一）心气阴虚，郁瘀阻脉

［**症状**］　心痛时作，心悸气短，胸闷憋气，疲乏无力，口干欲饮，大便偏干。

［**舌象**］　舌质暗红或嫩红裂，少苔或薄白苔。

［**脉象**］　细弱或弦细。

［**分析**］　气阴亏虚，血脉瘀阻，则心痛时作，心悸气短，胸闷憋气；气不足则乏力，阴不足则失于濡润而口干欲饮，大便偏干。气阴不足则见舌暗红或嫩红裂，少苔或薄白苔，脉细弱或弦细。

［**治法**］　益气养心，理气通脉。

［**方药**］　通脉理气汤（经验方）。

太子参　麦冬　五味子　生地　白芍　香附　香橼　佛手　丹参　川芎　三七粉

［**方解**］　方中太子参、麦冬、五味子益气养心；生地、白芍养阴生津；佛手、香橼、香附宽胸理气，配以丹参、川芎、三七活血通脉。

（二）心脾不足，痰气阻脉

［**症状**］　心痛时作，心悸，气短，乏力，胸胁苦满，脘腹痞胀，二便不爽，纳谷不佳。

［**舌象**］　舌胖质淡暗，苔白厚腻。

　　[脉象]　沉细而滑或弦滑。

　　[分析]　心脾不足，痰气阻脉，痰瘀阻滞心脉则心痛时作，心悸；心气不足则气短、乏力；气机不畅则胸胁苦满，脘腹痞胀，二便不爽，纳谷不佳。痰瘀内阻则舌胖暗，苔白厚腻，脉沉细而滑或弦滑。

　　[治法]　疏气化痰，益气通脉。

　　[方药]　疏化活血汤（经验方）。

苏梗　香附　乌药　川朴　陈皮　半夏　草蔻　太子参　白术　茯苓　川芎　丹参
白芍

　　[方解]　方中苏梗、香附、乌药、厚朴疏郁行气；陈皮、半夏、草蔻行气化痰；配太子参、茯苓、白术养心益气；川芎、丹参活血通脉；白芍育阴防燥。

四、验案举例

　　贺××　女35岁　干部

　　初诊日期：1990年1月5日

　　患者于一周前曾咽痛、咳嗽、鼻塞，两天来觉胸痛，性质为持续性隐痛，活动后加重，伴胸闷，心悸，乏力，食纳尚可，口干欲饮，大便干结。查体：血压120/80mmHg，心率90次/分，但于轻微活动后则120次/分，律齐，未闻病理性杂音，两肺（－），腹平坦柔软，肝脾不大，下肢不肿。闻诊示语声低弱，望诊示形体较瘦，神态尚正常，舌苔薄质红暗，切脉：细略数。心电图：完全性右束支传导阻滞。超声心动图：未见异常。血沉：25毫米/第一小时末。抗链"O"：阴性。心肌酶：GPT 50IU/L，CPK：300IU/L，LDH：350IU/L。根据患者于上呼吸道感染后出现心悸，胸痛、胸闷、乏力，心率于活动后明显增快，心电图出现完全性右束支传导阻滞，心肌酶检查均有升高，血沉增快，但抗链"O"不高，考虑西医诊断为病毒性心肌炎，中医诊断为心悸病。证属心气阴两虚，血脉瘀阻。心气阴不足，故致心悸、气短、乏力、口干、便干。心气不足，不能帅血畅行，心阴不足，不能濡养心脉，故致心脉瘀阻，气机阻滞。不通则痛，故见胸痛。拟活以益气养阴，活血通脉。处方：太子参30克　麦冬15克　五味子10克　白芍30克　生地30克　丹参30克　川芎15克　香附10克　香橼10克　佛手10克　三七粉（分冲）3克　七付，水煎服，日一付。并嘱患者卧床休息。服药一周后胸痛胸闷减轻，心率快好转，安静卧床时心率仅78次/分，稍事洗漱活动后心率仍100次/分，心电图仍示右束支传导阻滞。继服药一个月后患者自觉症状基本消失，唯尚不能过多活动，活动量稍大心率仍可达90次/分，心肌酶及血沉已恢复正常，心电图尚为完全性右束支传导阻滞。继服药三个月后，心电图右束支传导阻滞消失，恢复为正常心电图，患者无不适。继休息半年后恢复正常工作。

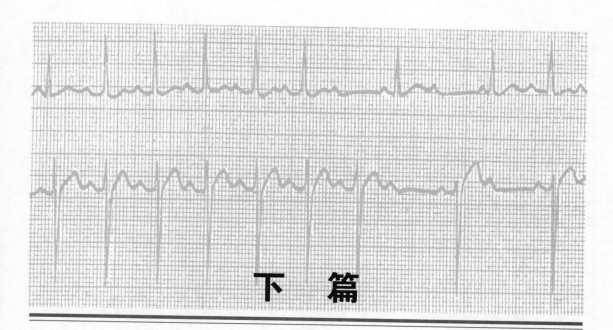

下　篇

中医药治疗心律失常研究情况

第一章　单味中药研究情况

第一节　临床观察

一、黄连素

多年来黄连素一直被用作抗生素类药物，近年来发现黄连素对快速型心律失常有一定的治疗作用。

（一）上海市徐汇区中心医院黄伟民等用黄连素治疗室性快速心律失常50例。年龄4~62岁，平均36岁；病程2周~20年，平均38.5±3.77年；大多数由心肌炎后遗症引起，少数由急性心肌炎和可疑冠心病引起；其中频发室性早搏49例，反复发作性短阵室性心动过速1例。所有患者均经多种抗心律失常药物治疗，或疗效不佳，或因副作用太大而停药。在接受本治疗前均停用一切其他抗心律失常药。治疗用市售黄连素，成人0.3~0.5克，每日3~4次，大多为0.4克，每日4次；儿童酌减。4周为一疗程。疗效评定标准：显效：疗后早搏完全消失。有效：1分钟听诊和1分钟心电图记录到的早搏次数的平均数比治疗前减少50%以上。无效：疗后无变化或早搏减少<50%。治疗结果：显效20例，有效10例，无效20例，总有效率60%。疗前早搏平均数15.90±9.89次/分，疗后为72.9±9.82次/分，这一差别有显著统计学意义（$P<0.01$）。起效时间在药后3~30天，大多在7天，平均为13.16±8.22天。且治疗前后的窦性心率、P-R间期、QT间期、QRS时间均无显著性差别（$P>0.05$）。副作用轻微，仅有14%患者出现上腹不适、便秘或腹泻等胃肠道症状，多能被患者所耐受[6]。

（二）武汉市第五医院毛方方等以黄连素治疗各种心律失常45例，其中室性早搏20例，房性早搏11例，交界性早搏6例，阵发性房颤3例，慢性房颤3例，阵发性室上性心动过速2例。原发病冠心病13例，高心病4例，心肌病1例，风心病1例，原因不明26例。疗前1~2周停用其他抗心律失常药。治疗予黄连素0.4克，每日4次，显效后逐渐减量维持。若药后5~7天仍无效者，加量至0.5~0.6克，每日4次。疗程为2~4周。疗效评定标准：显效：用药期间心律失常完全消失。有效：用药后期早搏次数减少50%以上，房颤心室率减慢20次/分以上。无效：药后未达到以上标准。治疗结果：显效25例，有效10例，无效10例，总有效率为77.78%。其中对室性心律失常的有效率为70%，对室上性心律失常的有效率为84%。疗效出现时间最早为药后1小时（均为阵发性室上性心动过速），最晚第8天，大多数为2~5天。副作用轻微，9例药后出现轻度口苦、纳差及恶心等消化道症状，但不影响日常生活及治疗。

（三）白求恩医科大学第一临床医院心血管内科赵学忠等应用 24 小时动态心电图监测技术，对 64 例早搏患者进行小檗碱（黄连素）的疗效观察，并随机双盲地与慢心律对照进行双向序贯 t 检验 64 例中，室性早搏 53 例，房性早搏 11 例，皆为 Lown 3、4、5 级或 2 级的 3 倍以上（频发早搏>90 次/小时）的持续性早搏患者。室早平均病程 4.17 年，房早病程平均 3.40 年。治疗方法：小檗碱 0.6~1.0 克，每日 3~4 次，疗程 2 周~2 个月，平均 25 天。治疗结果：显效（药后早搏减少 75% 以上）28 例，有效（药后早搏减少 50%~75%）17 例，无效（药后早搏减少不足 50%）19 例，总有效率为 70.3%。其中对室早总有效率为 67.9%，对房早总有效率为 81.8%。排除早搏自然下降百分率的影响，该药对室早和房早的有效率分别为 58.5% 和 81.8%。小檗碱与慢心律随机双盲对照进行双向序贯 t 检验，最后结论是，小檗碱与慢心律治疗室性早搏差异无显著性（P>0.05）。

（四）承德医学院附属医院内科顾连和等以黄连素治疗早搏 30 例，其中室性早搏 18 例，房性早搏 12 例，早搏数均>5 次/分，或呈二、三联律者。原发病中冠心病 22 例，心肌炎 5 例，原因不明 3 例。治疗予黄连素 0.4~0.5 克，每日 4 次。疗程 2~4 周，最长达 10 周。服药前一周及疗程中均停用其他抗心律失常药。治疗结果：显效（用药期间或停药后早搏消失或偶发早搏）13 例，有效（药后早搏减少 50% 以上）11 例，无效（药后无变化）6 例，总有效率 80%。其中对房早总有效率为 83.3%，对室早总有效率为 77.8%。一般在药后 4~10 天出现疗效。

二、黄杨宁

即环常绿黄杨碱 D，是行气活血，祛湿通络中药黄杨宁的有效成分之一。具有抗心肌缺血缺氧，改善冠状动脉循环，增强心收缩力和抗心律失常作用。

（一）上海曙光医院雷德培等以黄杨宁片治疗心律失常 30 例，其中房性早搏 9 例，室性早搏 8 例，房早并室早 13 例。合并短阵房性心动过速 6 例，阵发性房颤 3 例，室性早搏连搏 2 例。原发病中冠心病 22 例，心肌炎 8 例。治疗以黄杨宁片（南京小营药厂生产）第 1、2 天，每天 3 次，每次 2 毫克；第 3 天开始每天 3 次，每次 3 毫克，连服 4 天。共服药 6 天，服药期间停用其他抗心律失常药物。疗效评定标准：显效：各种心律失常发作频率或次数减少≥90% 或消失；有效：各种心律失常发作频率或次数减少 50%~90%；无效：疗后未达到上述标准者。治疗结果：黄杨宁片对房性早搏有效率为 63.6%，对室性早搏有效率为 57.2%。对各种心律失常的总有效率为 60.5%。24 小时动态心电图监测结果：疗后房性早搏平均下降 54.87%（P<0.05），室性早搏平均下降 57.82%（P<0.05），均有显著性差异。两组早搏疗后变化比较，无显著性差异（P>0.05）。

（二）上海中医学院曙光医院朱瑞春等以黄杨宁片治疗心律失常 20 例，其中频发房性早搏 4 例（早搏数>10 次/小时）、阵发房性心动过速 3 例，频发室性早搏 9 例（早搏数>30 次/小时），成对室早 6 例，多源性室早 1 例，短阵室性心动过速 1 例。疗前停用其他抗心律失常药物一周，然后予黄杨宁片 6~8 毫克/日口服，10 天为一疗程。治疗结果：显效

（早搏数减少90%以上）3例，有效（早搏数减少60%～89%）5例，好转（早搏数减少30%～59%）5例，无效（早搏数未减少，或减少不足30%）7例，总有效率65%。其中室性早搏总有效率69.2%，房性早搏总有效率57.1%，对心率、血压无明显影响（$P>0.05$）。

三、汉防己甲素

湖北鄂城钢铁厂医院卢焰山等应用汉防己甲素治疗阵发性室上性心动过速18例、38例次，并以异搏定治疗组14例、32例次作为对照。治疗组男15例，女3例，年龄22～64岁，病程1～18年。原发病不明者11例，预激综合征3例，风心病、冠心病、高心病及心肌病各1例。对照组患者的性别、年龄、病程及病因与治疗组大致相似。治疗组予汉防己甲素0.15克加生理盐水20毫升静脉注射，老年人适当减量；对照组予维拉帕米（异搏定）5毫克加10%葡萄糖注射液20毫升静脉注射。治疗结果：治疗组38例次转复成功32例次，占84.2%；对照组32例次转复成功28例次，占87.5%。治疗组平均复律时间3.6分钟，对照组为3.2分钟。两组疗效、复律时间相比无显著性差异。复律前后血压无明显变化。副作用：个别患者出现胸闷、气促、头部及局部疼痛，但均在数分钟内自行缓解。

四、山楂黄酮

是山楂的主要成分之一，有扩张血管、改善冠脉供血、降低心肌耗氧量作用，并能对抗氯化钡、乌头碱引起的兔心律失常。

山楂黄酮临床协作组翁维良等用北京市第四制药厂生产的山楂黄酮片治疗心律失常33例，其中室性早搏21例，房性早搏8例，交界性早搏3例，房颤1例。按1979年心律失常病因、严重程度及疗效参考标准分类，早搏属轻度者8例，中度者24例。原发病冠心病16例，可疑冠心病2例，心肌炎11例，心肌病2例，风心病1例，自主神经功能失调1例。治疗予山楂黄酮片4片（每片含山楂总黄酮25毫克）/次，每日3次，4周为一疗程。疗效判断按1979年全国中西医结合防治心律失常研究座谈会制定的标准。治疗结果：显效9例，有效11例，无效10例，加重3例，总有效率62.5%。疗前早搏平均55.66±47.15（X±SD），疗后平均21.50±30.23，减少61.4%，差别十分显著。治疗过程中无明显副作用[5]。

五、葛根素

山东省千佛山医院娄兹谟等用葛根素针剂治疗心律失常22例，并与β受体阻滞剂普萘洛尔（心得安）组10例作对照。葛根素组有房性早搏7例，室性早搏9例，结性早搏1例，房颤2例，房扑、房速及窦速各1例；心得安组房性早搏2例，室性早搏7例，房颤1例。原发病葛根素组有冠心病13例，高心病、风心病、先心病、心肌炎及胆心综合征各1例，β-高敏征4例；心得安组冠心病4例、心肌炎2例、甲亢性心脏病1例、胆心综合征3例。32例病人随机分组，用药前停用一切抗心律失常药物7～10天。治疗方法：7天为一疗程。葛根素组：首剂予葛根素200毫克加入50%葡萄糖注射液20毫升，5～10分钟静脉推注完。1～7天予葛根素500毫克加入10%葡萄糖注射液500毫升内静脉滴注，4小时滴注完，每日一次。心得安组：首剂予心得安 2.5 毫克加入 50% 葡萄糖注射液 20 毫升，5~10 分钟静脉推注完。1~7 天予心得安 5 毫克加入 10% 葡萄糖注射液 500 毫升内静脉滴注，4 小时内滴完，每日一次。疗效判断标准：显效：心律失常减少的次数和/或消失持续的时间均在 70% 以上。有效：以上指标在 50%~70%。无效：以上指标在 50% 以下。治疗结果：葛根素组显效 6 例，有效 7 例，无效 9 例，总有效率 60%；心得安组显效 6 例，有效 3 例，无效 1 例，总有效率 90%。两组总有效率经统计学处理，无显著性差异。且葛根素组有明显减慢心率的作用（$P<0.01$）和一定的降血压作用（$P<0.05$），对血脂无影响。副作用：个别患者在滴注葛根素第二天出现皮疹或米粒样小丘疹，经用扑尔敏治疗症状消失。

六、郁金

中国中医研究院西苑医院心血管病研究室马胜兴等以郁金粉（片）剂治疗各种早搏 56 例，其中室性早搏 52 例（间位性 2 例，合并短阵室性心动过速 2 例、窦性心动过速 4 例、窦性心动过缓 1 例）、房性和交界性早搏各 2 例。早搏 >5 次/分者 50 例，<5 次/分者 6 例。原发病冠心病 12 例，高血压并冠心病 4 例，高血压病 6 例，高心病 3 例，风心病 1 例，心肌炎后遗症 10 例，病因不明 20 例。中医辨证本证以气虚最为多见，其次为阴虚和气阴两虚；标证以热痰居多，血瘀和气滞次之。治疗用川郁金粉（片）剂 5~10 克，每日 3 次开始，无不适反应加量至 10~15 克，每日 3 次。3 个月为一疗程，服药期间未用其他影响心律的药物，停药后继续随诊和随访。疗效标准：基本治愈：早搏完全消失，停药随访 3 个月以上未复发。显效：早搏减少 90% 以上，或早搏完全消失，停药 3 个月内复发。好转：早搏减少 50%~90%。无效：早搏无好转，或减少不足 50%。治疗结果：基本治愈 15 例，显效 11 例，好转 9 例，无效 21 例，总有效率 62.5%。起效时间最快为一天，多数在 1~4 周内。2 例患者服药过程中 SGPT 升高，经停药、保肝治疗后恢复正常。不同病因及不同证型之间疗效无显著性差异。

七、人参

浙江诸暨市中医院吕素珍以人参片治疗流行性出血热之心律失常 30 例，心电图检查均提示心动过缓，心率最慢者 31 次/分。其中伴 Ⅰ 度房室传导阻滞 2 例，Ⅱ 度房室传导阻滞 2 例，窦房阻滞 1 例，早搏 4 例，伴心肌损害 ST-T 改变 16 例。治疗以生人参片含服，每次 3~5 片（0.5 克/片），每日 3 次。连服 7~14 天，治疗期间未用增快心率及其他抗心律失常药物。结果：2~3 天后自觉症状有改善，1 周后心率增加 50% 以上，2 周后心电图复查，90% 以上恢复至正常范围。

浙江诸暨县中医院寿天佑报道以新开河参含化治疗各种心律失常 25 例，其中室性早搏 9 例，房性早搏 2 例，房颤 8 例，病态窦房结综合征 6 例。原发病中冠心病 15 例，肾病综合征、风心病及特发性心脏病各 1 例，心肌炎 4 例，心肌病 3 例。治疗时除 2 例分别与胺碘酮、奎尼丁同服外，23 例均单独服用参片。方法：将新开河参原药切成 0.5~1 毫米半透明饮片，每天早晨和晚上临睡前将一片参置口中慢慢含化，直至完全溶化吸收。10 天为一疗程。疗效标准：显效：房颤转为窦性心律；早搏消失；病窦综合征心室率>55 次/分，症状减轻，阿斯综合征未复发。有效：房颤未转复，但心室率恢复正常，症状减轻；或早搏服药控制，停药复发；或早搏次数减少不足 50%。无效：疗后无变化。治疗结果：显效 13 例，有效 7 例，无效 5 例，总有效率 80%。

八、炙甘草

上海中医学院附属龙华医院陈汝兴等从炙甘草汤治疗"脉结代，心动悸"中得到启发，摸索重用炙甘草治疗室早、房早获效良好的经验，研制出炙甘草注射液，每支 10 毫升，含生药 1 千克/升。动物实验证明，炙甘草注射液对氯仿、肾上腺素、氯化钡、毒 K、乌头碱等诱发的动物心律失常模型均有一定的对抗作用，且经过一系列的毒性和安全试验，未见不良反应。陈氏等以炙甘草注射液治疗早搏 55 例，其中室性早搏 41 例、房性早搏 14 例。原发病为冠心病 19 例、心肌炎及其后遗症 18 例、高心病 3 例、风心病 2 例、肺心病 4 例、原因不明者 9 例。中医辨证以心气虚者为多，或兼心阴虚，或兼心血瘀阻。所有病例均曾多次服用各种抗心律失常药物，疗效不佳。药前停用一切影响心律、心率、血压的药物达药物的三个半衰期以上。所选病例早搏数均大于 5 次/分或大于 720 次/24 小时。55 例患者随机分为 2 组，第一组 25 例（室早 18 例、房早 7 例）观察该药对早搏的即刻疗效：先给 25%葡萄糖注射液 20 毫升缓慢静脉注射作为安慰剂，以后每隔 30 分钟将炙甘草注射液 10 毫升加入 25%葡萄糖注射液 20 毫升中静滴，连续四次，观察安慰剂及药后 5、15、30 分钟及药后 1 小时的每分钟早搏数、心率及血压。疗效标准：药后早搏 5 分钟内消失为显效，早搏数减少≥50%为有效，<50%为无效。第二组 30 例（室早 23 例，房早 7 例）观察该药连续静点对早搏的疗效：先用 5%葡萄糖注射液 500 毫升静脉滴注，每天 1 次，连用 2~3 天，作为安慰剂，然后用炙甘草注射液 60ml 加入 5%葡萄糖注射液 500 毫升中静滴，150 分钟滴完，每天 1 次，连用 5~7 天。分别于药前、用安慰剂 2~3 天后及用药 5~7 天后各做 24 小时动态心电图检查一次，比较用药前后的平均心率、早搏数量，并计算出相应的早搏抑制率（与用安慰剂后的早搏发生率作对比）。疗效标准：用药后早搏抑制率≥80%或早搏完全消失为显效，早搏抑制率≥50%而<80%为有效，<50%为无效。治疗结果：炙甘草注射液对早搏的即刻疗效观察表明，对室早从 30 克起效，房早 20 克起效，作用强度随药物浓度的加大而加强，表现出明显的量效依赖关系，至炙甘草用至 40 克时，显效 3 例，有效 19 例，总有效率达 88%，对血压、心率均无显著影响。连续静滴炙甘草注射液 7 天，显效 8 例，有效 9 例，无效 13 例，总有效率 56.7%，对室早的平均早搏抑制率 52.6±26.2%（$\bar{X}$±SD），对房早的平均早搏抑制率为 69.8±19.1%。

九、新福苷总苷

系福寿草经分离提取制成的强心苷类药物，上海第二医科大学附属仁济医院心血管研究一室陈曙霞等用新福苷总苷片治疗各种早搏 31 例，均有频发室性和房性早搏，有时呈二、三联律，其中 3 例频发室早呈并行心律。原发病中心肌炎后遗症 23 例，冠心病 7 例，充血型心肌病 1 例。除 7 例用盒式磁带录音机记录外，余 24 例均用 24 小时动态心电图（DCG）记录。室早分级按 Lown 分级法，而房早分级按 Kleiger 等的分级法。观察方法：停用所有抗心律失常药物一周，第二周内隔日记录 DCG1 次，共 3 次，取早搏平均数。第三周开始予新福苷总苷片 1 毫克，日服二次，1~2 周为一疗程。然后停药 1 周，记录 DCG 3 次，再进行第二疗程，一般观察 6 周。服药期间隔日记录 DCG 1 次，总疗程共记录 12~20 次。若单独应用该药 2~3 周无效，则加服慢心律 200 毫克，每日 3 次，隔日观察 DCG 1 次，共 1 周。治疗结果：单独用新福苷总苷治疗有效者 12/24 例，治疗前后早搏平均数经统计学处理有非常显著差异（P<0.001）。无效者 8 例经与慢心律合用疗效显著，治疗前后早搏平均数有非常显著性差异（P<0.001）。对心肌炎后遗症之心律失常效果最好；有效率 74%。有降低心率作用，对心率偏慢者用之宜慎。

十、延胡索

中国中医研究院西苑医院马胜兴等用延胡索粉（丸）治疗心律失常 48 例，其中频发房性早搏 13 例，阵发性房颤 13 例，房早伴阵发房颤 2 例，伴短阵房性心动过速 1 例，阵发性室上性心动过速 2 例，持续性房颤 17 例。原发病冠心病 22 例，风心病 6 例，高心病 3 例，肺心病和高血压病各 2 例，心肌病 1 例，病因不明 12 例。治疗予延胡索粉（丸）5~10 克，口服，每日 3 次；房颤复律期间服用 15 克，每日 3 次。疗程 4~8 周，治疗期间停用其他抗心律失常药物。疗效判断标准：显效：心律失常完全消失。明显好转：早搏、房颤及室上速的发作次数或持续时间减少 90% 以上。好转：以上项目减少 50%~90%。无效：以上项目无好转或减少不足 50%。治疗结果：31 例房早、房颤、室上速病人，显效 15 例，明显好转 7 例，好转 4 例，无效 5 例，总有效率 84%。起效时间 1~10 天。17 例持续性房颤，药后心室率 82.5±3.5 次/分（$\bar{X}$±SD，下同），比药前的 99.1±3.7 次/分平均减慢 16.5±1.9 次/分，（P<0.001）有非常显著性差异。其中 6 例随着心室率减慢之后转复为窦性心律，除 1 例 20 天后复发外，5 例维持窦性心律全部超过 2 个月。未见明显副作用。观察还发现，疗效与剂量呈正相关关系，5~10 克对房早有治疗作用；10 克以上能够控制阵发房颤的发作，并能够减慢心房颤动的心室率，进而使一些持续性房颤转复为窦性心律。

十一、当归

湖北医学院第一附院的蒋锡嘉等以单味当归治疗心律失常 100 例，其中室性早搏 70 例，房性早搏 14 例，交界区性早搏 2 例，窦性心动过缓 4 例（并发房早、窦性静止或 Ⅱ 度窦房传导阻滞 4 例次），慢快综合征 1 例，交界区心律 2 例，房颤 3 例，房室及室内传导阻滞各 2 例。原发病冠心病 33 例，高血压 1 例，感染性心肌炎及其后遗症 17 例，原因不明 49 例。治疗以 25%~50% 当归注射液 60~120 毫升静脉推注或静脉滴注，每日 1 次；或予 150% 当归糖浆 20 毫升口服，每日 3 次。15 天为一疗程，一般用药 2 个疗程。疗效标准参照 1979 年上海全国心血管病会议标准。治疗结果：早搏 86 例中，有效 44 例，无效 42 例，其中室性早搏有效率为 51.4%（36/70），冠心病所致室早疗效达 83.3%（25/30）；房颤 3

例显效 1 例；病窦综合征 7 例，有效 4 例；房室及室内传导阻滞 4 例，均无效。起效时间大多在药后 3 天。

十二、青皮

上海中医学院附属龙华医院蒋一鸣等对青皮注射液对阵发室上性心动过速（PSVT）即刻转律作用进行了序贯检验研究，具体方法如下：采用开放型单相序贯检验法，首先规定即刻转律率检验标准，P≥80%为有效，P≤30%为无效。再规定检验的假阳性率 α = 0.05，假阴性率 β = 0.05，然后得出药物有效及无效两边界线：u：y = 1.32 + 0.56n，L：y = -1.32 + 0.56n，最后绘出开放型单相序贯检验图。临床选 50～60 岁老年妇女为观察对象，一经确诊为 PSVT，即予青皮注射液 0.5～1 毫升（每毫升内含生药 1 克）加入 25% 葡萄糖注射液 20 毫升静脉推注，观察其血压、心电图变化，并将每次即刻转律结果在序贯检验图上作实验线。结果，在进行到第 6 例时实验线穿过上界，结论认为青皮注射液对 PSVT 的即刻转律作用有显著性效果。本组 6 例患者均有反复发作病史，原发病有冠心病 3 例、预激综合征 2 例、高血压病 1 例。本次 PSVT 发作 20～120 分钟来诊，就诊时心率 150～200 次/分，血压 130～80/70～60mmHg。经青皮注射液静脉推注后，即刻复律 5 例，无效 1 例，转律的血压阈值在 120～160/100～140mmHg。

与蒋氏同一医院的马贵同等人在上述实验之后，对青皮注射液对 PSVT 的即刻转律作用进行了进一步的临床观察，并设对照组进行比较。青皮组 49 例，反复发作者 46 例，初发者 3 例。伴有心血管系统疾病者 18 例，其中，伴预激综合征者 11 例，伴完全性右束支传导阻滞者 1 例，有早搏病史者 5 例，房颤病史者 1 例。对照组 17 例，一般情况与青皮组相似。两组患者均无高血压或冠心病。青皮组予青皮注射液 4 毫升（相当于生药 4 克）加入 25% 葡萄糖注射液 40 毫升缓慢静脉注射，5 毫升/分。对照组予去氧肾上腺素（新福林）5～10 毫克肌内注射，或加入 25% 葡萄糖注射液 40 毫升中缓慢静脉注射。治疗结果：青皮组有效 42 例，无效 7 例，总有效率 85.7%；对照组有效 16 例，无效 1 例，总有效率 94.1%，两组相比无显著性差异（P>0.05）。青皮组 5 分钟内转律有效者占有效病例的 73.8%，最大用药量 4 克，最少为 0.5 克，多数用量 1～2 克。且副作用轻微，仅 2 例在转律前一度出现早搏，但未经任何处理很快转为窦性心律，副作用明显小于新福林[3]。

十三、蝙蝠葛碱

又名"山豆根碱"，系由防己科植物山豆根茎中提出的一种酚性生物碱，经实验证实，有降低血压和抗心律失常作用。

（一）湖北沙市第三医院关美玲以蝙蝠葛碱片治疗顽固性心律失常 33 例，其中房性早搏 13 例，持续性房颤 1 例，交界区早搏 3 例，室性早搏 16 例（呈二联律者 5 例）。皆服过多种抗心律失常药，效果不佳。原发病中心肌炎 6 例，冠心病 14 例，高血压病 3 例，风心病、肺心病各 2 例，心肌病 1 例，不明原因 5 例。治疗采用单盲自身对照法，药前停用其他抗心律失常药 7～10 天，然后予蝙蝠葛碱片 300 毫克（50 毫克/片），每日 3 次口服。此前一周予外观形态相似的安慰剂 6 片，每日 3 次口服，作为对照组。心律失常控制后以蝙蝠葛碱片 300~600 毫克/日维持。治疗结果：显效（完全复律）23 例，有效（早搏次数减少 50%以上）5 例，无效（药后 4 周心律失常同前或减少不足 50%）2 例，中途停药 3 例，总有效率 88.8%。起效时间最短 3 天，最长 23 天，平均 7 天。对照组心律失常无效，与治疗组相比，差异非常显著（$P<0.01$）。副作用：4 例出现腹胀、腹泻、纳差，停药后自行消失。2 例 GPT 升高，减少药量后 GPT 恢复正常[7]。

（二）武汉医学院二附院冯克燕等人以蝙蝠葛碱治疗心律失常 41 例，其中室早 29 例，房早 1 例，房颤 10 例，房扑 1 例。原发病心肌炎 14 例，冠心病 12 例，高心病 3 例，风心病 2 例，心肌病 1 例，肺心病 1 例，特发性房颤 1 例，原因不明 7 例。药前停用其他抗心律失常药 3~7 天，以胶囊装蝙蝠葛碱纯粉 150 毫克，每日 3 次口服，或片剂 300 毫克（每片 50 毫克），每日 3 次口服。心律失常控制后逐渐减量，以 300~600 毫克/日维持，个别维持量为 150 毫克/日。治疗结果：显效（完全复律）32 例，有效（早搏次数减少 50%以上，或房颤转为房扑）5 例，无效（药后 4 周心律失常同前）4 例，总有效率 90.3%。起效时间多在服药后 3~7 天。副作用：胃胀 5 例，大便次数增多 7 例，不停药可自行消失。GPT 轻度增高 2 例，3~4 周内恢复正常。对心率、血压及肝、肾功能无影响。

（三）武汉市第四医院郑清远等人以蝙蝠葛碱治疗心律失常 32 例，其中室早 14 例，房早 4 例，交界区早搏 3 例，阵发性房颤 4 例，持续性房颤 6 例，阵发性室上性心动过速 1 例。原发病中冠心病 9 例、高心并冠心病 3 例、肺心并冠心病 1 例、风心病 1 例、慢性感染 6 例、肺癌及农药中毒各 1 例、原因不明 10 例。病程数月~13 年。治疗前停用其他抗心律失常药 1 周，然后口服蝙蝠葛碱片 300 毫克，每日 3 次。显效后逐渐减量，以 300~900 毫克/日维持，疗程 30 天。疗效评定标准：显效：房颤或阵发性室上性心动过速完全复律，或早搏完全消失。有效：房颤转为房扑，或早搏次数减少 50%以上。无效：心律失常同前或早搏减少不足 50%。治疗结果：显效 17 例，有效 7 例，无效 8 例，总有效率 75%。其中对各种早搏的总有效率达 90.5%。副作用：轻度头昏头痛、乏力嗜睡及恶心胃胀、大便次数增多，不需停药症状可自行消失。值得注意的是，本组出现昏厥 1 例，心电图见短暂性窦性停搏及窦房传导阻滞各 1 例，加之动物实验证实蝙蝠葛碱对窦房结有抑制作用，故对病窦综合征患者应慎用或禁用此药。

十四、冬虫夏草

近年来常用的"宁心宝"胶囊系将从新鲜冬虫夏草中分离得到的麦角菌科真菌头孢，经液体深层发酵所得到的菌丝体干燥粉末制备而成。含 17 种氨基酸，14 种微量元素及 D-甘露醇和麦角甾醇等。实验表明，该药有扩张血管，调节免疫及抗心律失常等多种药理作用，对氯化钡、乌头碱所致心律失常有对抗作用，并有明显的增加冠脉血流量，降低冠状动脉、脑及外周血管阻力的作用。

（一）河南省人民医院杨朝宽等以宁心宝胶囊治疗心律失常 54 例，其中房性早搏 40 例，室性早搏 9 例，交界性早搏 4 例，阵发性房颤 1 例。原发病冠心病 35 例、高血压性心脏病8例、心肌病2例、高冠心并陈旧性心梗4例、风心病2例、原因不明3例。均为常规抗心律失常药无效或效果不佳，或未曾用过抗心律失常药治疗的患者。服药前停用一切抗心律失常药3天，然后以宁心宝胶囊500毫克，8小时1次口服，疗程2周。疗效标准：显效：临床症状消失，24小时动态心电监测（DCG）记录早搏减少75%以上；有效：临床症状明显好转，早搏减少50%～75%；无效：临床症状无变化或早搏减少不足50%。治疗结果：DCG记录最短起效时间24小时，最长者7天，平均起效时间4.6±1.1天。治疗结果：显效36例，占67%；有效8例，无效10例，总有效率81%。对血压高者有降压作用，对心率有双向调节作用，且对心功能减退者有改善作用，对血、尿常规及肝、肾功能无影响。作者认为，宁心宝胶囊既具有抑制异位搏动的作用，又有提高窦房结功能的作用，可调节窦性心率，加快房室传导，改善心脏功能，具有二者兼顾之功能。适用于老年冠心病所致心律失常，尤其是伴窦性心动过缓或/和传导障碍的室上性心律失常。

（二）上海第二军医大学附属第九人民医院徐济民等以宁心宝胶囊治疗心律失常64例，采用随机双盲对照法进行临床观察，分Ⅰ、Ⅱ号组，各32例。Ⅰ号组（治疗组）患者年龄34～85岁，平均62.56±13.05岁。原发病冠心病29例，心肌炎后遗症2例，慢支肺气肿1例，伴有高血压3例。其中房性早搏17例，室性早搏13例，房颤2例。Ⅱ号组（对照组）患者年龄、原发病及心律失常类型与治疗组大致相同。治疗，Ⅰ号组予宁心室胶囊500毫克，每日3次；Ⅱ号组予安慰剂2片，每日3次。疗程2周，药前及疗程中停用其他抗心律失常药物。疗效标准：显效：经治疗后早搏完全消失。有效：疗后早搏减少50%以上。无效：疗后无变化或早搏减少不足50%。加重：疗后早搏反而增多。治疗结果：Ⅰ号组显效21例，有效4例，无效2例，加重5例，总有效率78.1%；Ⅱ号组显效3例，有效3例，无效20例，加重6例，总有效率18.8%，经Ridit检验，两组有显著性差异（u=3.2525，$P<0.01$）。Ⅰ号组对房、室早的有效率分别为82.4%、84.6%，与Ⅱ号组相比有显著性差异（u=2.819，$P<0.01$）。治疗过程中未见明显副作用。

（三）李佩璋等以宁心宝胶囊治疗心律失常200例，并设对照组57例，多为服用各种抗心律失常药疗效不佳者。其中多发房性早搏65例，多发室性早搏115例，非阵发性交界性心动过速2例，房早合并短阵房速2例，阵发性室上性心动过速3例，多发交界性早搏伴交界区心动过速2例，交界区逸搏1例，病窦综合征8例，Ⅰ度房室传导阻滞1例，Ⅱ度房室传导阻滞10例。原发病病毒性心肌炎后遗症96例，冠心病83例，肺心病8例，高血压性心脏病6例，风心病2例，高原性心脏病1例，二尖瓣脱垂综合征1例，直背综合征1例，甲亢性心脏病1例，不明原因1例。治疗组予宁心宝胶囊2片，每日3次（0.25克/片）；对照组予安他唑啉（敌胺）0.1克，每日3次，疗程2周。疗效标准：显效：观察期内心律失常完全消失。有效：观察期内阵发性快速型心律失常发作次数及发作时间减少50%以上，或早搏减少至1～2次/分。无效：心律失常无改变，或减少不足50%。治疗结果：治疗组显效83例，有效66例，总有效率74.5%，其中，室上性心律失常有效率84.8%，室性心律失常为73%，病窦综合征为50%，房室传导阻滞为30%。46例经24小时动态心电监测检查，显效8例，有效20例，无效18例，总有效率60.8%。对照组57例中，有效15例，无效42例，总有效率26.3%。两组相比有显著性差异（$P<0.01$）。对照组无效 42 例，服宁心宝胶囊二周后，显效 23 例，有效 12 例，总有效率 83.3%。无明显副作用。

（四）安徽淮南市第一人民医院张文礼等以宁心宝胶囊治疗心律失常 53 例，其中房性早搏 39 例，室性早搏 9 例，交界性早搏 3 例，阵发性房颤 2 例。原发病冠心病 32 例，高血压性心脏病 6 例，心肌病 4 例，心肌炎 2 例，风心病 5 例，冠心病并陈旧性心梗 1 例，原因不明 3 例。所有病例皆用过多种抗心律失常药物，或无效，或疗效不佳。服用心肝宝前停用一切抗心律失常药 5 天。治疗先予维生素 B_6 3 天，记录 24 小时动态心电图 1 次，然后服心肝宝 4 粒，每日 3 次。3 周为一疗程。治疗结果：显效 35 例，有效 8 例，无效 10 例，总有效率 79.6%。对心电图、血压及心功能无显著影响。

（五）成都军区后勤部驻昆明办事处门诊部蔡国琴等以云南生产的"冬虫夏草精"治疗中老年心律失常 101 例，并设对照组 40 例。虫草组室性早搏 44 例，房性早搏 27 例，结性早搏 16 例，房颤 5 例，房性综合征 3 例，阵发性室上性心动过速 6 例。原发病冠心病 49 例，高心病 18 例，心肌炎后遗症 8 例，肺心病 19 例，原因不明 7 例。对照组心律失常类型及原发病与虫草组大致相当。治疗：虫草组予冬虫夏草精胶囊 2 粒，每日 3 次；对照组予慢心律 100 毫克，每日 3 次。皆 15 天为一疗程，观察 3 个疗程。疗效标准：显效：药后早搏消失。有效：药后早搏减少 50% 以上，症状减轻。无效：药后无变化。治疗结果：虫草组显效 29 例，有效 38 例，无效 34 例，总有效率 66.3%；对照组显效 17 例，有效 14 例，无效 9 例，总有效率 77.5‰ 两组相比，无显著性差异（$P>0.05$）。症状总有效率虫草组为 86.7%，对照组为 50.1%，两组对比，有显著性差异（$P<0.01$）。无毒副作用。

十五、附子

（一）上海第一医学院附属华山医院朱伯卿等以附子注射液（每支 2 毫升，含生药 4 克）滴注治疗病窦综合征 16 例，均为冠心病所引起。其中，持久窦性心动过缓 6 例，II度窦房阻滞 5 例，房室交界处心律伴阵发性房颤（慢快综合征）5 例。所有病例阿托品试验均为阳性。治疗以附子注射液 4~6 毫升加入 5% 葡萄糖注射液 500 毫升中静脉滴注，10~20 滴/分，每天 1 次。2 周为一疗程，必要时重复 1~2 疗程。治疗结果：疗后症状均有改善。疗后平卧位心率 50.7±4.7（2SE）次/分，较疗前 47.6±3.8 次/分显著增加（$P<0.05$）；疗后活动后心率 62.4±6.2（2SE）次/分，较疗前 56.5±5.7 次/分明显增快（$P<0.01$）。药物静脉滴注后心率及固有心率均较疗前增加，但无显著性差异（$0.1>P>0.05$）。自主神经阻滞（静脉推注阿托品与普萘洛尔）前窦房结恢复时间，疗后较疗前缩短，但无显著性差异（$0.1>P>0.05$）；自主神经阻滞后校正窦房结恢复时间，疗后为 857±214（2SE）ms，较疗前的 1320±828ms 明显缩短（$P<0.05$）。表明，附子能提高与改善窦房结本身的功能，此作用不被阿托品与 β 受体阻滞剂普萘洛尔所阻滞。治疗过程中未见明显副作用[4]。

（二）苏州医学院附一院陈福华等用附子 I 号治疗了 22 例病态窦房结综合征患者。其中持久性窦性心动过缓 10 例，窦性静止和/或窦房阻滞 10 例，慢快综合征 2 例。采用经食道调搏测定窦房传导时间（SACT）、窦房结恢复时间（SNRT）及校正窦房结恢复时间

（CSNRT），房室传导能力以下列指标表示：①窦性心律时的 PR 间期；②不同起搏频率下的 SR 间期（起搏信号 S 到 R 波起始点的间期）；③文氏周期中最长 SR 间期；④产生文氏阻滞的起搏率（文氏阻滞点）；⑤120 次/分，150 次/分起搏时产生房室传导阻滞（AVB）的例数。测定后用附子Ⅰ号 2.5 毫克溶入 5%葡萄糖 250 毫升内静脉滴注，速度为 25 微克/分。用药 15 分钟后重复测定上述指标，以作比较。结果显示：滴注附子Ⅰ号后，22 例（100%）心率自52.7±6.7 上升至 66.6±8.7 次/分，其中 15 例升至≥60 次/分（68.2%）。SACT 自 136.6±40.5 降至 113.1±32.4 毫秒（$P<0.01$）；SNRT 自 2389.1±964.5 毫秒降至 1397.1±252.9 毫秒（$P<0.01$）；CSNRT 自 1232.7±977.2 毫秒降至 460.9±271.13 毫秒（$P<0.01$）；P-R 间期自 171.8±29.3 降至 159.0±27.4 毫秒（$P<0.01$）。各起搏频率时的 SR 间期均明显缩短。随着调搏频率的增加，SR 间期逐渐延长，并发生不同程度的房室传导阻滞。应用附子Ⅰ号前文氏阻滞点平均为 126±18 次/分，用后则达到 144±12 次/分，且文氏周期中最长的 SR 间期自 316±103.8 毫秒减至 280±70.4 毫秒，120 次/分起搏时产生 AVB 数自 33.3%降至 4.8%，150 次/分起搏时产生 AVB 数自 53.3%减至 31.2%。以上结果表明：附子Ⅰ号可增加窦房结自律性，改善窦房传导，由此提高心率，从而有利于病窦的改善。

（三）上海第一医学院附属华山医院朱伯卿等以大剂量附子（8~12 克）加入 5%葡萄糖溶液 500 毫升作静脉滴注，每日 1 次，2 周为一疗程，治疗病窦综合征患者。为了更精确估价附子对窦房结本身的作用，选用了在注射阿托品与普萘洛尔使心脏自主神经阻滞后，最适调搏率时测定的以自身心率校正后的窦房结恢复时间，并做治疗前后对比分析。发现此值由治疗前的 1320±828 毫秒缩短至治疗后的 857±214 毫秒（$P<0.05$）。提示附子可改善与提高窦房结本身的功能，且该作用不被阿托品与 β-肾上腺素能受体阻滞剂普萘洛尔所阻滞。

第二节　实验研究情况

一、黄连素

（一）小檗胺是由细叶小檗中提取的一种双苄基异喹啉生物碱。哈尔滨医科大学药理学教研室杨宝峰等观察了小檗胺对多种动物心律失常模型的对抗作用：

1. 对乌头碱诱发大鼠心律失常的影响。取大鼠 4 组，分别予以小檗胺（5 毫克/千克）、利多卡因（5 毫克/千克）、奎尼丁（5 毫克/千克）及盐水静脉注入，5 分钟后用恒速泵以 2.0 微克/分的速度静注乌头碱，记录心律失常出现时间：盐水组为 3.09±0.46（分），利多卡因组为 3.69±0.41（分）（$P<0.05$），奎尼丁组为 4.08±0.63（分），（$P<0.01$），小檗胺组为 3.63±0.50（分）（$P<0.05$）；室速出现时间：盐水组 4.05±0.29（分），利多卡因组 4.53±0.63（分），小檗胺组 5.07±0.97（分）（$P<0.05$），奎尼丁组 5.11±1.03（$P<0.05$）。

2. 对哇巴因诱发心律失常的影响。取豚鼠 3 组，分别静注生理盐水，小檗胺 5mg/kg，利多卡因 8 毫克/千克，5 分钟后予哇巴因 50 微克/千克静注，随即以 6 微克/分恒速注入，直至心脏停搏。结果示：室早发生时间（分）：生理盐水组为 3.64 ± 1.13，小檗胺组为 7.95 ± 1.78（$P<0.001$），利多卡因组 7.27 ± 2.35（$P<0.01$）；室速发生时间（分）：生理盐水组 3.92 ± 1.15，小檗胺组为 8.69 ± 1.83（$P<0.001$），利多卡因组 8.11 ± 2.07（$P<0.01$）；心室纤颤发生时间（分）：盐水组 8.57 ± 1.05，小檗胺组 10.12 ± 1.99（$P<0.01$），利多卡因组 9.56 ± 2.11（$P<0.01$）；停搏时间（分）：生理盐水组 9.37 ± 1.04，小檗胺组 13.11 ± 2.08（$P<0.01$），利多卡因组 12.32 ± 2.15（$P<0.05$）。

3. 对氯化钙-乙酰胆碱混合液诱发小鼠房颤（扑）的影响：小白鼠 4 组，分别予等量生理盐水，小檗胺 6.1 毫克/千克，戊脉胺 1.0 毫克/千克，奎尼丁 30 毫克/千克静脉注射，5 分钟静注氯化钙-乙酰胆碱混合液，结果房颤（扑）出现时间（分）：盐水组 0.06 ± 0.01，奎尼丁组 0.47 ± 0.40（$P<0.05$），戊脉胺组 0.08 ± 0.06（$P>0.05$），小檗胺组 0.07 ± 0.02（$P>0.05$）；房颤（扑）恢复时间（分）：盐水组 1.06 ± 0.30，奎尼丁组 0.51 ± 0.21（$P<0.001$），戊脉胺组 0.66 ± 0.25（$P<0.01$），小檗胺组 0.76 ± 0.22（$P<0.05$）。本实验结果表示：小檗胺可明显延迟哇巴因诱发豚鼠心律失常出现时间及豚鼠存活时间，能缩短氯化钙-乙酰胆碱性心律失常持续时间；对乌头碱引起的大鼠室早、室速有较明显的对抗作用。

杨宝峰等还制备了豚鼠离体工作心脏，左心室内插入心导管，经压力换能器输入八导生理记录仪，记录多项心功能指数，在灌流液中加入肾上腺素（终浓度为 1 微摩尔/升），1 分钟后均出现室上性早搏。当心律失常明显时，加入 1 微摩尔/升的盐酸小檗胺，心律失常即刻消失，同时测得心功能指标和给药前相比无显著差异，提示盐酸小檗胺发挥抗心律失常作用时，对正常心功能影响不大，这对抗心律失常药的临床应用具有重要意义。

（二）江西医学院附属第一医院郭治彬等以健康杂种犬麻醉后开胸，分离左冠状动脉前降支（LAD），将其与 5 号注射针头一起结扎，随即抽出针头，造成 LAD 部分狭窄。20 分钟后，用小动脉夹完全夹闭 LAD，并缝合其下位血管的吻合支，可见供血受阻的心肌青紫，活动减弱。2 小时后，去除小动脉夹，被阻断血流的远端搏动恢复，心肌青紫消退，表明缺血区得到再灌注。术后 5~8 日，将刺激电极插入梗死区及与梗死区毗邻的正常区任选 4~6 个部位进行程控刺激，并逐渐缩短刺激间距直至诱发出室性心动过速（VT）或室颤（VF）。将犬分为三组：①假手术组；②盐水组（静注盐水 2.5 毫升/千克），③小檗胺（静脉点滴，小檗胺 10 毫克/千克），于给药前后进行心室程控刺激，刺激部位与程序不变，以用药后不能再诱发 VT 及 VF 为有效，用药后仍可诱发与用药前相同的心律失常者为无效。结果示假手术组犬均未诱发 VT 或 VF，而给药前小檗胺组和盐水组各诱发 VT 5 只、VF 1 只，无显著差别（$P>0.05$）；给药后，小檗胺组诱发 VF 1 只，余五只均未诱发 VT 或 VF，与给药前相比，快速室性心律失常的诱发显著减少（$P<0.05$），而盐水组诱发的 VT 或 VF 数与给盐水前相同，提示小檗胺具有抗缺血性快速室性心律失常的作用。

（三）上海长征医院黄佐等用离体大鼠心脏冠脉前降支结扎后 10 分钟再灌注模型观察了小檗碱对再灌注心律失常的影响，发现小檗碱呈剂量依赖性抗再灌注心律失常。小檗碱 10^{-5}、3.16×10^{-5} 和 10^{-4} 摩尔/升分别使室颤发生率由对照组的 100% 降至 90%、70% 和 40%（$P<0.05$），亦证实了小檗碱的抗缺血后再灌注心律失常作用。

二、葛根素

葛根素系从植物野葛根中分离而得。

（一）山东省医学科学院柴家枢等

1. 给家兔经耳缘快速静脉注射 0.01% 的肾上腺素 0.5 毫升/千克，可诱发室性早搏，室性心动过速及室颤的出现。分家兔为 4 组，分别静注空白溶媒、葛根素、普萘洛尔（心得安）及普拉洛尔（心得宁），观察其抗心律失常作用。结果显示：溶媒对照组心律失常持续时间为 237±36 秒，葛根素组为 106±50 秒，心得安组为 44±42 秒，心得宁组为 44±57 秒，由此看出，与对照组相比，葛根素可显著对抗肾上腺素诱发的心律失常，但其作用强度较心得安及心得宁为弱。

2. 取豚鼠 4 组，对照组静注空白溶媒，其他三组分别静注葛根素、心得安及心得宁，静注 1 分钟后均由颈静脉灌流哇巴因 10 微克/分，观察其产生室性早搏、室性心动过速、室颤的时间，并计算所需哇巴因的总量。结果显示：葛根素可使诱发室性心动过速的哇巴因剂量由 164±32 微克/千克增加至 208±40 微克/千克，而心得安、心得宁组分别增加到 281±48，313±14，均 $P<0.01$，提示葛根素对哇巴因所致的心律失常有保护作用。

（二）中国医学科学院药物研究所范礼理等进行了如下观察

1. 取大鼠，30 秒内静注乌头碱 20 微克/千克，连续观察心电图 30 分，发现均出现多源室性异位节律；灌服葛根黄酮（葛根乙醇提取物的有效成分）能使乌头碱所致心律失常出现时间延迟，持续时间缩短，室性异位节律持续 30 分钟以上的动物数明显减少。

2. 取大鼠 69 只，静注氯化钡，均即刻出现室性异位节律，62 只动物的异位节律持续 20 分钟以上。灌服葛根黄酮可使心律失常时间缩短，异位节律持续 20 分钟以上的动物数明显减少。

3. 44 只大鼠静注氯化钙后，33 只发生心室纤颤；灌服葛根黄酮可明显减少氯化钙所致的心室纤颤发生率。

4. 大鼠于结扎冠状动脉左前降支后 3~5 分钟，均发生多源性室性异位节律。灌服葛根黄酮后的动物，结扎左冠状动脉前降支后心律失常的发作时间可明显减少。

三、灵芝

安徽医学院彭华民等以 0.8% 氯化钡静脉注射引起大鼠心室兴奋性增高，导致各种心律失常，如室性心动过速等。对照组静注等量生理盐水，心律失常平均持续 17 分 6 秒，尚有超过 30 分钟不能恢复的；而用药组在心律失常出现后随即按 2 毫升/千克分别静注 20% 和 30% 的灵芝液，当静注 20% 的灵芝液后立即可使心律失常完全消失，平均有效作用时间为 2 分 54 秒，其中最长的可持续 15 分 30 秒，静注 30% 的灵芝液后，其中两只动物完全纠正了心律失常，其余的平均有效作用时间为 3 分 33 秒。提示灵芝具有良好的拮抗室性心律失常的作用。

四、常山

常山中分离出的常山乙素经结构改造后得到一种抗心律失常药物，即常咯林。

上海第二医科大学附属仁济医院心内科陶谦民等用标准电生理方法，对 8 例室上性心动过速（其中预激综合征 6 例）患者进行急性电药理试验。患者按体重给予常咯林 0.6 ~ 0.8 毫克/千克静脉滴注，开始 10 分钟后重复测定电生理参数；给药 20 分钟（与电生理检查的同时）时采血测定常咯林的血药浓度。发现 8 例患者的房室结前向 ERP（有效不应期）用药前后平均为 221.3±41.2 与 192.5±19.8（$P<0.05$）；房室旁道前向和逆向 ERP 用药前后分别为 248±28.6 与 300±33.9（$P=0.02$）及 223.3±29.4 与 251.7±40.2（$P<0.005$）；心室 ERP 用药前、后平均为 186.3±15.1 与 196.3±17.7（$P<0.01$）。6 例预激综合征患者用药前后的心动过速 R-R 周长为 281.7±25.6 与 300.8±16.3（$P<0.05$）。且测得血浆浓度在有效血浆浓度范围内，安全限以下。说明常咯林能使心动过速时 R-R 周期延长（减慢心率），且可使房室旁道的前向和逆向 ERP 延长，能够选择性抑制预激综合征所致室性心动过速的经房室旁路的逆向传导，这在预激综合征临床上治疗室上性心律失常是有意义的。

五、甘松

浙江医科大学附属第一医院钟达锦等以家兔麻醉后暴露心脏，电灼冠状动脉前降支约位于左心室上 1/3 与中 1/3 交界处的 2 个分支，造成 2 个局部心肌缺血区，并即刻记录心电图，观察其变化，可见 ST 抬高。闭合胸腔后，将动物固定于定向仪上，以电极刺激右侧下丘脑背内侧核以及右下丘脑前区近视旁区，记录刺激前后及刺激过程中第一导联的心电图变化。连续电刺激二次以上，出现以室性早搏为主要特征的心律失常后，静脉注射甘松 1 克/千克，结果表明注射药物前后平均早搏次数分别为 9.53±2.51（$\bar{X}±SD$）与 2.06±0.48，$P<0.01$，且对照组注射盐水后早搏次数为 7.01±0.5，与用药组注射药物后相比，亦有非常显著差异（$P<0.01$），表明甘松制剂经 11 只动物模型观察，注射后室性早搏明显减少，提示甘松对于神经性缺血型心律失常有对抗作用。

六、延胡索

（一）四氢小檗碱（THB）为延胡索的块根提取物。南京铁道学院药理教研室张群英等观察了 THB 的抗心律失常作用：

1. 以大鼠腹腔注射 THB 或等量溶剂，10 分钟后，于 5 秒内静脉注入 10% 氯化钙 1.30 微克/千克，结果：溶剂组 100% 发生室颤（VF），2 分钟内均死亡；THB 组为 0%，心律齐，两组有非常显著的差异（$P<0.01$）。THB 组中有 6 只还能耐受双倍量的氯化钙而仍存活。

2. 同上法，将氯化钙换为氯化钡 4 微克/千克，溶剂组 100% 立即出现双相性室性心动过速，而 THB 组仅 10% 出现 VT（$P<0.01$）。

3. 用大鼠，分别腹腔注射、THB 及溶剂后，结扎冠脉左前阵支 5 分钟后重新灌注，发现溶剂组室颤（VF）发生率为 13/14，窦律恢复时间为 189.3±37 6 秒，死亡数为 6/14；而 THB 组 VF 发生率为 4/10（$P<0.05$），窦律恢复时间为 104.2±46.6 秒（$P<0.01$），死亡数

为 0（$P<0.05$）。

4. 用电刺激兔下丘脑，诱发室性心律失常（VA）。待出现心律失常次数稳定后，随机分为 2 组，分别静脉滴注溶剂或 THB10 毫克/千克后，每间隔 5 分钟按同样的参数予以刺激。溶剂组用药前后 VA 发生次数没有明显差异或略有增加，THB 组于 1 分钟时，VA 数即减少 61.6±37.7%（$P<0.01$），抗心律失常作用维持 20 分钟以上。

5. 用时发现 THB 对哇巴因及乌头碱诱发的动物心律失常无对抗作用，同时测定出 THB 对大鼠血流动力学无影响。结果表明 THB 对多种实验性心律失常有明显预防及对抗作用，且对动物血流动力学各参数无明显影响，可能成为一个有效而安全的抗心律失常药物。

（二）延胡索内含多种生物碱。其中水溶性部分为碱Ⅰ，不溶于水的部分为碱Ⅱ，剂量以总碱为基质计算。中医研究院西苑医院马胜兴等取大白鼠，马拉坦麻醉后静脉注入乌头碱 22.5 微克/千克，待心律失常出现并相对稳定 5 分钟后，分别注射药物或对照溶液。以给药后 2 分钟内心律失常消失，且观察 25 分钟一直正常为完全控制，以如上情况且再次出现心律失常为部分控制，以蒸馏水及酸性水为对照组。结果发现，总碱治疗组均有显著治疗作用，碱Ⅰ则无作用，而碱Ⅱ的治疗作用和维持正常心律的时间均较总碱各剂量组强。说明延胡索生物碱有抗心律失常作用，且其有效成分为非水溶部分。

七、当归

北京中医学院尉中民等观察了当归醇提取物（简称当归）对抗心律失常的作用以及其对左心室肌细胞电生理特性的影响。用哇巴因（毒毛旋花 G）制备快速性室性心律失常模型，记录室速（VT）、室颤（VF）、心脏停搏（CA）出现的时间，并换算成哇巴因的时间累计量。取豚鼠为实验对象，以 2 克/千克体重静脉注入当归，3 分钟后注射哇巴因，以生理盐水和普鲁卡因胺（40 毫克/千克）为对照组，均记录引起 VT、VF、CA 的哇巴因累积量，并采用浮置玻璃电极法，测定在体左心室肌细胞动作电位（AP），计测动作电位的持续时间（APD），动作电位振幅（APA）、0 相最大上升速率（Vmax）、有效不应期（ERP）等参数。先描记正常的 AP 及 ECG，继之，当归组和对照组均以 1 毫升/千克体重静脉注入，同时描记 1 分钟，然后每 5 分钟记录 1 次，共半小时。结果示：模型组、生理盐水组、当归组、普鲁卡因胺组出现 VT 的哇巴因累积量分别为：137.213±23.304（微克/千克），$\bar{X}$±SD，下同），150.865±18.443，254.852±30.801，334.080±109.854；出现 VF 的哇巴因时间累积量分别为 152.405±34.151，152.313±20.309，294.189±58.290，369.331±110.254；出现 CA 的哇巴因时间累积量分别为 214.252±30.233，227.781±26.088，374.803±67.977，436.431±107.402。综上，引起上述三种心律失常的哇巴因累积量，生理盐水组与模型组无显著差异（$P>0.05$），而当归组及普鲁卡因胺组均明显增大（$P<0.001$）。生理盐水注射动物后不同时间，动作电位各参数较之注射前均无显著差异，而当归注射 1~5 分钟后，动作电位波形即发生了明显改变，APA（毫伏）注射 5 分钟前后分别为 107.70±7.24，95.80±9.60（$P<0.01$）；Vmax（伏/秒）注射 5 分钟前后分别为 523.50±61.84，461.10±60.20（$P<0.05$）；APD 50（毫秒）注射 5 分钟前后分别为 93.20±7.67，107.60±12.38（$P<$

0. 01）；APD 90（毫秒）注射 5 分钟前后分别为 111. 90±10. 61，122. 90±11. 57（$P<0.05$），ERP（毫秒）注射 5 分钟前后分别为 101. 00±9. 64，120. 00±15. 717（$P<0.01$）。本实验证实当归预防性给药可推迟心律失常出现时间，且显著提高哇巴因致心律失常的阈剂量，具有对抗动物实验性心律失常的作用。并提示当归可能抑制 0 相 Na^+ 快速内流，从而减慢兴奋传导，并显著延长平台期，可能增加慢内向电流或（和）减少钾外流，从而消除折返，抑制异位节律点及提高室颤阈，基本具有 I 类抗心律失常药的特性。

八、羌活

羌活的水溶部分简称"羌水"。中医研究院中药研究所秦彩玲等人观察了羌水的抗心律失常作用。

1. 取小鼠，口服羌水 10 克/千克体重，以口服蒸馏水及慢心律（50 毫克/千克）为对照组。给药 25 分钟后，腹腔注射乌拉坦麻醉，5 分钟后静注乌头碱 0. 06 毫克/千克，3 秒内注完，观察 1 小时心电图变化，记录心律失常出现时间及恢复正常心律时间，以静注乌头碱后不出现心律失常为显效；10 分钟后出现心律失常以及心律失常持续时间在 10 分钟内为有效，未出现心律失常的小鼠均以 60 分钟计。结果经卡方统计处理。示对照组，慢心律组，羌水组的心律失常出现时间分别为：1. 8±1. 5（分 $\bar{X}±SD$，下同），28. 4±27. 4（$P<0.01$），41. 1±26. 3（$P<0.001$）；三组的心律失常持续时间分别为：42. 6±18. 2，15. 2±19. 1（$P<0.01$），9. 0±16. 2（$P<0.001$），表明小鼠口服羌水及慢心律均能延缓乌头碱诱发小鼠心律失常出现时间，并明显缩短心律失常持续时间。

2. 按上述方法以不同剂量羌水（1. 5 克/千克~12 克/千克）给小鼠口服后静注乌头碱，结果发现对抗心律失常有效率：1. 5 克/千克组为 40. 0%，3 克/千克组为 70. 0%，6 克/千克组为 88. 9%，12 克/千克组为 57. 1%，提示该作用有随剂量增大而增强的趋势，但当剂量增加至 12 克/千克时，其作用反而有所下降。

3. 以大鼠口服羌水 15 克/千克，1 小时后静注乌头碱 0. 04 毫克/千克，观察到心律失常出现时间，对照组为 2. 0±0. 7 分，羌水组为 95. 6±46. 4 分（$P<0.001$）；心律失常恢复时间，对照组为 122±6. 9，羌水组为 23. 0±31. 5（$P<0.01$），提示口服羌水后大鼠的心律失常出现时间明显推迟，心律失常的持续时间也明显缩短。

4. 以大耳白兔口服羌水（实验组）或蒸馏水（对照组），1 小时后氯仿麻醉，成功后快速静注 0. 01% 肾上腺素，并立即记录心电图，对照组和羌水组心律失常持续时间分别为 4. 67±0. 75 分和 2. 75±1. 06 分（$P<0.01$，t 检验），提示口服羌水明显缩短氯仿-肾上腺素诱发的家兔心律失常的持续时间。

综上，可初步证明羌活对实验性心律失常有明显的对抗作用[14]。

九、瓜蒌

瓜蒌皮为瓜蒌的干燥或熟果皮。中国中医研究院中药研究所聂淑琴等进行了如下工作：

1. 给大鼠腹腔注射瓜蒌皮水煎剂，30 分钟后以氯化钙 150 毫克/千克静脉注射诱发室颤。结果：空白对照组 20 只大鼠中 18 只发生室颤，瓜蒌皮 1.7 克/千克体重组 14 只大鼠中 5 只发生室颤，2.5 克/千克组 11 只动物仅 2 只室颤，与对照组相比均有非常显著的差别（$P<0.01$）。

2. 给成年雄性豚鼠以恒速静注 50 微克/毫升（哇巴因 0.1 毫升/分诱发心律失常。以瓜蒌皮水煎剂 2.5 克/千克体重提前 30 分钟腹腔注射能明显提高哇巴因诱发豚鼠室性心动过速的剂量阈值，其值为 174.7±20.1 微克/千克，对照组 129.2±19.6 微克/千克，两者相比差异显著（$P<0.01$）。以上结果显示瓜蒌皮水煎剂对药物诱发的心律失常有一定的对抗作用。

十、蛇床子

蛇床子为蛇床的果实。赣南医学院连其深等观察到：

1. 取小鼠两组，分别静脉注射蛇床子水提取物（SWE）50 克/千克和等容量生理盐水。20 分钟后将小鼠移入放有氯仿棉花的烧杯中，呼吸停止后剖胸观察，以确定是否发生心室纤颤。结果发现：给药的 20 只小鼠中无一只发生室颤，而生理盐水组有 90% 的小鼠出现室颤，经卡方检验有显著性差异（$P<0.01$）。

2. 取大鼠两组，分别静脉点滴 10% 的 SWE 和等容量生理盐水。2 分钟后快速静脉点滴氯化钙 140 毫克/千克，记录发生心室纤颤的大鼠数。结果示对照组 8 只动物中，7 只发生室颤，而 SWE 组无 1 只发生异常，经卡方检验有显著性差异（$P<0.01$）。

3. 取大鼠两组，分别静脉点滴 SWE 8.75 克/千克及等容量生理盐水。2 分钟后静脉点滴乌头碱，结果示：SWE 组和对照组发生心律失常的时间分别 127±39 和 61±10 秒（$P<0.01$），表明 SWE 可明显延长心律失常发生时间。

4. 取大鼠两组，静脉点滴乌头碱致心律失常。待心律失常持续 5 分钟时，分别静脉点滴 SWE 8.75 克/千克及等量生理盐水，观察出现窦性心律及持续时间。结果发现 SWE 组全部恢复窦性心律并维持 7.3±0.7 分，而对照组均未恢复窦性心律，表明 SWE 有抗心律失常作用。

十一、甘草

（一）18β-甘草次酸钠（SGA）系自甘草主要成分提取而来。兰州医学院李新芳等观察到：

1. 取小鼠 2 组，静脉注射 SGA 或等容量生理盐水，30 分钟后吸入氯仿，呼吸停止后立即开胸查看室颤与否。结果示室颤发生率为：水组 85%，SGA 15 毫克/千克组 60%，SGA25 毫克/千克组 30%，SGA 41.7 毫克/千克组 10%，SGA 69.4 毫克/千克组 60%，说明 SGA 15~41.7 毫克/千克时剂量依赖性地抑制小鼠室颤，剂量再大时反而下降。

2. 取家兔两组，氯仿麻醉后快速静脉点滴肾上腺素 50 微克/千克，间隔 30 分钟后再次静脉点滴同量肾上腺素 50 微克/千克。于第二次静脉点滴肾上腺素前 10 分钟静脉点滴 SGA 或等容量生理盐水，比较两组家兔给药前后的室性心律失常持续时间，结果：对照组给盐水前后分别为 2.1±0.8 分和 2.1±0.7 分，差异不显著（$P>0.05$）；SGA 组分别为 2.3±0.6 分和 0.5±0.3 分，差别非常显著（$P<0.01$），说明 SGA 对氯仿-肾上腺素所致的家兔心律失常有预防作用。

3. 取大鼠两组，麻醉后分别静脉点滴 SGA 20 毫克/千克或同体积生理盐水。5 分钟时静脉点滴氯化钙 120 毫克/千克，结果盐水组和 SGA 组室性心律失常出现时间分别为 9.3±3.7 秒和 19.4±4.7 秒，差别非常显著（$P<0.01$）；大鼠死亡率分别为 7/8 和 6/8，无显著性差别（$P>0.05$），说明 SGA 能延缓静脉点滴氯化钙引起的室性心律失常出现时间，但不能降低大鼠死亡率。

4. 清醒家兔三组，分别静脉点滴 10 毫克/千克 SGA、0.5 毫克/千克普萘洛尔（心得安）及同量盐水。5 分钟后静脉点滴异丙肾上腺素（Iso），观察药物对 Iso 心率加速的影响。结果示盐水组、SGA 组、普萘洛尔组分别被 Iso 加快心率 67±33 次/分、36±35 次/分、8±8 次/分，SGA 及普萘洛尔组与盐水组比较，均有显著性差异（P 分别<0.05 和 0.01），说明 SGA 能部分对抗 Iso 的心率加速作用。

5. 清醒家兔三组，分别静脉点滴盐水、10 毫克/千克 SGA 或 0.5 毫克/千克普萘洛尔，结果三组心率分别减慢 6±7 次/分、23±7 次/分和 43±15 次/分，和盐水组比较，SGA 组和普萘洛尔组的心率均显著减慢（P 均<0.01）。

以上结果均说明 SGA 具有抗心律失常作用。因氯仿诱发的小鼠室颤，氯仿-肾上腺素引起的兔室性心律失常以及氯化钙引起的大鼠室性心律失常均和交感神经系统及心脏 p 受体激活有关。SGA 对这些模型有良好或部分的对抗作用。说明 SGA 的抗心律失常作用可能与抑制交感神经系统活性和心脏 β-受体功能有关。

（二）南京中医学院张怡韵等：

1. 取家兔两组，乌头碱静注 2 分钟后，分别予以炙甘草注射提取液 1 克/千克及等量生理盐水，观察各组室性节律及异位节律持续时间。结果示给药组明显缩短（$P<0.001$）。

2. 蟾蜍离体心脏以任氏液灌流，用二导生理记录仪描记正常收缩曲线。在灌流液内加入炙甘草液，立即呈现心脏的收缩幅度明显增加；再以任氏液换去含炙甘草的灌流液，收缩幅度重又恢复正常。

以上结果显示炙甘草有明显的抗心律失常及加强心肌收缩力作用。

十二、蝙蝠葛碱（Dan）

同济医科大学朱接全等观察了 Dan 对猫冠脉结扎和复灌性心律失常的影响：

取猫 10 只，暴露心脏。于右心室外膜下心肌内插入一对不锈钢电极，供右室起搏用。于左心室另置一对接触电极供期前刺激用。按期前刺激法测定左心室功能不应期（FRP）并记录单向动作电位（MAP）。测定对照值后，由右侧股静脉以 0.3 毫克/（千克·分）恒速灌注 Dan 30 分钟，观察 Dan 不同累积剂量下 MAP 和 FRP 的变化。其中 6 只动物于灌注 Dan 前先行灌注生理盐水 30 分钟。结果示盐水灌注对 MAP 和 FRP 无影响，而用 Dan 恒速灌注时单向动作电位复极 90% 的时程（MAPD 90）和 FRP 呈剂量依赖性延长，而累积剂量达 6 毫克/千克，9 毫克/千克时，单向动作电位复极 50% 的时程（MAPD 50）呈延长趋势，MAPD 90 和 FRP 则明显延长。

　　另取猫两组，开胸，分离左冠状动脉前降支（LAD），在其中、上 1/3 处阻断 LAD 30 秒，确定缺血范围，然后将起搏电极置右心室，3 对接触电极分别置缺血中心区（CA），边缘区（BA）和非缺血区（NA）的心外膜，以供期前刺激用。将记录电极置于缺血边缘区，按前法测定 MAP 和 3 个区域的 FRP。一组静注 Dan 5 毫克/千克并恒速灌注 Dan 0.1 毫克/（千克·分），另一组静注等量生理盐水。给药前测定上述参数，给药 5 分钟后结扎 LAD，每隔 2.5 分钟测定一次前述参数，30 分钟后松开结扎线，观察复灌后各参数变化。以同一时间内不同区域 FRP 的差值（$\triangle$FRP）作为不应期离散指标。结果示：Dan 组室颤发生率及死亡率明显降低，Dan 可消除 LAD 结扎和复灌后 MAPD 50 缩短现象，对 LAD 结扎期内 MAPD 90 呈延长趋势。盐水组 LAD 结扎和复灌后，NA、FRP 无明显改变，而 CA 之 FRP 延长，BA 之 FRP 缩短，3 个区域的 FRP 出现严重离散。Dan 对 CA、BA、NA 之 FRP 均有延长作用，使 3 个区域 FRP 离散程度缩小，提示 Dan 具有抗缺血性室性心律失常作用，且该作用与延长缺血心脏不同区域的 FRP，降低其不应期离散程度有关。

十三、粉防己碱

　　粉防己碱是粉防己（又称汉防己，为防己科植物）的一种主要生物碱。北京中医学院李国彰等观察了粉防己碱对窦性心律下在体豚鼠左室心肌细胞有效不应期（ERP）的影响：

　　取豚鼠，以浮置微电极法记录在体豚鼠左室心肌细胞动作电位，并同步记录心电图，测定有效不应期（ERP）。结果示用粉防己碱前后的 ERPc（校正后的 ERP）分别为 102.79 ±9.97 毫秒，117.00±9.07 毫秒（$P<0.01$）；APDoc（校正后的动作电位持续时间）用药前后无变化，ERPc/APD$_{90C}$ 用药前后分别为 0.92±0.10 毫秒及 1.07±0.11 毫秒（$P<0.01$）。因 ERP 的延长和 ERP/APD 比值的增加是衡量心律失常药物的重要指标，故粉防己碱极可能由此而产生其抗心律失常作用。

十四、柿蒂

　　云南省药物研究所杜广门等观察了柿蒂提取物（ST）的抗心律失常作用。

　　1. 小鼠三组，分别腹腔注射普萘洛尔（心得安）0.1 毫克/千克、ST50 毫克/千克及等容量生理盐水，随后以氯仿诱发室颤。结果示致颤率：盐水组为 8/10，普萘洛尔组为 0/10，ST 组为 0/10（P 均<0.01），表明 ST 可显著对抗氯仿的致颤作用。

　　2. 大鼠二组，分别给 ST 或盐水，30 分钟后恒速静注乌头碱 0.5 微克/分，记录产生室性早搏（VP），室性心动过速（VT）、室颤（VF）时乌头碱的累积用量。结果示 ST 分别提高乌头碱引起 VP、VT、VF 的用量 72%，68%，52%。

　　3. 大鼠两组，分别静注 ST50 毫克/千克或等容量盐水，五分钟后再由静脉恒速注射氯化钡 1.5 毫克/分，记录产生 VP、VF 和心脏停搏（HA）的氯化钡累积用量。结果示：静注 VT 后的氯化钡致 VF、HA 的阈剂量分别为 34.4±2.7 毫克/千克，55.1±11.5 毫克/千克，较之盐水对照组的 28.8±2.5 以及 43.5±6.5 毫克/千克，均有显著性增加（$P<0.05$），而 VP 则无变化。

4. 豚鼠二组，每天分别静脉注射 12.5 毫克/千克的 ST 共 5 日或等量生理盐水，麻醉后恒速静脉点滴哇巴因 5 微克/分，记录产生 VP、VF、HA 时的哇巴因累积量。结果：哇巴因致 VP 阈剂量，生理盐水组为 149.8±21.6 克/千克，ST 组为 198.3±33.0 克/千克（$P<0.01$）；哇巴因致 HA 的阈剂量，生理盐水组为 288.1±43.4 克/千克，ST 组为 323.6±32.5 克/千克（$P<0.01$）。对 VF 的影响不显著。

综上，柿蒂具有抗多种实验性心律失常作用。

十五、虫草

虫草头孢菌粉系由虫草头孢深层发酵所得。浙江省中药研究所张卫等观察了虫草头孢菌粉的抗心律失常作用：

1. 取大鼠 3 组，每天分别灌胃给予虫草头孢菌粉 0.9 克/千克、虫草头孢菌母液 100 毫升/千克及等量水，均连续给药 7 日。于末次给药后 1.5 小时开始，以水合氯醛麻醉，以 14 微升/秒恒速滴注 0.2% 的氯化钡溶液，至发生室性早搏止，记录出现早搏时所用的氯化钡剂量。结果：对照组为 0.93±0.56 毫克/千克，（$\bar{X}±SD$），虫草头孢菌母液组为 2.25±1.55（$P<0.05$），虫草头孢菌粉组为 3.72±2.59（$P<0.01$）。

2. 取大鼠 3 组，灌胃给药。虫孢头孢菌粉水煎剂小剂量组每天 2 克/千克，大剂量组 4 克/千克，对照组给等量生理盐水。连续给药 7 日，于末次给药后 1 小时乌拉坦麻醉，而后以 0.15 毫升/分的速度恒速滴注 0.001% 乌头碱，至发生心室颤动止，记录室早及室颤发生时间及所用乌头碱的累积剂量（微克/千克，$\bar{X}±SD$）。结果：对照组的室性心律失常发生时间及乌头碱量分别为 27.2±2.43 分及 47.5±6.69；大剂量用药组分别为 31.4±3.18（$P<0.02$）及 58.8±11.8（$P<0.05$），而小剂量组无显著差异。以上结果提示虫草头孢菌粉对药物所致实验性心律失常有保护作用。

北京医科大学基础医学院楼雅卿等以 Cs-4 虫草菌株（为冬虫夏草的无性阶段），亦得出与前述相似的结果。

十六、西洋参

（一）西洋参皂苷（GQS）系由西洋人参中提取得到的总苷。沈阳药学院张宝凤等人进行了如下观察：

1. 取小鼠 2 组，分别静注 GQS 60 毫克/千克及等量生理盐水，2 分钟后将小鼠放入含氯仿棉球的烧杯里，待呼吸停止后取出，描记 II 导心电图，记录室颤发生率。结果示：GQS 组为 4/30，而盐水对照组为 26/30，经卡方检验，$P<0.01$。

2. 取大鼠三组，麻醉后静注氯化钡 4 毫克/千克。对照组均于注射氯化钡过程中或注射后出现典型双向室性心律失常，且均持续 20 分钟以上；预防组大鼠 9 只，预先尾静脉注射 GQS80 毫克/千克，3 分钟后静注氯化钡，结果 9 只动物均保持正常窦性心律，并持续 20 分钟以上；治疗组大鼠9只，于静注氯化钡出现心律失常后3分钟，静注 GQS 80 毫克/千克。结果除1只动物于给药后2分钟方恢复窦律外，其余8只动物均于给 GQS 后30秒内即恢复窦律。

3. 取豚鼠两组，预先静注 GQS 80 毫克/千克，对照组注射等量生理盐水。3分钟后以5微克/分恒速注入哇巴因，记录出现心律失常的哇巴因阈剂量。结果示：给药组引起室早、室速、室扑、室颤的阈剂量均明显增加（$P<0.01$）。

4. 取大鼠两组，分别静注 GQS 及生理盐水，2分钟后静注垂体后叶素诱发缺血性心律失常。经卡方检验，GQS 组心律失常发生率明显低于对照组（$P<0.01$）。

以上结果表明，GQS 对氯仿诱发的小鼠室颤，氯化钡诱发的大鼠以及哇巴因诱发的豚鼠心律失常均有明显预防、治疗作用。对垂体后叶制剂所致心肌缺血性心律失常亦有显著改善和对抗作用。

（二）第四军医大学赵光东等以西洋参茎叶皂苷（PQS，系从西洋参的茎叶提取之皂苷）亦做出类似结果。并通过电生理指标测定，发现小剂量西洋参茎叶皂苷可能提高交感神经兴奋性或促进细胞内游离钙增多；大剂量 PQS 则能抑制心肌收缩力，降低自律性和延长 FRP，并通过此机制起到抗心律失常作用[8]。

十七、郁金

从郁金中提取的镁钾络合物（二乙二酸二钾镁二水合物）简称 PMOH。

安徽医学院陈崇玄等观察了 PMOH 的抗心律失常作用，发现：

1. PMOH 可明显增加哇巴因引起豚鼠各种心律失常的阈剂量。①室早：对照组（与 PMOH 等当量的镁、钾混合液）为 201.1±21.6 纳克/千克，PMOH 组为 372.6±41.0 纳克/千克（$P<0.01$）。②室速：对照组为 230.8±24.0 纳克/千克，PMOH 组为 384.4±41.0 纳克/千克（$P<0.01$）。③室颤：对照组为 300.8±58.5 纳克/千克，PMOH 组为 423.6±45.1 纳克/千克（$P<0.01$）。④停搏：对照组为 374.2±81.9，PMOH 组为 490.5±55.7 纳克/千克（$P<0.01$）。

2. PMOH 可以有效治疗哇巴因诱发的豚鼠室颤。在哇巴因诱发心室纤颤后立刻给药治疗，PMOH 组于给药后5~20分钟内均恢复为窦性心律。其中 8/11 只豚鼠的窦性心律持续时间超过60分钟，平均为 84.13±43.38 分，另三只仅见心律改善；而对照组 5/10 动物窦性心律持续时间为 45.28±21.30 分，2/10 只心律改善，另三只仍持续纤颤直至死亡。

3. 预先给大鼠静注 PMOH，各组剂量分别为 2.15 毫克/千克，4.64 毫克/千克，10.0 毫克/千克，21.5 毫克/千克，15分钟后快速静注氯化钙 140 毫克/千克，10秒内注完。结果生理盐水对照组12只动物在静注氯化钙1分钟内全部心搏停止，而 PMOH 各小组存活数为 0/5，2/5，4/5，5/5，算得 ED50 为 5.84 毫克/千克（95%可信限为 3.6~9.50 毫克/千克）。

以上结果证明 PMOH 对哇巴因和氯化钙诱发的动物心律失常有较为突出的对抗作用。

十八、荜澄茄

山苍子为荜澄茄的干燥成熟果实，经水蒸气蒸馏而得山苍子油。湖南医学院张凤鸾等观察到：

1. 预防性用山苍子油 0.3 毫升/千克灌胃 3 日，可显著缩短氯化钡所致心律失常的持续时间：盐水对照组为 15±1.7 分，而山苍子油组为 6.5±3.3 分（$P<0.01$）。

2. 预防性山苍子油 0.3 毫升/千克灌胃 3 日，可明显对抗氯仿所致小鼠的心室颤动。致颤率：盐水对照组为 89.7%，山苍子油组为 40.9%（$P<0.01$）。

3. 山苍子油不能增加乌头碱及哇巴因诱发的实验性心律失常。

以上结果提示山苍子有选择性抗心律失常作用。

十九、紫金龙

异紫堇定（ISOC）碱系从紫金龙中提取和纯制的盐酸盐结晶。第四军医大学赵德化等观察到：

1. 乌头碱诱发大鼠心律失常后 3 分钟，静点 ISOC 20 毫克/千克，可于 30~50 秒内转为窦性心律，维持 6.5±1.5 分，而生理盐水组静点，乌头碱诱发的心律失常可持续 20 分钟以上，表明 ISOC 对乌头碱诱发的大鼠心律失常有显著治疗作用。但用类似方法进行的实验表明 ISOC 无预防作用。

2. 大鼠静注氯化钡 3 毫克/千克诱发心律失常 3 分钟后，静脉点滴 ISOC 2、5、10 毫克/千克，各组于 10 分钟内转为窦性心律且能持续 10 分钟以上的动物数分别为 3/8，6/8，8/8，而生理盐水组为 0/8 只。提示各不同剂量的 ISOC 均可明显对抗氯化钡诱发的心律失常。

3. 大鼠静注 ISOC 5、10、20 毫克/千克及生理盐水 3 分钟后，静脉点滴氯化钙 120 毫克/千克，各组致室颤率分别为 4/8，2/8，1/8，7/8，死亡数分别为 4/8，3/8，1/8，8/8。与生理盐水组相比，ISOC 10 毫克/千克和 20 毫克/千克均可明显降低氯化钙所致室颤发生率及死亡率。

4. 提前 5 分钟静脉点滴 ISOC 10 毫克/千克，可显著增加哇巴因致豚鼠室性早搏、室颤及死亡的阈剂量。生理盐水对照组分别为 84±10，142±12，171±21 微克/千克，而给药组分别为 123±10，178±12 及 202±12 微克/千克，差异非常显著。

5. 取兔，静脉点滴 ISOC 10 毫克/千克后，氯仿麻醉并快速静脉点滴 0.01% 肾上腺素 0.5 毫升/千克，仅 1/7 兔子出现 1 次室性早搏，而对照组 5 只兔子全部出现心律失常（$P<0.05$）。

以上结果证明了 ISOC 抗多种实验性心律失常的作用。

作者同时还观察到 ISOC 可明显减慢大鼠心率，延长兔在体心脏单相动作电位 2 相复极时间及功能不应期，明显降低离体豚鼠心脏乳头肌的自律性，延长其功能不应期及降低其兴奋性、收缩性，提示了 ISOC 抗心律失常的作用机制。

二十、山麦冬

大连医学院高广猷等观察到：

1. 山麦冬水醇剂 2.5 克/千克静脉注射，可明显对抗氯仿–肾上腺素诱发家兔心律失常的作用。山麦冬组比盐水组心律失常发生晚（$P<0.05$），且心律失常持续时间明显缩短（$P<0.01$）。

2. 同剂量的山麦冬水醇剂可明显提高乌头碱致大鼠室颤和心脏停搏的阈剂量。盐水组分别为 87.7 ± 14.5 微克/千克与 99.8 ± 18.8 微克/千克山麦冬组分别为 118.4 ± 25.0 与 146.9 ± 35.5，两组差异非常显著（$P<0.01$）。

3. 静脉注射山麦冬水醇剂 2.5 克/千克对氯化钡诱发的大鼠心律失常有明显对抗作用。盐水组给氯化钡后恢复窦性心律时间平均为 22.1 ± 9.3 分，而山麦冬组则为 4.3 ± 13.9 分。

综上结果，表明山麦冬水醇剂有较明显的抗心律失常活性。

二十一、酸枣仁

第四军医大学许顺尧等观察到酸枣仁水提取物（ZP）具有抗多种实验性心律失常作用。

1. 腹腔注射 12.5 克/千克 ZP 可显著推迟乌头碱诱发的小鼠心律失常出现时间：生理盐水组为 1.5 ± 0.2（分，$\bar{X}\pm SD$），ZP 组为 2.4 ± 0.3（$P<0.05$）。动物存活时间亦有所延长：对照组为 4.4 ± 0.8，ZP 组为 10.7 ± 3.0（$P<0.05$）。

2. 乌头碱诱发大鼠心律失常后 2 分钟静注 ZP $3.6\sim8.0$ 克/千克，可有效治疗心律失常。对照组 8 只大鼠心律失常均维持 20 分钟以上，而给药组 11 只动物中有 8 只用 ZP 后立刻转为窦性心律，并维持 9.1 ± 0.8 分钟。

3. 预先静脉注射 ZP12.5 克/千克，可预防氯仿诱发的小鼠心律失常：对照组致颤率为 75%，而 ZP 组为 42.8%（$P<0.05$）。

4. 大鼠经氯化钡诱发心律失常后 2 小时，静注 ZP1.9~11.4 克/千克，可有效治疗心律失常。对照组 15 只动物静注氯化钡后，有 12 只立刻出现心律失常且维持 7 分钟以上，再注射生理盐水无治疗作用；治疗组 14 只动物静注氯化钡出现心律失常后，再注射 ZP，其中 10 只动物立刻转为窦性节律，且维持 7 分钟以上。

二十二、苦豆子

（一）苦豆碱（AIo），是由豆科植物苦豆子中提取的主要生物碱之一。第四军医大学赵德化等进行了如下观察：

1. 取大鼠 3 组，分别静注 Alo 5、10 毫克/千克及等容量生理盐水，5 分钟后静注乌头碱 20 微克/千克，心律失常出现时间（$\bar{X}\pm SD$）：对照组为 5.0 ± 1.5 分，Alo 5 毫克/千克组仅有 2 只动物分别于 13.5 分和 15.0 分时出现心律失常，余 6 只鼠在 20 分钟内均未发生异位节律；A1010 毫克/千克组 8 鼠在给乌头碱 20 分钟后一直维持窦性心律（P 均<0.01）。

2. 取豚鼠两组，分别静注 Alo10 毫克/千克及生理盐水时，5 分钟后间断注入哇巴因，至心脏停搏而死亡，记录出现早搏的哇巴因阈剂量：生理盐水组为 102±16 微克/千克，Alo 组为 140±21（$P < 0.01$）；出现死亡的哇巴因阈剂量，生理盐水组为 199±22 微克/千克，A10 组为 249±40 微克/千克（$P < 0.05$）。

3. 取大鼠两组，分别静注 A1o 10 毫克/千克及生理盐水，5 分钟后静注氯化钙。结果：生理盐水组 8 只均室颤死亡，而 Alo 组 8 只鼠中，仅 2 只出现室颤，其中一只死亡，余六鼠未出现室颤，亦未死亡（$P < 0.01$）。

4. 取家兔两组，以氯仿一肾上腺素诱发室性早搏及心动过速。待完全恢复正常后，分别静注 Alo 10 毫克/千克及等量盐水，5 分钟后重复上述氯仿一肾上腺素诱发心律失常的步骤。结果示：生理盐水组 6 兔均发生室性早搏和心动过速，而 Alo 组 6 兔仅 1 只出现一次早搏，余 5 只均未见异位节律，两组相差非常显著（$P < 0.01$）。

5. 取小鼠两组，分别静脉注射 Alo 10 毫克/千克及等量生理盐水。15 分钟后，吸入氯仿，至呼吸停止 30 秒后，见盐水对照组室颤率为 94.4%，Alo 组为 33.3%，两组差异非常显著（$P < 0.01$）。

以上实验表明苦豆碱具有抗多种实验性心律失常作用。

（二）槐胺碱（SOP）是从苦豆子中提取的又一个重要生物碱。第四军医大学方坤泉等以同上文相类似的方法，观察到槐胺碱可显著对抗乌头碱诱发的大鼠心律失常，氯化钡诱发的大鼠心律失常、氯仿引起的小鼠室颤，氯仿-肾上腺素引起的兔心律失常，氯化钙引起的小鼠房颤（扑）以及哇巴因中毒引起的豚鼠心律失常。

（三）槐定碱系苦豆子中提取的又一生物碱。卫生部药品生物制品检定所李宏等以类似方法证实了槐定碱对氯仿、乌头碱、哇巴因引起的多种动物室性心律失常有拮抗作用。

二十三、山楂

山楂中的有效成分为前花青素。据 Racz-Kotill 等报道，在离体蛙心上测试到前花青素具有 β-阻滞作用：在肾上腺素诱发的心搏过速的心脏标本中，其任氏液内每 10 毫升加入前花青素 0.3 毫克时，可使心率恢复正常。

日本福室宪治等用山楂属植物的果实作成制剂，认为能增强心肌收缩力，加大心室、心房的运动振幅，防止由于电解质不平衡引起的心律紊乱，适用于心肌收缩功能不全。即使很小剂量，也能较快地恢复由乌头碱引起的心律不齐，无副作用。

二十四、附子

附子Ⅰ号即消旋去甲乌药碱，是一种合成的附子新活性成分。

（一）江西医学院第二附属医院葛郁芝等用犬 25 只，按 Ishi kawa 方法用电凝器灼伤窦房结起搏点及其附近心房组织造成病窦模型，并以心房内调搏测定校正窦房结恢复时间（SNRTc）。用附子强心注射液（每 2 毫升含去甲乌药碱 6 毫克）4 毫升，加入 5% 葡萄糖注射液 400 毫升中，分别于急、慢性病窦模型中维持静点（30 滴/分），同时测 SNRTc。结果：用药前后心率分别为 117±45、161±65 次/分（$P<0.001$）；SNRTc 分别为 179±109，97±16 毫秒（$P<0.001$）（以上为急性模型）；心率自 157±67 变为 170±29 次/分（$P>0.05$）；SNRTc 自 133±56 变为 100±24 毫秒（$P<0.01$），（以上为慢性模型）。以上结果提示附子可改善和恢复病窦的窦房结起搏功能。

（二）沈筱同等观察了氮气和高氯化钾对离体家兔窦房结细胞膜电位的抑制及对窦房结与心肌细胞之间冲动传导的部分或完全阻滞，发现 2.5 微克/毫升的去甲乌药碱可使动作电位幅度增加 12%（$P<0.01$）；90% 的动作电位的间期缩短 13.4%（$P<0.01$），4 位相斜坡增加 49%（$P<0.01$），窦房结周长缩短 51.2%（$P<0.01$），使窦房结频率轻度加快，明显改善心房细胞间的传导，使氮气引起的 3∶2，4∶3 等不完全传导阻滞恢复为 1∶1 传导。可见去甲乌药碱有直接提高窦房结激动频率，促进窦房结细胞传导的作用。

（三）上海第二医学院附属第三人民医院鲍延熙等用附子 I 号 2.5 毫克加于 0.9% 氯化钠注射液中至 10 毫升，给实验狗静脉注射，记录其注药前后的希氏束电图，发现 A-H 间期在注药后明显缩短，注药后 5 分钟内平均缩短 14.2（7.9～30）毫秒，$P<0.05$。显示附子有改善房室传导的功能。同时未发现有室性早搏的出现。

第二章 中药复方研究情况

历代医家在千百年来的医疗实践中，积累了丰富的治疗心律失常的经验，留下了许多优秀的方剂。后世医家不断探索，随着对心律失常病因病机认识的不断深入，在继承前人经验的基础上，又创立了许多新的有效的复方制剂，并且在临床观察和实验研究方面做了大量的工作，不断充实和发展着中医药对心律失常的治疗。

第一节 临 床 观 察

一、生脉散

最早见于李东垣的《内外伤辨惑论》，亦名"生脉饮"，由人参 10 克、麦冬 12 克、五味子 6 克组成。功能益气敛汗，养阴生津，主治热伤元气，脉来虚弱者。用于治疗气阴两虚型心律失常。

（一）江苏省金湖县人民医院殷国健等以生脉散加味治疗病态窦房结综合征 37 例，并与口服阿托品并静脉点滴极化液组 36 例作对照。73 例皆按北京地区诊断标准确诊。原发病冠心病 54 例，高血压 10 例，心肌炎 5 例，心肌病 2 例，原因不明 2 例。两组主症皆以胸闷眩晕为主，其中，窦性心动过缓 73 例，心率 50~59 次/分 23 例，40~49 次/分 48 例，<39 次/分 2 例，Ⅱ度窦房传导阻滞 18 例，短阵房速 5 例，阵发房颤 3 例。处方：党参 30~60 克、麦冬 15 克、五味子 12 克、生黄芪 30 克、细辛 2 克、麻黄 2 克、丹参 30 克、远志 8 克、柏子仁 30 克。水煎日 1 剂，分 2 次服。3 周为一疗程。对照组 36 例，口服阿托品 0.3~0.6 毫克，每日 3 次；10% 葡萄糖注射液 500 毫升、15% 氯化钾 10 毫升、胰岛素 8 单位静脉点滴，每日 1 次。疗效标准：显效：症状消失，平卧心率增加 10 次/分以上，心电图检查窦性心律，心率 60 次/分以上。改善：症状减轻，平卧心率增加 5~10 次/分。无效：症状未改善，平卧心率增加少于 5 次/分。恶化：症状加重，平卧心率较疗前减慢。治疗结果：第一疗程结束，中医组 37 例患者中显效 22 例，改善 11 例，无效 4 例；对照组 36 例中显效 13 例，改善 14 例，无效 9 例。将改善、无效病例进行第二个疗程，结束后，中医组显效 12 例，改善 3 例；对照组显效 8 例，改善 8 例，无效 7 例。再将改善及无效病例进行第三个疗程，结束后，中医组 3 例皆显效；对照组显效 2 例，改善 7 例，无效 6 例。73 例病窦综合征经两组 3 个疗程的治疗，共显效 60 例，心率 60~76 次/分，其中中医组显效 37 例，对照组显效 23 例，P<0.001，中医组明显优于对照组，且未发现明显毒副作用，病程

越短，疗效越显著。

（二）天津市黄河道医院周约伯用生脉散为主治疗气阴两虚型心律失常36例，其中室性早搏11例（呈二、三、四联律者5例）、房性早搏伴不完全右束支传导阻滞1例、结性早搏2例、阵发性房颤1例、快慢综合征3例、窦性心动过缓及过速各4例、房室传导阻滞9例（Ⅰ度1例、Ⅱ度3例、Ⅲ度5例）、窦房阻滞1例。治疗方法：先以生脉散注射液40～120毫升加入10%葡萄糖注射液250～500毫升静脉滴注，或生脉散注射液5～10毫升，每4～6小时静脉推注一次。病情好转改口服汤剂，基本方：党参9克（或红参9～24克）、麦冬9～30克、五味子9克。如兼血瘀者，加血府逐瘀汤或川芎、红花、赤芍、降香、丹参。兼痰湿者加二陈汤或瓜蒌、半夏、南星、竹茹等。兼心肾阳虚者加右归饮、参附汤、麻黄附子细辛汤或人参、附子、麻黄、桂枝、淫羊藿、生熟地等。疗程4周。疗效判断标准：显效：早搏消失，连续2月未复发；心动过缓者心率恢复正常或心率提高15～20次/分以上；心动过速者心率恢复正常；房颤消失；房室传导阻滞消失。有效：早搏减少50%以上，由联律变为不联律；心动过缓心率提高10～15次/分，房室传导阻滞减轻Ⅰ度。无效：早搏减少50%以下，房颤不消失。结果，显效24例，有效6例，无效6例，总有效率83.4%。

（三）河南郑州市口腔医院内科胡树兰等以生脉饮合复方丹参注射液治疗病毒性心肌炎后心律失常22例，其中房性早搏5例，室性早搏14例，房颤2例，房室传导阻滞1例。中医辨证以气阴两虚为主，兼血脉瘀滞。治以益气养阴，活血通络为法。以生脉饮口服液10毫升，口服，每日3次；复方丹参注射液20毫升加入5%葡萄糖注射液500毫升，静脉滴注，每日1次。20天为一疗程，共观察3个疗程。疗效判断标准：临床治愈：症状完全消失，心电图恢复正常。显效：症状消失或明显改善，心电图基本恢复正常。好转：症状有所改善，心电图提示早搏、过速、传导阻滞等改进。无效：症状、体征及心电图无改善或加重。结果：临床治愈8例，显效10例，好转1例，无效3例，总有效率达86.8%。

（四）山东聊城市人民医院谭学瑞等报道以生脉饮口服液（河南安阳中药厂生产）治疗缓慢型心律失常12例，其中冠心病4例，这4例中1例陈旧性心梗、病态窦房结综合征、窦性静止伴结性逸搏心律；1例房颤、Ⅲ°房室传导阻滞伴结性逸搏心律；1例心肌硬化、Ⅲ°房室传导阻滞、结性逸搏心律；1例窦性心动过缓。心肌炎5例，其中4例表现为Ⅲ°房室传导阻滞，1例病态窦房结综合征、窦性静止。5例皆为结性逸搏心律。1例急性病毒性心肌炎、Ⅲ°房室传导阻滞，心室自身性节律。1例席汉氏综合征并病态窦房结综合征、窦性心动过缓。1例单纯窦性心动过缓。疗前心室率27～52次/分，平均44.1±3.2次/分。两例单纯窦性心动过缓者以生脉饮20ml口服，每日3次。另10例先经西医综合治疗，7～30天后，心室率上升不明显，心室率为28～58次/分，平均47.4±4.5次/分。再改用或加服生脉饮20ml，每日3次。5天后，心律失常有不同程度改善，心室率升至48～83次/分，平均66.5±3.1次/分，与疗前及综合治疗后比较，心室率显著提高（$P<0.01$）。

（五）湖南省沣县中医院彭元成以生脉散加黄芪、肉桂（或桂枝）组成芪桂生脉饮，治疗功能性窦性心动过速54例，疗前心率110～158次/分，病程6个月～15年以上，以水煎分服，一日3次。结果：痊愈（心悸消失，心率<100次/分，兼症消失，1年以上未复

发）46 例，好转（心悸消失，心率<100 次/分，但兼证未全消失，1 年内发作 3~5 次）5 例，无效 3 例，总有效率 94.4%，平均服药 38.8 剂。

（六）安徽省淮南市第一人民医院祝广庆以生脉散加制附子 15 克（先煎）、细辛、炙甘草各 10 克，玉竹 20 克，丹参 30 克，人参改用党参 30 克，治疗病态窦房结综合征 19 例表现为不同程度的传导阻滞及窦性停搏者，服药期间停用西药。结果：显效（窦性心律>60 次/分、症状消失、心电图有好转）8 例、好转（窦性心律>50 次/分，症状减轻，心电图无明显好转）9 例，无效 2 例，总有效率 89.4%。

（七）河北医学院第二附属医院以生脉饮合玉屏风散加味治疗各种原因所致的心律失常 27 例，其中，室性早搏 17 例（伴二、三、四联律者 10 例），房颤 2 例，房性早搏伴短阵房性心动过速 2 例，房性早搏伴短阵房性心动过速及Ⅱ度房室传导阻滞 2 例，房性早搏伴房颤 1 例，窦性心动过速 3 例。中医辨证：胸阳不振 8 例，心脾两虚 4 例，气阴两虚 5 例，气滞血瘀 10 例。基本方：党参 12 克、麦冬 10 克、五味子 10 克、炙黄芪 30 克、炒白术 10 克、何首乌 10 克、紫丹参 15 克、防风 10 克、川芎 10 克、炙甘草 5 克。益气养阴、活血通络，调养心神。疗效标准按全国中西医结合防治冠心病及心律失常研究座谈会制订的标准予以判断，治疗结果，总有效率达 82%。尤其对病毒性心肌炎及自主神经功能紊乱所致之心律失常效果更佳。作者指出，益气药与活血药同用可加强活血药作用，又可制约其副作用，防止空虚之患，还可直接改善气虚体质。

（八）浙江王金荣以生脉散加黄连组成"黄连生脉散"治疗各种早搏 35 例，其中频发室性早搏呈二、三联律者 21 例，偶发室性早搏 7 例，频发房性早搏 7 例。中医辨证属气阴两虚者 23 例，心血瘀阻者 6 例，心神不安 3 例，肝肾阴虚 3 例。治疗采用上方随症加减，心悸加酸枣仁 12 克，夜交藤 15 克；心痛，胸闷加栝蒌皮 12 克，郁金 10 克；血瘀加赤芍 12 克，丹参 12 克；头晕加天麻 10 克，钩藤 12 克。疗程为 7 天，根据病情治疗 1~3 个疗程。结果，显效（用药后早搏消失）19 例，有效（用药后早搏次数较原来减少 50%）10 例，无效（药后无变化）5 例，恶化（用药后早搏较前增加）1 例，总有效率 82.8%，心电图显效率 54.3%。最短有效时间 3 小时，最长 21 天，平均 5.7 天。治疗前早搏平均 13.29±9.62 次/分，疗后平均 5.9±7.89 次/分（$P<0.01$），有显著差异。

（九）河北保定市解放军第 252 医院王冬娜等以生脉散加减治疗各种过早搏动 90 例，其中室性早搏 56 例，结性早搏 15 例，房性早搏 19 例，偶发 53 例，频发 18 例，呈二、三联律者 19 例。并与一般情况相当的 41 例早搏作口服西药（慢心律 300~450 毫克/日）对照。中药组基本方：太子参 25 克，麦冬、五味子、炙甘草、丹参、炒枣仁各 15 克，当归、生地各 12 克，生龙牡各 25 克，琥珀 5 克（冲服）。胸闷加瓜蒌、薤白、合欢皮、佛手；心痛加川郁金、元胡；失眠加夜交藤、柏子仁、茯神；口干心烦加黄连、苦参；纳少脘胀加炒白术、炒枳壳、砂仁；大便干燥加火麻仁；形寒肢冷加附子、桂枝；易感冒加银花、大青叶。30 天为一疗程。疗程结束后参照全国中西医结合防治心律失常研究座谈会制定的疗效标准（1979 年 9 月，上海）判定疗效，结果中药组显效 81 例，总有效率 96.7%；西药组显效 30 例，总有效率 92.7%，经卡方检验（$P<0.05$），有显著性差异。

（十）近人仿生脉散意将红参、麦冬制成参麦注射液，每100毫升含红参10克，麦冬10克（广西中医学校第一附属医院制剂室），功能益气养阴。云南省昆明市中医院刘庆彤等使用大剂量参麦注射液静脉点滴治疗55例，各种原因所致的顽固的、严重心律失常，有频发室早、频发室早伴室上速、窦性心动过缓伴室早、快速房颤或/和伴室早、室上性心动过速、病态窦房结综合征及Ⅰ~Ⅱ度房室传导阻滞。疗前停用抗心律失常药物24小时以上，治疗期间停用其他抗心律失常药物。治法为参麦注射液20毫升加入5%~10%葡萄糖注射液200毫升，以每分钟2~4毫升速度静脉滴注。对疗效不满意或病情危重者，再予参麦注射液20~40毫升静脉推注，5~10分钟推完。疗效判断：显效：用药后心律完全正常；有效：用药后心电图明显改善，临床症状消失；无效：用药后无改变。结果治疗后显效44例，有效7例，总有效率92.73%，起效时间最快5分钟，最慢24小时；用药时间最短1天，最长25天；用药量最少60毫升/天，最大量600毫升/天，未见任何毒副反应。

（十一）广西中医学院第一附属医院李锡光报道用参麦注射液100毫升静脉滴注抢救1例乌头中毒所致频发室早，频发房早并室上性心动过速、室性心动过速病人，用药30分钟恢复窦性心律，经72小时治疗而愈。之后又对10例病态窦房结综合征病人静点参麦注射液，用药后均明显提高心率10~25次/分，胸闷、心悸症状和心电图都有明显改善。

（十二）重庆市中医研究所郑新等用参麦针注射治疗心律失常，并以同期用其他中西药治疗病例作对照，共观察105例，其中室性早搏30例（室早与结性早搏并存3例，室早与房性早搏并存1例）、房性早搏17例（房早与结性早搏并存3例）、窦性心动过缓16例（8例伴心律不齐）、房颤42例。原发病中冠心病75例，风湿性心脏病18例，肺心病4例，其他8例。

治疗分3组：

1. 辨证论治组29例：①气虚心阳不足型以苓桂术甘汤加附片或真武汤加党参、黄芪。②气阴两虚型用炙甘草汤或生脉散加减。③心脾两虚型用归脾汤加减。④气滞血瘀加活通冠心片（补骨脂、三七、丹参、川芎、降香、冰片、山楂、葛根、草决明、泽泻）5~10片，每日3次。

2. 参麦针组40例：参麦注射液20~30毫升加入50%葡萄糖注射液20~30毫升，静脉推注，每日1~2次。对快速型心律失常一次可用参麦注射液90毫升加入50%葡萄糖注射液60毫升3次静脉推注。

3. 西药组36例：以传统的抗心律失常西药对症治疗。

疗效判断标准：

1. 早搏：显效：药后早搏消失；有效：药后早搏次数较原来减少50%以上；无效：药后无变化。

2. 房颤：显效：药后发作基本控制，或由频发转为偶发；有效：药后发作频率较原来减少50%，或由频发转为多发，多发转为偶发；无效：药后无改变。

3. 窦性心动过缓伴心律不齐：显效：药后心动过缓和心律不齐消失；有效：药后心律不齐消失，或心率较原来增加20%以上；无效：药后心率、节律均无改变。治疗结果三组总有效率分别为 55.2%、67.5%、44.4%，显效率分别为 17.2%、35%、11.1%，以参脉注射液组为优。特别指出，对快速型房颤大剂量一次连续推注参麦针 90 毫升，可使心室率在 20 分钟左右接近正常。对室性及房性早搏约需 8~50 天时间，可使早搏消失。

（十三）天津中医学院第一附属医院华明华报道静脉点滴参麦注射液和复方丹参注射液治疗 78 例心律失常、其中窦性心动过速 25 例，室上性心动过速 3 例，室性心动过速 2 例，窦性心动过缓 5 例，房性早搏 20 例，结性早搏 5 例，室性早搏 5 例，阵发性房颤 6 例，持续性房颤 4 例，窦房阻滞 3 例。中医辨证气阴两虚型 10 例，气阴两虚兼血瘀 61 例，心肾阳虚型 7 例。根据不同证型的轻重而选用厥脱 Ⅰ~Ⅳ 号（Ⅰ 号 140 毫升，Ⅱ 号 280 毫升、Ⅲ 号 420 毫升、Ⅳ 号 560 毫升），配制方法为 10%参麦注射液 100~400 毫升加复方丹参注射液 40~60 毫升。心肾阳虚型则另加参附注射液 10~40 毫升或鹿茸注射液 4~8 毫升。疗程一个月。疗效判定标准：显效：自觉症状消失，心律规整、心率恢复正常，肺底啰音消失、心电图恢复正常、血象血沉等恢复正常。有效：自觉症状消失，早搏减少原次数的 50%以上，心率恢复正常，由呈联律转变为不成联律，房室传导阻滞减轻，心电图明显改善，体征及血象化验可有不同程度的改善。无效：自觉症状不减或稍减轻，早搏减少在原次数 50%以下或不减少，房颤不消失，体征不减轻或加重，血象等化验无变化，心电图无改善或加重。治疗结果，显效 37 例，有效 33 例，总有效率 89.8%[11]。

（十四）河南医科大学第一附属医院研制的参脉口服液，以人参、麦冬为主药，功能大补元气、养阴生津，用于治疗气阴两虚型心律失常，较参麦注射液有服用方便的特点。河南医科大学第一附院中医科郝淑然等报道对 39 例气阴两虚型心律失常患者（含频发室早 25 例，频发房早 3 例，窦性心动过速 7 例，窦性心动过缓 4 例），予口服参脉液治疗，每次 30 毫升，每日 3 次，疗程一个月，治疗期间停用其他抗心律失常药物。治疗结果，显效（自觉症状消失，心电图检查正常，停药两个月未复发者）25 例，有效（自觉症状多数消失，发作次数减少）13 例，无效（症状及心电图均无改善）1 例，总有效率 97.4%，心电图有效率为 64.1%。

（十五）浙江临海市中医院叶平胜以生脉散加味治疗病毒性心肌炎后早搏 21 例，其中室性早搏 7 例，房性早搏 14 例。中医辨证均属气阴两虚。治疗基本方：党参、丹参各 20 克、麦冬 10 克、五味子 6 克、琥珀粉 1.5 克（冲）。口渴喜饮加生地、沙参各 15 克，花粉 10 克；气短乏力加黄芪、淮山药各 15 克，白术 10 克；心悸心慌明显加青龙齿 15 克、朱茯苓 10 克；心烦失眠加酸枣仁 10 克、夜交藤 15 克、远志 6 克；胸闷胸痛加瓜蒌皮 15 克、玄胡、郁金各 10 克、制乳没各 6 克；咽喉肿痛加玄参 15 克、射干 6 克、山豆根、牛蒡子各 10 克；纳差加苡仁 5 克；神曲 10 克。治疗结果：显效（早搏、症状完全消失）12 例，有效（早搏较原来减少 50%以上，症状减轻）8 例，无效（心电图、症状均无明显改善）1 例，总有效率 94.23%。

二、炙甘草汤

出自张仲景的《伤寒论》，又名"复脉汤"，是治疗气血不足心悸、怔忡的常用方剂。

原方组成：炙甘草 12 克、人参 6 克、干地黄 30 克、桂枝 10 克、阿胶 6 克、麦门冬 10 克、麻仁 20 克、生姜 10 克、大枣 10 枚。功能益气养血，滋阴复脉。主治气血虚少引起的诸症。

（一）浙江湖州市中医院谈娴娴以炙甘草汤加减治疗心律失常 50 例，含器质性心脏病 30 例（冠心病 15 例、肺心病 7 例、病毒性心肌炎 5 例、风湿性心脏病 3 例），功能性心律失常 20 例（心肌炎后遗症 10 例，心脏神经官能症 6 例，不明原因 4 例）。心律失常的类型、室性早搏 22 例；房性早搏 12 例，交界性早搏 8 例，房颤 6 例，Ⅱ 度房室传导阻滞 2 例。中医辨证：气阴两虚型 28 例；阴阳失调 14 例；心阳亏虚、气滞血瘀 5 例；痰热扰心 3 例。常用药：炙甘草、党参、炙桂枝、生姜、麦冬、生地、阿胶、大枣、丹参、苦参、檀香、灵芝、山豆根等。疗效判断标准：痊愈；症状、体征消失，心电图转为正常；有效：症状、体征基本消失，心电图明显改善；无效：症状、体征及心电图均无改变。治疗结果：痊愈 25 例，有效 16 例、无效 9 例。痊愈率 50%，总有效率达 82%。特别是对功能性心律失常疗效明显优于有器质性心脏病的患者（$P<0.05$）。病程越短，疗效越迅速（$P<0.05$）。

（二）四川省德阳市市中人民医院张开升以炙甘草汤加减治疗各种原因导致的心律失常 49 例，其中室性早搏 19 例，房性早搏、房颤、阵发性室上性心动过速 14 例，房室传导阻滞（Ⅰ~Ⅱ度）及室内不全性阻滞、心动过缓 16 例。中医辨证均属气阴两虚型。基本方：炙甘草 9 克、党参 12 克、生地 12 克、麦冬 9 克、桂枝 3~6 克、丹参 12 克、酸枣仁 9 克。高血压病阳亢者加菊花、石决明、白芍；阴虚失眠者加五味子。水煎 400 毫升，日 1 剂，分 2 次服。1~2 周为一个疗程，可视病情治疗 2~3 个疗程。治疗结果，痊愈（经过 1~2 周治疗，自觉症状消失，心电图恢复正常）28 例，占 57%；好转（经过 2~4 周治疗，自觉症状好转，心电图恢复正常或改善）18 例，占 37%；无效（治疗 2 周以上自觉症状无明显好转）3 例，占 6%，总有效率 94%。

（三）安徽省芜湖市新芜区医院许先梅等用炙甘草汤合甘麦大枣汤治疗心动悸、脉结代 78 例，临床痊愈 57 例，占 73.08%；显效（症状基本消失，偶见结代脉）11 例，占 14.10%；好转（症状明显减轻，结代脉少见）7 例，占 8.97%；无效 3 例，占 3.85%，总有效率达 96.15%。

（四）河北中医学院金匮教研室吕志杰用炙甘草汤治疗各种原因所致之心律失常辨证属气血阴阳诸不足者 74 例。基本方及煎服法：炙甘草 9~18 克、人参 6~9 克（或党参 9~18 克），生地黄 40~60 克，麦门冬 15~30 克，阿胶（烊化）、麻仁、桂枝、生姜各 9~12 克，大枣 10~30 枚。上 9 味，水浸十几分钟，加入白酒约 30 毫升，连续煎两遍，每遍煎半个多小时，合计约 400 毫升，每日分 3 次温服。阳气不足明显者加重人参、桂枝用量，阴血亏虚偏重者重用生地、麦门冬。方中常加入桑寄生 30 克，其他随证加减。用本方期间停用其他中西药物。疗程 1~3 个月。疗效标准：显效：用药后早搏和房颤等消失；有效：用药后早搏减少 50% 以上，其他心律失常的发生减轻或减少；无效：用药后无变化，或虽有效但易反复。结果：显效 34 例，总有效率 88%。

（五）山西省地方病防治研究所杨新青等以炙甘草汤加减治疗克山病期前收缩 24 例，

伴房颤 4 例，伴Ⅰ~Ⅱ度房室传导阻滞 4 例，伴室内传导阻滞 2 例，伴各种束支阻滞 11 例，伴窦性心动过缓 4 例，窦性心动过速 1 例。所用方：炙甘草 12 克、党参 15 克、当归 15 克、苦参 15 克、麦冬 15 克、桂枝 10 克、阿胶 15 克（烊化）、生地 15 克、大枣 9 克。疗程一个月。疗效标准：显效：临床主要症状，体征消失，心动能恢复正常，3 分钟脉象规整，常规九个导联心电图中无早搏发生。好转：临床主要症状；体征减轻，心功能较前改善，3 分钟脉象较前规整，常规九个导联心电图中早搏较前明显减少。无效：各项指标均无好转。治疗结果：显效 50%，总有效率 83.3%，尤以症状、体征改善最为明显。

（六）湖北省咸宁市中医院余斌以炙甘草汤治疗频发室性早搏 30 例，病程 2~20 年不等。其中功能性室性早搏 8 例，器质性室性早搏 22 例（心肌炎 2 例，心肌病 4 例，风心病 7 例，心功能不全 9 例）。按 1979 年上海全国心血管病会议制定的标准分度，轻度 17 例，中度 10 例，重度 3 例。中医辨证气虚血少，心脉不足 13 例；气阴两伤，心脉不足 8 例；心脾不足 9 例。基本方以炙甘草汤原方。气阴两伤加玉竹、玄参；心脾不足加白术、黄芪；心阳不足加熟附片；夜寐不安加酸枣仁、柏子仁。日 1 剂，水煎服。疗程最短 4 天，最长 20 天。治疗结果：显效（药后早搏消失）25 例，有效（早搏次数较原有减少 50% 或减轻一度）3 例，无效（药后早搏无改变）1 例，恶化（药后早搏较原有增加 50%）1 例，总有效率 93.3%。对轻、中度室性早搏疗效较好，重度者效果差。

三、参附汤

出自《校注妇人良方》，原方人参 12 克、附子 9 克、功效回阳益气救脱，主治之气大亏，阳光暴脱证。临床多用来治疗各种心脏病危象及缓慢型心律失常，中医辨证属心阳不足，鼓动乏力者，相当于"心悸"，"怔忡"、"眩晕"、"迟脉"等病证。

（一）江苏省中医院钱先报道用参附汤加味治疗病态窦房结综合征 25 例，表现为窦性心动过缓，传导阻滞及快慢综合征者。中医辨证属心阳不足，基本方：党参 30 克、附片 10 克、仙灵脾 15 克、川桂枝 6 克、山萸肉 12 克、熟地 10 克、丹参 30 克、炙甘草 6 克、并辅以红参 10 克代茶，每日 1 次。30 天为一疗程，结果显效 10 例、好转 15 例。

（二）河南省鄢陵县人民医院李德俭等以参附汤加味治疗二度型房室传导阻滞 23 例，并与西药治疗组 19 例作对照。中药组平均年龄 39.5±6.5（22~65 岁），其中冠心病 3 例，风心病 12 例，扩张型心肌病 4 例，高血压性心脏病 2 例，其他 2 例。西药组年龄、原发病等情况与中药组大致相当。中药组基本方：人参 12 克、附子 15 克、干姜 12 克、桂枝 15 克、丹参 30 克、川芎 10 克、檀香 12 克、薤白 15 克、甘草 10 克。每日 1 剂，水煎分 2 次服。10 天为一疗程，隔 3 天再用药。西药组以异丙基肾上腺素 1 毫克、阿托品 10 毫克加入 5% 葡萄糖注射液 500 毫升中静脉点滴，7 天为一疗程，隔 3 天再用药。疗效标准：有效：疗后 P-R 间期正常，二度Ⅱ型房室传导阻滞脱落次数减少。无效：疗后无变化或转为三度房室传导阻滞。治疗结果：中药组有效 12 例，占 52.17%，疗前心率 42.1±3.4，疗后心率 79.4±7.9；西药组有效 4 例，占 21.35%，疗前心率 36.9±6.8，疗后心率 84±3.5。两组比较，$P<0.005$。随访 3 个月，中药组复发 2 例，西药组复发 3 例。

（三）近年来有人将参附汤提纯制成参附注射液，用于各种缓慢型心律失常及各种危重症急救，疗效显著。云南省昆明市中医医院刘庆彤等对 26 例病态窦房结综合征患者在辨证分型的基础上使用大剂量参附注射液，用法：参附注射液 20~60 毫升直接静脉推注，5~10 分钟内推完，每日 3 次。病情严重者用本品 100ml 加入 5%葡萄糖注射液中静脉滴注。治疗总有效率达 84.6%，未见任何毒副作用。该药在抗心律失常同时还能改善心脏功能及全身状况，是一种安全、高效、价廉、方便的治疗方法。

（四）云南中医学院附属医院赵淳应用参附注射液配合丹参注射液抢救成功 1 例冠心病合并三度房室传导阻滞并发心源性脑缺氧综合征、心源性休克的病人，来诊时患者面色青灰，神志朦胧、唇甲紫绀、时出冷汗、四肢厥冷，血压听不到，脉搏触不清，心率 30 次/分，律齐，心电图示三度房室传导阻滞。中医辨证厥脱（阳脱）。急以回阳救逆，用参附注射液 40 毫升加于 50%葡萄糖注射液 20 毫升中快速静脉注射，药毕脉搏已可触及，血压 80/50mm 时，心率 50 次/分。之后继予参附注射液 100 毫升加于 10%葡萄糖注射液 100 毫升中，以每分钟 60 滴的速度静脉滴注。15 分钟后患者神志转清、汗止、手足转温，脉搏较前有力，血压 100/60mmHg，心率 60 次/分，心音较清晰有力，心电图示二度Ⅱ型房室传导阻滞。继以丹参注射液 20 毫升加于 10%葡萄糖注射液 100 毫升中静脉滴注，病情渐趋平稳。

四、麻黄附子细辛汤

系仲景《伤寒论·少阴篇》所载，原方由麻黄 6 克、细辛 6 克、炮附子 9 克组成，功能助阳解表。现代多用来治疗缓慢型心律失常，如病态窦房结综合征等。

（一）山东省济宁市第一人民医院孟昭全等以麻黄附子细辛汤加味治疗病态窦房结综合征 50 例，全部病例均按《中华内科杂志》"病窦综合征的诊断与治疗"（1977 年第 6 期）确诊。主症有头痛、眩晕、乏力 40 例，昏厥 22 例，心悸、胸闷、心绞痛 16 例，阿-斯综合征发作 1~6 次/人 6 例。窦性心动过缓 50~59 次/分 18 例，40~49 次/分 19 例，<39 次 1 分 13 例。二度窦房阻滞 15 例，窦性停搏 30 例，短阵房速及房颤各 5 例。基本方：炙黄芪24 克，桂枝 12 克、制附子 12 克（先煎）、肉桂 6 克、细辛 9 克、炙麻黄 9 克、生地 20 克、麦冬 15 克、五味子 10 克、川芎 12 克、当归 12 克、甘草 9 克。一月为一疗程，疗程之中停用其他药物。治疗结果：显效（症状消失，平卧心率增加 10 次/分以上，及/或 SNRT、CSNRT 恢复或接近正常）14 例，有效（症状减轻、平卧心率增加 2~9 次/分，及/或 SNRT、CSNRT 明显缩短）27 例，无效（症状无改变，平卧心率增加<2 次/分，SNRT、CSNRT 无改变）9 例，总有效率 82%，对肝肾功能无影响。

（二）空军西安医院中医科杨宗善等以麻黄附子细辛汤合生脉散加味治疗病态窦房结综合征 11 例，心率 42~50 次/分，平均 47.6 次/分。基本方：党参 15~30 克（或红参 10克）、麦冬 12 克、麻黄 6~9 克、附子 10 克、细辛 3 克、五味子 10 克。属缺血性者加丹参30 克、川芎 15 克、红花 10 克；属炎症引起者加金银花 30 克、大青叶 15 克、蒲公英 30克；心悸加远志 10 克、柏子仁 15 克；胸闷加全栝蒌 15 克、枳壳 10 克；失眠加炒枣仁 15~30 克、夜交藤 30 克；形寒怕冷阳虚甚加桂枝 10 克，或肉桂 5~9 克、仙灵脾 10 克、巴戟天

10 克。30 天为一疗程，最长服药一年。治疗结果：明显好转（疗后自觉症状消失，心室率增加 10 次/分以上）5 例，好转（自觉症状基本消失，心室率增加 5 次/分以上）5 例，无效（疗后自觉症状无改变，心室率无提高）1 例。总有效率 90.9%。疗后心室率 52~70 次/分，平均 61 次/分，比疗前提高 13.4 次/分，其中 8 例随访 1 年，病情稳定。

（三）沈阳军区总医院中医科宋同恺等以麻黄附子细辛汤加味并重用附子为主药，治疗窦性心动过缓 40 例，伴阵发性房颤者 2 例，伴室性早搏 3 例，伴房室传导阻滞 1 例。原发病病态窦房结综合征 4 例，心肌炎 2 例，迷走神经张力增高 34 例。心率 50 次/分以下者 31 例，52 次/分以下者 9 例。阿托品试验阳性者 20 例，经食管、心房调搏试验窦房结恢复时间延长者 5 例。治疗方药：制附子 15~30 克，炙麻黄 15 克、细辛 10 克、党参 20 克、黄芪 30 克、当归 20 克、川芎 15 克、丹参 30 克、干姜 15 克、甘草 15 克。水煎 300 毫升，分 3 次口服。2 周为一疗程，一般治疗 2 个疗程。疗效标准：显效：服药后连续观察 3 天，心率上升到 60 次/分以上，自觉症状消失。改善：心率较服药前增加 20%以上，自觉症状消失。无效：服药后心率无变化，自觉症状无明显改变。恶化：服药后心率降低，自觉症状加重。治疗结果：显效 34 名、改善 6 名。疗前平均心率 47.5 次/分，疗后平均心率 63.5 次/分，平均提高 16 次/分，治疗前后有明显差异（$P<0.01$）。

（四）河北医学院第二附属医院刘仲喜等报道以麻黄附子细辛汤加味治疗病窦综合征 31 例，临床以面色苍白、头晕、心悸、气短、舌质淡白、脉迟缓无力为辨证要点。治疗散寒化瘀、温补心阳。基本方：麻黄 5~10 克、附子 10~20 克、细辛 4~10 克、肉桂 9~15 克、瓜蒌 12~20 克、薤白 8~15 克、红花 10~15 克、丹参 20~30 克、三七粉 5~10 克（冲服）。气虚加人参、黄芪；脾虚加白术、茯苓；气阴两虚加生脉饮；血瘀加桃仁、赤芍；昏厥者加人参；痰湿内阻加半夏。水煎 300 毫升，每日分 2 次服，连服 7~15 日。治疗结果：基本治愈（症状、体征、心电图恢复正常）11 例，有效（症状、体征、心电图有进步或其中三项有二项改善）20 例；无效（治疗前后无改变）0 例。其中症状基本消失 18 例。疗前心率少于 40 次/分者 3 例，少于 50 次/分者 15 例，少于 60 次/分者 13 例，治疗后心率增至 60 次/分以上者计 24 例。

（五）河北石家庄市桥西区医院刘健民等以麻黄附子细辛汤加味治疗病态窦房结综合征 21 例，均以窦性心动过缓为主要表现，心率<40 次/分 1 例，40~50 次/分 12 例，50~60 次/分 8 例。临床表现以面色苍白、头晕、胸闷、心悸气短、舌质淡白、脉迟缓无力为主症。中医辨证为阳虚寒凝，血行瘀滞。治疗温补心阳，散寒化瘀为法。方选麻黄附子细辛汤加味：麻黄 5~10 克、附子 10~20 克、细辛 4~10 克、肉桂 9~15 克、瓜蒌 12~20 克、薤白 8~15 克、红花 10~15 克，丹参 20~30 克、三七 5~10 克（研末冲服）。随证加减：气虚加人参、黄芪；脾虚加白术、茯苓；气阴两虚加生脉饮；血瘀加桃仁、赤芍；昏厥者加人参；痰湿加半夏。每日 1 剂，连服 7~15 天。治疗结果：基本治愈（症状、体征、心电图恢复正常）6 例，有效（症状、体征、心电图有进步，或其中二项有改善）14 例，无效（治疗前后无改变）1 例，总有效率 94.23%。

五、柴胡桂枝汤

原载于张仲景的《伤寒论》，原方组成：桂枝 5 克、芍药 5 克、黄芩 5 克、人参 5 克、炙甘草 3 克、法半夏 10 克、大枣 6 枚、生姜 5 克、柴胡 14 克。功效和解少阳，兼以表散。原用来主治少阳、太阳并病。

空军郑州医院王子融等以柴胡桂枝汤加味治疗心律失常 24 例，其中房颤 4 例，房性早搏 3 例，室性早搏 12 例，房室传导阻滞 2 例，病态窦房结综合征 3 例。器质性心脏病 19 例，功能性心律失常 5 例。治疗以柴胡、黄芩、制半夏、桂枝、党参、白芍、当归、琥珀、炙甘草、生姜、大枣组成基础方，随症加减。心气虚明显者，易党参为红参；心阴虚明显者，去桂枝、加生地、麦冬；心阳虚去黄芩、加附子、淫羊藿、易党参为红参；心脾两虚，加阿胶、桂圆肉、木香；气滞加枳壳、檀香；血瘀加三七参、丹参、郁金；痰阻者，热痰加全栝蒌、常山，去桂枝；寒痰去黄芩，加白术、茯苓。治疗结果：治愈（心律转为窦性心律、临床症状消失）16 例，好转（早搏由频发转为偶发，房室传导阻滞减轻一度，临床症状减轻）4 例，无效（心律无改变，临床症状减轻或无变化）4 例，总有效率 83.3%。

六、阳和汤

出自《外科证治全生集》，由熟地 30 克、肉桂粉 3 克、麻黄 2 克、鹿角胶 9 克、白芥子 6 克、姜炭 2 克、生甘草 3 克组成。功能温阳补血、散寒通滞。原主治阴疽，后泛治一切血虚寒凝证。

（一）上海中医药大学附属岳阳医院何立人报道阳和汤治疗心律失常 33 例，其中室性早搏 22 例，房性早搏 5 例，二度窦房传导阻滞者 1 例，一度、三度房室传导阻滞各 1 例，房颤 3 例。原发病以病毒性心肌炎为最多，24 例，另外冠心病 4 例，肺心病 3 例，风湿性心瓣膜病 2 例。治疗以阳和汤为基本方，并随症加减：气虚者加党参、黄芪、当归；阴虚者加生地、五味子、麦冬、柏子仁、阿胶等；畏寒肢冷，脉沉缓者加附子、紫石英、赤石脂；胸闷痛者加瓜蒌皮、郁金、茶树根；瘀血阻滞加桃仁、失笑散；痰浊上犯加竹沥、半夏、石菖蒲、茵陈等；心火上炎者加黄连、山豆根；寐中不宁，心悸易发者加淮小麦、琥珀、龙骨、牡蛎。一月为一疗程，治疗结果，症状、脉象均有好转，心电图总有效率为 79.7%。

（二）湖南怀化中医院伍玉元等将阳和汤和白通汤合方组成"白通阳和汤"治疗病态窦房结综合征 84 例（诊断标准参考《医师进修杂志》1985 年第 1 期"病窦综合征的诊断与治疗"），原发病冠心病 78 例，心肌病 4 例，心肌炎 2 例。中医辨证阳虚兼寒证 48 例，兼血瘀 36 例。疗前心率 33~50 次/分，平均 44.56 次/分。基本方：干姜 10 克、制附片 15 克、熟地 10 克、白芥子 9 克、鹿角胶 9 克、炙麻黄 9 克、黄芪 20 克、赤芍 12 克、补骨脂 10 克、葱白 10 根（后下），肉桂粉 5 克（冲服）。水煎日 1 剂，取汁 150 毫升，分 3 次温服。治疗一月观察近期疗效，三月观察远期疗效。结果近期疗效显效 57 例，总有效率达 96.41%，平均治疗天数 34.5 天，提高心率 18.54 次/分。远期疗效：81 例中显效 75 例，无效 6 例，总有效率 92.59%。

（三）天津市胸科医院董国丰等以阳和汤加减治疗病态窦房结综合征 40 例，诊断参考"北京地区协作组关于病态窦房结综合征诊断标准"。40 例患者皆以窦性心动过缓为主要临床表现，心率 35~40 次/分 25 例；41~50 次/分 8 例，51~55 次/分 7 例。原发病冠心病 32 例，心肌炎 3 例，不明原因 5 例。基本方：熟地 30 克、鹿角霜、麻黄、白芥子、桂枝、炮姜、甘草各 10 克。气虚加党参 15 克；血虚加阿胶 10 克、白芍 30 克；舌有瘀斑加赤芍、红花各 10 克；形寒肢冷者加附子 10 克。水煎日 1 剂，分 2 次服。30 天为一疗程，服药期间停服阿托品及异丙基肾上腺素。治疗结果：显效（治疗后心率达 70 次/分以上）4 例，有效（治疗后心率 60~70 次/分）30 例，好转（治疗后心率提高 10~15 次/分）4 例，无效（治疗后心率无改变）2 例。总有效率达 95%。

（四）湖南柳州地区人民医院张利民等以阳和汤加味，温阳散寒、补益气血，治疗病态窦房结综合征 14 例。14 例均以窦性心动过缓为主要表现，心室率 40~49 次/分 12 例，<40 次/分 2 例。伴一度窦房传导阻滞 8 例，二度窦房传导阻滞 2 例，逸搏心律 2 例。原发病冠心病 9 例，高血压性心脏病 4 例，原因不明 1 例。治疗基本方：鹿角胶、麻黄、制附片、白芥子各 10 克，肉桂末 3 克（冲）、干姜 5 克、炙甘草 6 克、黄芪、熟地各 15 克、丹参 30 克、随证加减：气虚者加党参 15 克，或红参 10 克；胸闷苔腻加栝蒌、薤白、半夏各 10 克；眩晕重者加当归、川芎各 10 克、白芍、白蒺藜各 15 克，去干姜、肉桂。每日 1 剂，文火久煎 1 小时以上，共煎 2 次，兑汁，分 2 次口服。鹿角胶另蒸兑服。20 天为一疗程。疗效评定标准：显效：窦性心律>60 次/分，自觉症状消失，心电图明显改善。有效：窦性心律 50~60 次/分，自觉症状明显减轻或消失，但心电图无明显好转。无效：自觉症状及心电图均无改变。治疗结果：显效 4 例，有效 8 例，无效 2 例。总有效率 85.7‰ 治疗过程中未见明显副作用。

（五）河南省夏邑县中医院吕云钊以阳和汤治疗病态窦房结综合征 20 例，心率均在 50 次/分以下，阿托品试验（+）。18 例伴有心律失常，分别为二度房室传导阻滞 2 例，三度房室传导阻滞 4 例，双束支传导阻滞 1 例，快慢综合征 2 例，窦性停搏 2 例，房颤 3 例，房扑 1 例，房性早搏 1 例，室性早搏 2 例。原发病冠心病 15 例，风心病 1 例，原发性心肌病 2 例，病毒性心肌炎 2 例。基本方：熟地、鹿角胶各 15 克，肉桂、麻黄各 12 克，白芥子、炮姜炭、甘草各 10 克。心悸多发加淮小麦、琥珀、龙骨、牡蛎；口渴多饮脉细数加生地、麦冬、柏子仁、阿胶；畏寒肢冷、脉沉缓加附子、赤石脂、桂枝；气短、面色少华加党参、黄芪、当归；胸闷痛加瓜蒌皮、郁金、香附；胸部剧痛如刺加桃仁、红花、川芎、丹参；胸闷脘胀、咽梗泛恶加竹沥、半夏、石菖蒲。日 1 剂，水煎分 2 次服，15 天为一疗程。治疗结果：显效（窦性心率>60 次/分，症状消失，心电图有不同程度好转）12 例，有效（窦性心率 50~60 次/分，症状减轻，心电图无明显好转）6 例，无效（心率无增加、症状、心电图均无好转）2 例，总有效率 90%。

七、桂枝附子汤

出自《金匮要略》，由桂枝、附子、炙甘草、生姜、大枣五味药组成。功效温阳散寒，主治心阳虚弱者。

江苏省泰州市中医院闵捷等以桂枝附子汤加味治疗窦性心动过缓 34 例，其中贫血性心脏病 9 例，动脉硬化性心脏病 11 例，风湿性心脏病 13 例，心脏神经官能症 1 例。基本方：桂枝 6 克、熟附片 4 克、炙甘草 6 克、生姜 3 克、大枣 12 克、炒枣仁 10 克、黄芪 10 克、制首乌 10 克。血气亏虚，证见脉结代、心动悸、胸闷气短加党参、当归；心脉痹阻，证见心悸胸闷或阵发性左胸疼痛加丹参、红花；心神不安，证见气短、胸闷、心悸、失眠加夜交藤、龙骨。服药后以心率恢复正常或心率增加为有效。结果，34 例中心率增加 10 次/分以上者 24 例，增加 5~10 次/分者 8 例，不满 5 次/分者 2 例。服药最短者 6 天，最长者 3 个月，均未见明显异常反应。

八、平补镇心丹

出自《太平惠民和剂局方》，组成：白茯苓 6~15 克、五味子 3~8 克，车前子、麦冬、天冬、茯神各 6~15 克，肉桂 2~6 克、远志（甘草水煮）3~10 克、山药 8~12 克、酸枣仁 6~12 克、人参 5~10 克、龙齿 8~20 克、朱砂 3~10 克、熟地 10 克。功效平补气血，镇惊安神，交济水火。主治气血阴阳俱虚证。

四川省达县磷肥厂医院唐堪春以平补镇心丹原方治疗室上性阵发性心动过速 32 例，疗前心率 150~220 次/分。该方 13 味药，水煎日 1 剂，分 3 次服，连服 6 剂。服药期间忌茶、烟、酒及辛辣物。治疗结果：痊愈（症状全部消失，一年以上无复发者）25 例，好转（发作次数比未治疗前明显减少者）5 例，无效（服药后症状、发作次数均无明显好转者）2 例，总有效率 94%，特点是取效迅速。

九、交泰丸

出自《韩氏医通》，原方由黄连、肉桂共为细末，炼蜜为丸。功效济济水火，交通心肾。主治心肾不交，怔忡失眠证。

（一）河南省方城县人民医院雷玉林等人报道以交泰丸加味治疗病态窦房结综合征 16 例，病因冠心病 13 例，心肌炎 1 例，不明原因 2 例。心律失常类型：窦性心动过缓、窦性停搏、房室传导阻滞、束支传导阻滞、房性早搏、室性早搏、阵发性房颤、室上速各 2 例。基本方：黄连 4 克、肉桂粉、三七粉各 2 克（兑服），黄精、石菖蒲、丹参各 30 克，黄芪 40 克，炙甘草、附片、山萸肉各 10 克，远志 5 克。阴虚重加麦冬，女贞子；阳虚重加补骨脂、仙灵脾；气虚重加党参；胸刺痛加元胡；纳差加山楂、砂仁；痰多加瓜蒌皮、半夏。服药期间停服其他抗心律失常药物。2 周为一疗程，最长服药时间半年。治疗结果：显效（症状消失，心律正常，心电图恢复正常，心率平均增加 10 次/分以上，观察一年无复发）9 例，占 56%；有效（症状消失，心律大致正常，心电图部分恢复，心率平均增加 5~9 次/分）4 例，占 25%；稳定（症状大部分消失，心电图有改善，心率平均增加 3~4 次/分）3 例，占 19%，本组无恶化病例[13]。

（二）浙江何永田等以交泰丸加味治疗快速型心律失常 68 例，其中室性早搏 26 例，房性早搏 14 例，结性早搏 4 例，非阵发性房室交界性心动过速 2 例，阵发房颤 7 例，持久性房颤 9 例，室上性阵发性心动过速 6 例。疗前期前收缩均大于 5 次/分，并排除三度心衰、心动过缓及二度到三度房室传导阻滞及严重肝肾损害。基本方：黄连、丹参、元胡各 30 克、肉桂 6 克、麦冬 40 克、当归、炙甘草、防己、半夏各 15 克，2 周为一疗程。治疗结果：显效（药后心律失常完全消失）36 例，有效（药后早搏次数减 50% 以上，房颤心室率减慢 20 次/分以上）20 例，无效（药后未达到以上标准）12 例。总有效率 82.35%，起效时间最短 1 小时，最长 7 天，多数 1~5 天。对室性早搏效果最好，房性早搏次之；对原因不明的心律失常效果最好，冠心病次之。

十、血府逐瘀汤

出自王清任的《医林改错》，原方组成：桃仁 12 克、红花 9 克、当归 9 克、生地 9 克、川芎 5 克、赤芍 6 克、牛膝 9 克、桔梗 5 克、柴胡 3 克、枳壳 6 克、甘草 3 克。功效活血祛瘀、行气止痛。主治胸中血瘀证。

（一）辽宁省锦州市古塔区中医院杜玉环等将心血瘀阻型怔忡 120 例随机分为二组，各60 例一组，一组口服血府逐瘀汤煎剂，一组口服复方丹参片（每次 2 片，每日 3 次）及硝苯地平（心痛定，每次 10mg，每日三次）作对照。两组主证均见心悸不安，胸闷不舒或心痛时作，面色晦暗，舌质紫暗，脉涩或结代。基本方为血府逐瘀汤，并随证加减。连续服药半个月为一疗程，休息 5 天进行下一个疗程，一般 3 个疗程。疗效标准：基本控制：临床症状，体征消失，舌质和脉象转为正常，体表心电图和心脏功能及血液流变学改变基本趋于正常，停药后随访 3 个月基本未复发。显效：项目同上，但随访尚有症状存在。好转：诸项指标好转，但仍有一定的症状、体征。无效：症状、体征及各项指标无改善。结果治疗组基本控制 18 例，显效 12 例，好转 8 例，无效 22 例；对照组基本控制 11 例，显效 7 例，好转 15 例，无效 27 例。两组总有效率分别为 63.3%、55.0%。

（二）江苏徐州市中医院孙敦琇以血府逐瘀汤化裁，重用桂枝、人参，治疗病态窦房结综合征 21 例，疗前心率<40 次/分 3 例，41~50 次/分 18 例。伴窦房传导阻滞或窦性停搏15 例，伴交界性逸搏 2 例，原发病冠心病 14 例，扩张型心肌病 1 例，病毒性心肌炎 2 例，甲状腺功能低减 1 例，不明原因 3 例。皆有瘀血内阻征象。治以益气活血为法。方选血府逐瘀汤加减；药用红参或西洋参、熟地或生地、桃仁、红花、枳壳各 10 克、川芎、炙甘草、白芍各 10~15 克、当归 8~12 克、桔梗 8 克、桂枝（后下）18~25 克、人参（另炖）15~25 克。一般用红参，若气阴亏虚选用西洋参、生地、再加麦冬 10 克、黄精 15 克；血虚用熟地、再加阿胶（烊化）10 克；血瘀加三棱 10 克、丹参 20 克；气滞加沉香末（后下）8 克，甘松 10 克，日 1 剂，水煎分 2 次服，30 天为一疗程。疗效评定标准：显效：窦性心率≥60 次/分，或心率增加≥10 次/分，阿-斯综合征停止发作，窦房传导阻滞或窦性停搏消失或明显减轻。有效：窦性心率增加 5~9 次/分，阿-斯综合征发作次数减少，窦房传导阻滞或窦性停搏减轻。无效：治疗后未达到上述标准。治疗结果：显效 11 例，有效 6 例，无效 4 例，总有效率为 81%，阿托品试验转阴率为 46.7%（7/15）。

十一、清心莲子饮

出自《太平惠民和剂局方》，原方：黄芩、麦门冬、地骨皮、车前子、炙甘草各 15 克、石莲肉、茯苓、炙黄芪、人参各 24 克。功能益气阴，清心火，交通心肾。

湖南医学院第一附属医院中医教研室吴友善等以清心莲子饮为主，结合临床辨证施治，治疗病毒性心肌炎心律失常 18 例，其中房性早搏 3 例，交界区早搏 1 例，室性早搏 12 例，二度Ⅱ型房室传导阻滞 2 例，中医辨证属气阴两虚，肾阴不足，心火上炎，心肾不交。治疗基本方：生黄芪 30 克、石莲子 15 克、人参 9 克、麦冬 15 克、地骨皮 9 克、黄芩 9 克、车前子 15 克、云苓 10 克、生甘草 9 克，血瘀者加丹参；低烧者加柴胡；心阴不足，心火上炎而心肾不交者重用麦冬、地骨皮、黄芩、石莲子；气虚者重用黄芪、党参；心血虚者加当归、生地；失眠严重者加丹参、百合、合欢皮。每日 1 剂，1~2 月为一疗程。治疗结果：显效（症状消失或明显改善，心电图恢复正常）8 例，改善（症状改善，心电图示早搏或传导阻滞改进一级以上）7 例，无效（临床症状及心电图均无改善）3 例。总有效率 83.33%。

十二、六味地黄丸

原载于《小儿药证直诀》，原方组成：熟地黄 24 克、山萸肉、干山药各 12 克、泽泻、牡丹皮、白茯苓各 9 克。功效滋阴补肾，主治肾阴不足诸症。

河南省登封县人民医院孙少曾等采用六味地黄汤加苦参治疗病理性室性早搏 12 例，由冠心病引起者 3 例，风心病者 5 例，心肌炎后遗症 4 例。中医辨证属心肾不交，水火失济。基本方：熟地黄 2 克、怀山药 18 克、蒸萸肉 15 克、云茯苓 12 克、建泽泻 6 克、粉丹皮 10 克、苦参片 20 克，疗程最短者 8 天，最长者 3 个月，治疗结果早搏消失率 58.5%，且停药复发时再服此方亦有效。

十三、瓜蒌薤白牡蛎汤

是北京市永定路医院黄津焕自拟方，黄氏报道以该方治疗心律紊乱 38 例，其中房性早搏 11 例（形成二、三联律者 4 例），交界性心律 2 例，室性早搏 21 例（呈二、三联律者 14 例），心房纤颤 4 例，中医辨证均属胸阳不振。基本方：瓜蒌 30 克、薤白 10 克、川芎 10 克、当归 10 克、黄芪 20 克、太子参 20 克、陈皮、半夏、远志各 10 克、枣仁或柏子仁 10 克、生龙骨、生牡蛎各 30 克。心前区痛甚者，加丹参 10~15 克，三七粉 3 克（冲服）；心动过速者加苦参 10~15 克；心动过缓属阳虚者加桂枝 10 克。疗程一个月。疗效标准：显效：自觉症状好转或消失，无心悸、气短、胸闷、心电图完全恢复窦性心律，半年以上无明显发病；有效：自觉症状减轻，期前收缩减少 50% 以上，且每分钟不多于 4 次，或一度心律恢复正常，1~2 个月后复发，但期前收缩亦不超过每分钟 4 次；无效：症状稍减，期前收缩仍在每分钟 5 次以上；或服药好转，停药复发如前，或心电图无明显好转。治疗结果，显效 21 例，有效 12 例，无效 5 例，总有效率 86.9%。

十四、黄连甘草汤

为安徽省潜山县雾下卫生院韩仁贵自拟方，韩氏以该方治疗顽固性心律失常42例，其中阵发性心动过速36例，房性早搏4例，室性早搏2例，皆为功能性心律失常。所有病例先经正规抗心律失常药物治疗3个月以上，无效者使用本方，服用本方时停用其他药物及理疗。处方：黄连10克，炙甘草10克。7天为一疗程，休息一周，再进行第二个疗程。疗效标准：显效：症状完全消失或基本消失，心电图恢复正常；改善：症状完全消失或基本消失，但心电图未恢复正常；或心电图恢复正常，但症状改善不明显者；无效：症状或/和心电图与疗前基本相同者。结果：显效23例，总有效率83.3%，起效时间最短一个疗程，最长10个疗程，平均3.8疗程。

十五、参杞阿胶丸

由山西榆社县阿胶厂生产，由党参、黄芪、阿胶、枸杞子四药组成。上海第二医科大学附属第九人民医院内科杨菊贤等报道以参杞阿胶丸治疗病态窦房结综合征30例，疗前心率<50次/分12例，50~59次/分16例，>60次/分2例，平均为51.63±7.15次/分。伴二度窦房阻滞3例，窦性停搏4例，一度、二度、三度房室传导阻滞各1例。中医辨证心气虚14例，心气阳虚4例，心气阴虚12例。治疗以参杞阿胶丸3粒，每日3次口服，疗程一个月。治疗结果：①症状缓解有效率为71.2%~100%。②疗后心率63.4±6.26次/分，心率≥60次/分的有效率为76.67%。③心电图有效率73.8%。④疗前阿托品2毫克试验有28例阳性，治疗后仅9例阳性，有效率68.96%。⑤6例经窦房结电生理测定：疗前平均窦房结恢复时间（SNRT）为1536.67±132.9毫秒，疗后1383.33±194.49毫秒；疗前平均校正窦房结恢复时间（CSNRT）为593.33±142.96毫秒，疗后490±73.76毫秒；疗前平均窦房传导时间（SACT）为222.50±104.45毫秒，疗后162.67±81.43毫秒，疗前平均窦房结恢复时间指数（ISNRT）为1.71±0.21，疗后为1.58±0.13。其中SNRT、CSNRT、ISNRT均已恢复至正常范围。⑥治疗后舌、脉象好转者20例，占66.6%。总之，疗后上述各项均有好转者5例，部分项目好转者17例，总有效率为73.33%。在治疗过程中未发现副作用。

十六、护心丹

由江苏苏州市雷允上制药厂生产，内含麝香、丹参、人参、蟾酥等中药。苏州市第三人民医院内科刘五明等将26例经临床及食道调搏电生理检查确诊为病态窦房结综合征的患者，严格按照配对对照研究方法随机分为治疗组和对照组各13例。治疗组每日服护心丹3次，每次3~4粒；对照组口服双嘧达莫（潘生丁）、复方丹参片等不影响心率药物，疗程为3个月。治疗结果：治疗组平均增加心率6.62±5.3次/分，对照组平均减少心率1.15±5.29次/分，两组比较有显著性差异（$P<0.01$）。治疗组症状消失6例，明显改善5例，对照组仅1例改善。治疗组窦房结恢复时间及校正窦房结恢复时间均较疗前明显缩短，对照组上二项指标均较疗前延长，两组比较差别有显著性意义（$P<0.01$）。

十七、心宝

由广东省药物研究所，汕头市中药厂研制，由洋金花、附子、肉桂、人参、田三七、麝香、鹿茸、蟾酥等组成，制成丸剂，每丸 60 毫克。有提高窦房结功能、增加左室搏出量、改善冠脉流量，调节心律的功能，用来治疗病态窦房结综合征、心律失常、慢性心功能不全、心肌缺血等心脏疾患。

（一）由广东医学科学院，中国医学科学院北京阜外医院等 12 家临床科研单位组成的"心宝"临床验证组对 70 例病态窦房结综合征及 13 例频发室性早搏患者给予"心宝"治疗。服法：病窦综合征视病情轻重给予心宝 300~600 毫克/次，日 3 次，疗程 3~6 个月。频发室性早搏给予心宝 120~240 毫克/次，日 3 次，疗程 1~2 个月。治疗结果：①病态窦房结综合征：显效（药后心率增加 10 次/分以上，窦房阻滞、窦性停搏等消失，或心率恢复至正常）27 例，有效（心率增加 1~9 次/分或传导阻滞发作频率减少 50% 以上）33 例，无效（心率不增加）10 例，总有效率 85.71%。药前平均心率 49.16 次/分，药后 63.67 次/分，平均增加 14.67 次/分。②频发室性早搏：显效（药后早搏次数减少 50% 以上）9 例，有效（药后早搏次数减少 50% 以下）3 例，总有效率 92.31%。

（二）浙江省宁波市 113 医院以"心宝丸"治疗病态窦房结综合征 87 例。其中窦性心动过缓或伴交界性逸搏，或伴频发早搏 40 例，心率平均 <48±6 次/分；窦性停搏（>2 秒）或二度窦房传导阻滞 10 例；快慢综合征 30 例；心率 >60 次/分 7 例。经食管心房调搏 S_1S_1 分级递增刺激法测定窦房结恢复时间（SNRT）及校正窦房结恢复时间（CSNRT）分别 >1900 毫秒和 600 毫秒。87 例患者年龄 45~75 岁，平均 58 岁；病程 3~15 年，平均 7 年。原发病中冠心病 17 例，高血压病 10 例，扩张性心肌病 10 例，病因不明 50 例。临床以乏力胸闷、心悸头昏为主要表现，10 例有反复晕厥和黑蒙。心功能按 NYHA 标准，Ⅱ级 13 例，Ⅲ级 70 例，Ⅳ级 4 例。疗前停用一切影响窦房结及心功能药一周，然后予"心宝丸"口服，一次 2~10 粒，每日 2~3 次。疗程 2 个月，疗程结束后对疗效进行检验。治疗结果：主要症状均明显改善，反复晕厥及黑蒙改善达 50%，心功能改善（1~2 级）总有效率 80%。SNRT、CSNRT 疗后均较疗前明显缩短（$P<0.01$），二维超声心输出量、射血分数亦增加（$P<0.05$）。左室舒张末期内径无明显改变（$P>0.05$）。24 小时动态心电图示 24 小时总心率及平均心率明显增加，平均基础心率提高 13±1.5 次/分（$P<0.01$），且疗效能维持 2~5 个月。治疗期间未发现明显副作用。

十八、附子、党参、丹参注射液

上海第一医学院附属华山医院朱伯卿将临床确诊为病态窦房结综合征的患者 90 例分为两组：第一组 30 例，以由附子、党参、丹参组成的注射液加于 5% 葡萄糖注射液中静脉滴注，每日 1 次，2 周为一疗程，必要时重复 1~2 疗程。第二组 60 例，长期口服温阳益气、活血化瘀的健心片（含附子、桂枝、党参、川芎、干姜）及丹参片，随访 3 月~9 年，平均 3 年 10 个月。结果：第一组症状均有不同程度的改善，治疗前后阿托品试验对比有明显改善，差别有统计学意义。第二组临床症状改善 30 例，不变 12 例，总有效率 73.6%。结果表明，温阳益气活血药对病态窦房结综合征有肯定的疗效，特别适用于病窦病人的长期治疗，尤其是那些无症状或病情较轻，且中医辨证有阳虚、气虚、血瘀的病窦患者。

十九、苦参清心安神汤

江苏省泰州市中医院胡明宁等以自拟苦参清泻心火、安神定志汤治疗各种心动过速 26 例，其中窦性心动过速 11 例，室性心动过速 7 例，室上性心动过速 8 例。基本方：苦参 30 克、黄连 5 克、丹参、酸枣仁各 20 克、炙甘草 5 克，另和服朱砂 1 克、珍珠粉 3 克。阴虚者加玉竹、生地；阳虚者加肉桂、干姜；气虚者加党参、黄芪；血瘀者加川芎、红花；痰阻者加菖蒲、郁金。水煎服，日 1 剂。结果：除 1 例室性心动过速增用西药外，其余皆单用本方治愈，一般服药 2~8 剂，症状即可消失。

二十、熟地五味子汤

湖南省洙洲铁路医院中医科郭麦报道重用熟地、五味子，辅以辨证用药治疗各种早搏 18 例，其中房性、结性早搏 8 例，室性早搏 10 例（伴反复心律 1 例，伴并行心律 2 例）。原发病中冠心病 7 例，心肌炎 4 例，心脏神经官能症 3 例，甲状腺功能亢进 2 例，原因不明 2 例。基本方药：熟地 30~60 克、五味子 15~30 克。如心气虚加党参、黄芪；阳虚加附子、桂枝；血瘀加当归、川芎、丹参、三七；痰浊加瓜蒌、半夏等。疗程最短一周，最长 3 个月，平均 28.5 天。疗效标准参照 1979 年中西医结合治疗冠心病座谈会修订诊断及疗效标准。治疗结果：显效 6 例，有效 9 例，无效 3 例，总有效率 83.3%。随访一年以上，未复发者 13 例。

二十一、扶心阳、益心气汤

四川省南充地区医院郑万善等对 25 例迟脉患者的诊断、证治进行了初步探索。所有病例疗前心室率均小于 60 次/分，其中束支传导阻滞 5 例，房室传导阻滞 5 例。伴窦性心律不齐 12 例，房性、结性早搏各 1 例，伴室性早搏 3 例，伴心房纤颤 2 例。中医辨证均属心气阳虚。治法扶心阳，益心气。拟方如下：太子参 15~30 克、黄芪 15~30 克、桂枝 6~10 克、附片 10~30 克、淫羊藿 10~15 克、丹参 15~30 克、寸冬 10~20 克、炙甘草 5 克。水煎服，视病情轻重每日或二日 1 剂。心阳虚甚，酌加细辛或麻黄、补骨脂；心气虚甚，重用太子参、黄芪，或人参易太子参，酌加升麻；气滞不畅，酌加瓜蒌或薤白、檀香、香附；心脉瘀阻，酌加桃仁、红花，或重用丹参。另予生脉针 10~20 毫升加入 5% 葡萄糖注射液 200 毫升静脉滴注，每日 1 次。治疗结果：心室率升至 60 次/分以上者 18 例，占 72%，各种传导阻滞消失率 60%。

二十二、养心复脉汤

是天津市胸科医院纪秀兰自拟方，功能益气养阴，宁心安神。纪氏以该方治疗心律失常 50 例，其中室性期前收缩 25 例（2~4 联律），房颤 7 例（伴二度房室传导阻滞 2 例），房性期前收缩 6 例（2~4 联律），结性期前收缩 5 例，二度房室传导阻滞 2 例，窦性心动过速 2 例，阵发性室上性心动过速 1 例，窦性心动过缓伴窦性停搏及结性逸搏 1 例，房性与室性期前收缩并发 1 例。器质性心脏病 38 例，原因不明 12 例。基本方：党参、麦冬、五味子、当归、生地、桂枝、炙甘草、北五加皮、鹿衔草、鸡血藤、合欢皮、生龙骨、磁石、琥珀、炒枣仁、夜交藤、茯苓、连翘等。冠心病心绞痛者减北五加皮、鹿衔草，加三七、丹参；舌质红苔黄腻者加苦参；风心病合并慢性心功能不全者加鳖甲、车前子、泽泻；心肌炎加金银花、板蓝根；高血压性心脏病者加服杞菊地黄丸。治疗时间最短者 20 天，最长者近 5 年，多数为 1~6 个月。治疗结果：治愈（临床症状消失，心电图恢复正常）35 例，显效（临床症状缓解，心电图明显改善）8 例，好转（临床症状减轻和/或心电图有改善）7 例，无效（治疗一个月，临床症状和心电图均无改善者）0 例。

二十三、早搏停

是安徽中医学院张笑平自拟方，功能清热化湿，补气活血。张氏以该方治疗频发性早搏 91 例，临床以胸闷、心动悸，脉结代为主要表现，中医辨证属心阳不足型 14 例，心阴耗损型 7 例，气阴两虚型 9 例，心火内扰型 10 例，痰湿阻遏型 25 例，瘀血内停型 11 例，替人索方者 15 例（未辨证分型）。基本方：常山 3~12 克、苦参 15~30 克、半夏 9 克、茵陈、瓜蒌皮、虎杖各 9~15 克，丹参、炙黄芪、炙草各 9~30 克。注意：常山、苦参需从小量用起，凡无效且未出现呕吐，流涎等反应者可递增用量；若出现反应可兑入适量蜜汁或减量。若心衰明显可加熟附片、党参、枳壳等；胸痛较剧可加姜黄、川芎、檀香等；血压过高加珍珠母、苦丁茶、粉干葛；心率高于 130 次/分加远志、莲子、生大黄；心率低于 50 次/分者，可加麻黄、桂枝、白芍等。水煎日 1 剂，分 2 次服。凡早搏在 10 次/分以上者，均予 2 剂/日；6~10 次/分者，均予 1.5 剂/日；5 次/分以下者，均予 1 剂/日。一直服药，至心电图检查示早搏消失，服本方期间，停用其他方法及药物。治疗结果：显效（心电图示早搏消失，3 个月内无复发者）57 例，好转（心电图示早搏已降至 1~3 次/分；或虽消失，但在 3 个月内复发）26 例，无效（心电图示早搏频次未减，或虽减而不著者）8 例。总有效率 91.2%。服药时间为 7~60 天，一般服药 3~5 天主要脉证即趋明显改善乃至消失。治疗中未发现毒副反应。

二十四、通滞汤

是河北省中医院内科张庆昌等自拟方，张氏以该方治疗束支传导阻滞 10 例，其中完全性左束支传导阻滞 2 例，完全性右束支并左前半分支阻滞 3 例，完全性右束支传导阻滞 2 例，左前半分支阻滞 3 例。主症皆为胸闷气短，2 例多次发生昏厥、怔忡。通滞汤组成：丹参 30 克、降香 15 克、石菖蒲、瓜蒌、郁金各 10 克、血竭粉、沉香粉各 1 克（冲）、麝香 0.1 克（冲）。胸闷难忍者瓜蒌加至 30~60 克；脾虚便溏者石菖蒲加至 15~30 克；兼心悸、怔忡者，酌加生地 10 克、附子 5 克养心阴、助心阳。疗程 45~90 天。治疗结果：显效（传导阻滞完全消失）5例，有效（传导阻滞部分消失或昏厥，怔忡次数减少）3例，无效（传导阻滞程度无改变）2例，总有效率80%。观察结果表明，年轻患者，心肌炎后遗症患者、单纯左或右束支阻滞患者疗效较好；老年患者、冠心病患者及束支阻滞严重者疗效较差。

二十五、四参复脉汤

是山西省临汾市第一人民医院蒋森自拟方，功能益气养阴，活血化痰。蒋氏以该方治疗冠心病频发室性早搏39例，其中呈二联律者3例，三联律者2例。中医辨证基本证型气阴两虚，痰阻血瘀。基本方：人参2~5克（或党参15克），三七参2~5克、丹参、苦参各20~40克、麦冬、五味子、生地、当归、瓜蒌、茯苓各12~15克、炙甘草6~12克。辨证加减：气血两虚加紫河车粉或胎盘糖衣片；心阴亏损加玉竹、鹿角胶，且易人参为生晒参或白糖参3克；心阳不足者加桂枝、制附子，或鹿茸精；心血瘀滞明显者加川芎、赤芍、红花或血竭；痰浊阻塞明显者加薤白、菖蒲、瓜蒌用至30克。辨病加减：伴高脂血症者加生山楂30克、泽泻20克；伴高血压者加钩藤、菊花；伴糖尿病者加黄芪30~90克、玄参、葛根各20~30克伴慢性心功能不全者除加大人参、生地、茯苓剂量外，另加桂枝、北五加皮或鹿茸精；失眠者加炒枣仁、甘松。服汤剂至早搏消失或基本消失后，以基本方11味药，共研细末，装入空心胶囊中，每服3~5粒，每日3次，进行1~2月巩固治疗。治疗时间最短28天，最长122天。治疗结果：显效（早搏完全消失，停药后巩固在半年以上）20例，有效（早搏减少50%以上，由联律变为不联律，或早搏已全部消失而停药后于半年内复发者）16例，无效（早搏减少在50%以下，或无改变者）3例。总有效率92.3%。

二十六、三参薤桂汤

是湖南省沣县人民医院戴建林自拟方，功能温阳益气活血。戴氏以该方治疗频发室性早搏20例，其中多发多源性室性早搏8例，多发单源性室性早搏12例。其中6例呈二联律。原发病冠心病10例，高血压病、病毒性心肌炎、风湿性心肌炎各2例，原因不明者4例。基本方：丹参30克、红参5克、苦参20克、桂枝9克、薤白12克。偏阴虚者桂枝减量为3克，加玄参15克、麦冬12克；偏阳虚者去桂枝，加肉桂6克、制附片9克；失眠多梦者加酸枣仁10克；冠心病胸痛如刺者加川芎15克、炙乳香2克（研末冲服），闷痛者加瓜蒌12克；病毒性心肌炎加板蓝根15克、麦冬20克；风湿性心肌炎加独活10克、桑枝15克；高血压加钩藤12克、草决明30克。疗效标准：按1979年9月上海全国中西医结合防治冠心病及心律失常研究座谈会拟订标准。结果：显效12例，有效5例，无效3例，总有效率85%。且有效的17例患者，年龄均在40岁以上，无效的3例年龄在17~40岁。提示本方对40岁以上患者效果较好。对冠心病所致之室性早搏效果比心肌炎所致者好。

二十七、脂通泻方

是湖南中医学院第一附属医院金杰辉自拟方。金氏以该方结合临床辨证分型治疗心律失常 34 例，心电图表现有室性早搏、房性早搏、房颤、窦性心动过速及过缓、房室及束支传导阻滞。中医辨证分心血瘀阻、心阳不振、心血瘀阻兼心阳不振、心气虚、气滞血瘀、心肾阳虚、心肾阴虚七型。基本方：补骨脂、木通、泽泻各 20 克。治疗以基本方结合中医分型辨证加味。两周为一疗程。疗效标准：①显效：自觉症状及早搏均消失，心电图复查恢复正常，其他化验基本正常，停药 3~6 月无复发。②有效：自觉症状基本消失，早搏次数减少，仅 1~2 次/分，其他有关化验基本接近正常。③无效：自觉症状有改善，听诊及心电图均无改变。治疗结果：显效 26 例，有效 8 例。6 天内生效者 24 例。

二十八、舒滞愈痹汤

是云南中医学院李冬青等自拟方。李氏以该方治疗心律失常 52 例，皆曾用过多种抗心律失常西药疗效不满意或无效者。其中，频发室性早搏 13 例（呈三联律者 6 例），频发房性早搏 10 例，房颤伴二度房室传导阻滞 1 例，心房扑动 1 例，频发结性早搏 3 例，阵发性室上性心动过速 4 例，窦性心动过速 1 例，窦性心动过缓 3 例，窦性停搏 1 例，房室传导阻滞（一度至三度）4 例，束支传导阻滞 11 例。皆为器质性心脏病引起的心律失常。"舒滞愈痹汤"主要药物组成：党参、白术、当归、山药、紫丹参、薤白。气虚者重用党参、白术、山药、加黄芪；阴虚者加沙参、麦冬、女贞子、旱莲草、玉竹等；血瘀者重用紫丹参，并加川芎、红花、郁金、姜黄、乳香、没药等。疗程一个月。疗效标准：①治愈：自觉症状消失，心电图恢复正常、结代脉消失。②好转：部分自觉症状消失，或自觉症状减轻，或胸痛发作减少，时间缩短。心电图比原来有所改善，但未完全恢复正常。治疗结果：近期总有效率 100%。

二十九、滋阴补心汤

是福建漳州市立医院肖嘉荣自拟方。肖氏以该方治疗各种早搏 30 例，中医辨证皆属心阴不足。有心肌炎 8 例，高血压病 7 例，冠心病 14 例，不明原因 1 例。病程 1~12 月。基本方药：柏子仁、酸枣仁、远志、茯神、五味子、木香、当归、黄芪、党参、太子参、丹参、生地（或熟地）、麦冬、天冬、炙甘草。疗程为两周。治疗结果：显效（服药 3~6 天症状及早搏消失）5 例，有效（服药 3~6 天症状好转，早搏减少）23 例，无效（服药 9~14 天症状及心电图均无改变）2 例，总有效率 93.3%。分析结果表明，年轻患者、病程短（3 月内）者及心肌炎后遗症患者疗效较好。

三十、黄芪四逆汤加味

是浙江省中医药研究院郑源庞等用方，功能温阳、益气、活血。主要药物组成：黄芪、附子、桂枝、干姜、川芎、补骨脂、细辛、丹参、甘草等，由浙江省中医药研究院实验药厂制成煎剂口服液，每瓶 500 毫升。郑氏等以该药治疗缓慢型心律失常 62 例，另有 24 例缓慢型心律失常单纯用西药作为对照组。中药组有病态窦房结综合征 46 例，房室传导阻滞 7 例（二度 I 型 5 例，三度 2 例），心动过缓 9 例。原发病中冠心病 27 例，高血压 6 例，病毒性心肌炎 12 例，扩张型心肌病 1 例，原因不明 17 例。病程 3 个月~20 年。对照组一般情况与中药组相当。中药组予上方口服液 100 毫升/日，相当于生药 125 克，分 3~4 次口服，连服 1 个月为一疗程，个别病例连服 2 个疗程。对照组用能量、菸酰胺、维生素 C 静脉滴注，并交替使用阿托品、异丙基肾上腺素、麻黄素、654-2，个别病例还使用了激素。疗效评定标准参照 1979 年中西医结合治疗冠心病、心绞痛及心律失常座谈会修订的有关常见心律失常病因、严重程度及疗效参考标准。中药组治疗结果：①增加心率。听诊心率治疗前后的均差值 10.13±0.953，心电图测算心率治疗前后的均差值为 6.55±0.93（P 均<0.001）。基本上增加原心率的 20%。②改善症状：显效 33 例，有效 23 例，总有效率 90.74%。③心电图显效 21 例，有效 13 例，总有效率为 54.8%。④改善窦房结功能：疗后校正窦房结恢复时间和窦房结恢复指数改善显著，经统计学处理有显著性差异（P<0.05）。中药组与对照组比较，心率增加值、症状及心电图有效率及阿托品试验转阴率中药组均优于对照组，但经统计学处理，未见显著性差异。本药在服用过程中未见明显毒副作用，个别病例有轻微咽干和口燥，但不影响继续服药。

三十一、附子淫羊藿汤

是黑龙江省富锦县中医院刘玉田自拟方。刘氏以该方治疗病态窦房结综合征 12 例，皆为器质性心脏病患者。心电图表现为窦性心动过缓，一度~二度房室传导阻滞，心率 40~50 次/分。基本方：附子 10 克、桂枝 10 克、红参 15 克、沉香 10 克、生地 25 克、淫羊藿 10 克。水煎每日 1 剂，分 3 次日服，连服两周为一疗程。治疗结果：显效（服药 3 剂，心率达 60 次/分，自觉症状基本消失）3 例，有效（服药二周，心率达 58~60 次/分，自觉症状减轻）9 例。总有效率 100%。

三十二、早搏一方

是河南息县人民医院李敬芝自拟方。李氏以该方治疗各种早搏 199 例，其中室性早搏 144 例，房性早搏 23 例，交界区性早搏 32 例。原发病冠心病 97 例，高血压 14 例，高血压并冠心病 16 例，心肌炎 67 例，肺心病 5 例，病程 1 月~10 年。87% 的病人曾用过西药抗心律失常药，疗效不佳。本方组成：葛根 60 克、全瓜蒌 30 克、广郁金、泽兰各 15 克、灵磁石、珍珠母各 30 克（先煎）、刘寄奴、当归、炙甘草各 9 克。每日 1 剂，水煎分 2 次服，服药期间停用其他抗心律失常药物。服药时间最短 13 天，最长 274 天，平均疗程 102 天。治疗结果：显效（治疗后早搏及自觉症状消失）54 例，有效（治疗后早搏减少 50% 以上，或频发或成二三联律现减至 3~5 次/分以下，自觉症状改善：）128 例，无效（治疗后早搏未减少，或仅症状稍改善）17 例，总有效率 91.45%。

三十三、升率汤

是辽宁中医学院附属医院邓德明等自拟方，功能温阳散寒，通经祛滞。邓氏以该方治疗缓慢性心律失常 50 例，其中病态窦房结综合征 13 例（诊断依据 1977 年判定的北京地区病态窦房结综合征诊断参考标准）、单纯窦性心动过缓12例，合并一度、二度Ⅰ型、二度Ⅱ型及三度房室传导阻滞分别为7、8、3、7例。病态窦房结综合征合并二度Ⅱ型窦房传导阻滞6例，窦性静止2例，窦性心动过缓5例。原发病确诊为冠心病23例，病毒性心肌炎9例，肥厚性心肌病4例，不明原因14例。治疗开始后停用其他药物，予"升率汤"煎剂口服，每日3次，处方如下：麻黄15克、附子（先煎）20克、细辛5克、红参20克、丹参25克、麦冬15克、当归15克、郁金12克。5周为一疗程。疗效判定标准：①病态窦房结综合征：显效：心率恢复正常（>60次/分），一分钟心电图窦房传导阻滞消失；有效：心率较用药前增快20%以上，或传导阻滞的发作频率减少50%，或传导阻滞及窦性静止间歇较用药前缩短，或不出现2个窦性周期的间歇；无效：心率较用药前无改变，或窦房传导阻滞同前。②房室传导阻滞：显效：用药后一度、二度房室传导阻滞消失，或二度转为一度；有效：用药后一度房室传导阻滞缩短0.04秒以上，或二度转为一度，或三度转为二度，或心率增加20%以上；无效：用药前后无变化。治疗结果：显效24例，有效19例，无效7例，总有效率为86%。

三十四、益气活血合剂

是中医研究院广安门医院心血管病组陈鼎祺等自拟方。陈氏以该方治疗急性心肌梗塞后心律失常164例次，并与西药治疗组88例作对照。疗前心律失常包括房性、室性及窦性，有早搏、扑动、颤动、心动过速、二度以上房室传导阻滞、双束支以上传导阻滞、室性自搏、心脏骤停等。中药组予"益气活血合剂"，组成：黄芪、党参、黄精、丹参、赤芍、郁金。水煎浓缩，制成合剂。另外将前三味中药制成益气注射液，后三味中药制成活血注射液。疗程开始时先静点这两种注射液3~7天，每日2次，每次各10毫升。以后改为口服合剂至第8周。对照组予西药常规对症治疗。治疗结束后，中药组仍有心律失常27例次，心律失常纠正率为83.5%；对照组仍有心律失常69例次，心律失常纠正率为21.6%。经统计学处理，中医组心律失常纠正率明显高于对照组（$P<0.001$）。

三十五、调心汤

是江苏省高邮县人民医院中医科薛中理自拟方，功能益气养阴，活血清心。薛氏以该方治疗病毒性心肌炎18例，发病前均有明显的外感史，病程1~10个月不等。基本方：丹参15~30克、紫石英20~30克、党参15~30克、生地15~20克、麦冬10~15克、川芎10~15克、炙甘草9克、连翘10克、桂枝3~6克。视病情轻重每日0.5~1.5剂，水煎分2~3次服。治疗结果：显效（症状消失，心电图恢复正常）16例，有效（心电图有改善，但易复发）1例，无效（症状改变不明显，心电图无改变）1例。总有效率94.4%。

三十六、益气通脉，凉血养心方

是北京中医医院魏执真的自拟方。魏氏以该方辨证治疗快速性心律失常20例，其中室性早搏12例（呈二、三联律者7例），房性早搏2例，结性早搏1例，窦性心动过速2例，房颤 2 例，阵发性室上性心动过速 1 例。原发性冠心病 12 例，风心病 2 例，高血压性心脏病 1 例，病毒性心肌炎 1 例，慢性化脓性扁桃体炎 2 例，原因不明 2 例。中医辨证属气虚血瘀，郁滞化热。基本方：太子参 30 克、川芎 15 克、丹皮 15 克、赤芍 15 克、麦冬 15 克、五味子 10 克。随证加减：兼气郁者加郁金、香附、乌药；兼神魂不宁者，加酸枣仁、炙远志、生龙骨、生牡蛎；兼脾虚湿重者，加山药、茯苓、白术；兼外感风寒者，加荆芥、防风、羌活、独活、薄荷；兼痰湿者，加陈皮、半夏、菖蒲；出现代脉，加生黄芪或人参；出现涩脉，加阿胶、生地、元参。每 4 周为一疗程，服药期间，停用其他抗心律失常药物。治疗结果：显效（早搏完全消失，阵发性室上性心动过速及阵发性房颤未再发）14 例，有效（早搏次数减少一半，阵发性房颤及阵发性室上性心动过速发作次数，持续时间减少一半）5 例，无效（用药 4 周无变化）1 例，总有效率 95%。服药期间及治疗后均未发现不良反应。

三十七、益气健脾，涤痰复脉方

是天津中医学院第一附属医院王竹瑛等自拟方。王氏提出心律失常的发病机理在于脾肾虚衰，痰浊停滞，以该方治疗各种心律失常 148 例，其中窦性心动过缓 26 例，室性早搏 55 例，房性早搏 14 例，结性早搏 5 例，房颤 30 例，阵发性室上性心动过速 5 例，束支传导阻滞 6 例，房室传导阻滞 7 例。原发病只两种：冠心病 118 例，慢性心肌炎 30 例。病程最短 1 周，最长 20 余年。所选病例中医辨证均属脾肾虚损，痰浊停滞。治疗予具有益肾健脾，涤痰复脉功效的中药汤剂或片剂，方由桑寄生、仙灵脾、茯苓、五加皮、旱莲草、车前草、茵陈等药味组成。汤剂每日 1 剂；片剂每日服 3 次，每次 4 克。两个月为一疗程，治疗期间停用一切抗心律失常西药及有关中药制剂。疗效标准：参照 1979 年 9 月上海全国中西医结合防治冠心病、心绞痛、心律失常研究座谈会修订的疗效判定标准。治疗结果：症状总有效率 90%，心电图总有效率 77%，其中显效 67 例，有效 49 例，无效 30 例，恶化 2 例。尤以对心率缓慢型和室性早搏类心律失常疗效最佳。

三十八、保苓丹

是长春中医学院附属医院程玉书等自拟方。程氏以该方治疗病态窦房结综合征 20 例，均按 1987 年《临床疾病诊断标准》确诊，皆为窦性心动过缓。病程最短 1 天，最长 10 年，平均 2.5 年。原发性冠心病 2 例，感染性心肌炎 3 例，风心病 1 例，原因不明 14 例。其中 12 例用过"心宝"及阿托品治疗，5 例有昏厥史。"保苓丹"组成：当归 25 克、人参 10 克、黄芪 30 克、炙甘草 10 克，等等。水煎日 1 剂，分 2 次服，连服 14 天为一疗程。疗程中停服其他药物。疗效标准：①痊愈：心率 60 次/分以上，症状消失，阿托品试验转阴，电生理检查正常，随访半年无复发。②显效：心率 60 次/分以上，症状减轻，阿托品试验转为阴性，电生理检查窦房结功能有所恢复。有效：心率增加，症状减轻。无效：心率无增加，症状无减轻。治疗结果：痊愈 4 例，显效 8 例，有效 6 例，无效 2 例。总有效率达 90%，平均增加心率 11 次/分。

三十九、心脉宁口服液和心脉平片

是北京护国寺中医院倪寄兰等自拟方。倪氏以该方治疗心律失常 40 例，其中窦性心动过速 20 例，室性早搏 5 例，房性早搏 12 例，房颤 2 例，阵发性室上性心动过速 1 例。病程最短 13 天，最长 4 个月。中医辨证皆属气阴两虚，心脉瘀阻。治疗以益气养阴，活血通脉为法。心脉宁口服液组成：党参 15 克、麦冬 30 克、五味子 12 克、柏子仁 12 克、丹参 30克、紫贝齿 9 克、远志 9 克、红花 9 克。将上药煎服液汁渣浓缩，制成 15% 口服液，每服20~40 毫升，日 2 次。心脉平片组成：琥珀面 1.5 克，三七面 3 克、每片 0.5 克，每服 2~4片，日服 2 次。疗程一个月。疗效标准：①显效：心悸、胸憋、气短、失眠等症消失或基本消失，心律正常或基本正常，心电图正常。②有效：症状改善明显，心电图有所改善。③无效：治疗一个月症状、体征及心电图均无改变。治疗结果：显效 35 例，有效 5 例，总有效率达 100%。

四十、活血化瘀方

是浙江医科大学附属第二医院鲍军等自拟方。鲍氏以该方为主分中药、西药、中西药 3组，治疗心律失常 38 例，50 例次，随机分组，同步对照，并按 DME 方法进行疗效评价。中药组 24 例次，西药组 5 例次，中西药组 21 例次。50 例次中房性早搏 12 例（中药、西药、中西药组各 5、2、5 例）、室性早搏 22 例（中药、西药、中西药组分别为 14、3、5例），阵发性房颤 6 例（中药组，中西药组分别为 2、4 例），其他心律失常 10 例（中药组有病态窦房结综合征 2 例，窦性心动过速 1 例；中西药组有阵发性室上性心动过速 4 例、二度房室传导阻滞 1 例，持续房颤 2 例）。中医辨证见血瘀证的有 12 例。治疗：①中药组：基本方由当归、红花、丹参、苦参、党参、黄芪组成。阳虚加附子、桂枝；阴虚加生地、麦冬；心悸加煅龙骨、煅牡蛎、炙远志；胸闷加全栝蒌；失眠加炒枣仁，每日 1 剂，水煎分 2 次服。②西药组：心律平片，每日 450 毫克。③中西药组：中药同上，西药对症治疗，早搏加心律平 450 毫克/日；阵发性室上性心动过速口服氨酰心安 25 毫克，每日 2 次；阵发房颤加乙胺碘呋酮片 0.2 克，每周 2 次；持续房颤加地高辛 0.25 毫克，每日或两日 1 次。各组治疗 1 个月评定即期疗效，继续治疗 6 个月评定近期疗效。疗效评定参考 1979 年上海会议制定的标准。治疗结果：中药、西药、中西药组三组即期疗效总有效率分别为91.66%、80%、85.7%；近期疗效总有效率分别为 95%、66.6%、64.7%。以活血化瘀中药组为优，特别是近期疗效差别更为明显。鲍氏等在以上工作完成后又在上方的基础上配合温阳益气药，制成浓缩制剂"心安 I 号"，对上述患者进行持续治疗，并将疗程大于 9 个月的 30 例早搏做了小结。30 例中冠心病 16 例，心肌炎 14 例。房性早搏 12 例，室性早搏18 例。中医辨证属心肾阳虚 9 例，心气亏虚 19 例，心脾两虚 2 例。随机分为三组：中药组18 例，平均年龄 39.6 岁，病程 3.05 年，平均疗程 11.22 月；西药组 6 例，平均年龄 58.17岁，病程 4.08 年，平均疗程 9.55 月，中西药组 6 例，平均年龄 50.5 岁，病程 7.83 年，平均疗程 12.66 月。治疗：中药组予"心安 I 号"（附子、桂枝、丹参、党参各 10 克、当归

12 克、红花 6 克、苦参 18 克、黄芪 15 克），浓煎取汁 50 毫升，每次 25 毫升，每日服 2 次。西药组口服心律平，450 毫克/日，起效后改为 300 毫克/日维持。中西药组口服上二种中西药。疗效评定标准：①疗效综合评价：显效：症状消失，早搏消失，或在疲劳及情绪激动时偶发早搏，末 3 次心脏听诊及末 2~3 次心电图未见早搏，ST-T 正常。有效：症状明显改善，偶发早搏，末次心脏听诊及心电图未见早搏，ST-T 正常。无效：治疗后未达到上述标准者。②24 小时动态心电图（DCG）疗效：显效：早搏消失，或较治疗前减少 75% 以上，均为单发，ST-T 正常。有效：24 小时早搏次数较疗前减少 15% 以上，但仍连发早搏，ST-T 压低<0.05 毫米。无效：治疗后未达到上述标准者。治疗结果：综合疗效总有效率达 100%，显效率中药组、西药组、中西药组分别为 94.4%、50%、50%。DCG 检查 19 例，中药组、西药组、中西药组总有效率分别为 80%、75%、100%，以中西药组为优。血脂及血小板功能治疗前后无变化。原发病中以心肌炎疗效为最好。

四十一、抗早搏合剂

是浙江何国兴等自拟方。何氏以该方治疗各类早搏 94 例，平均年龄 42 岁，平均病程 2 年 9 个月。其中室性早搏 64 例，房性早搏 18 例，交界性早搏 12 例。病因为病毒性心肌炎 42 例，冠心病 32 例，高血压性心脏病 7 例，风心病 5 例，自主神经功能紊乱 4 例，单纯性早搏 4 例。基本方：红参 5 克（或党参 30 克）、丹参、苦参片、全当归、杭麦冬、五味子、薤白、云茯苓、柏子仁、炙甘草各 15 克、炒枣仁 20 克、琥珀（碾碎冲服）3 克。水煎日 1 剂，分 2 次服，30 天为一疗程。服药期间停服其他抗心律失常药。治疗结果：显效：（频发早搏消失）50 例，有效：（频发早搏转为偶发，<5 次/分）20 例，无效：（早搏无变化）24 例，总有效率 75%。对房性早搏疗效最佳，有效率达 88%。

四十二、益心方

是浙江省中医药研究院郑源庞等自拟方。郑氏以该方结合临床辨证加减治疗各种心律失常 42 例，其中频发室性早搏 30 例（伴短阵室性心动过速 1 例，平行心律 2 例，与房性早搏并存 2 例），频发房性早搏 12 例（伴阵发性房颤 4 例，交界性逸搏 1 例）。按 1979 年上海心律失常座谈会制订的严重程度判断，除 1 例为重度外，余皆为中度。基本方：黄芪、丹参各 15~30 克、麦冬 12 克、甘松 12~20 克、五味子 6~12 克、炒枣仁、苦参各 12~20 克，当归 12~18 克、淡附片、炙甘草各 5~10 克。辨证加减：气虚甚者，重用黄芪，加党参或红参；偏阳虚者。加大附片用量，加党参、桂枝；气阴不足加干生地、太子参或西洋参；血瘀加生蒲黄、川芎；夹痰湿者去麦冬，加入二陈汤或菖蒲、川朴、苍术。治疗结果：显效（早搏消失或由频发转为偶发；房颤基本控制）12 例，有效（早搏次数减少 50% 以上，或由频发转为多发，或由多发转为偶发）22 例，无效（早搏或房颤发作频率减少未达到 50%）8 例，总有效率达 80.95%。服药最短两周，最长 14 周，平均每例服药 5 周。

四十三、附子合炙甘草汤

是安徽省芜湖市中医学校高尔鑫自拟方，功能温阳复脉。高氏以该方治疗病态窦房结综合征 11 例，病因有动脉硬化性心脏病 6 例，心肌病，心肌炎各 2 例，不明原因 1 例。11 例均表现为窦性心动过缓，都有传导阻滞及窦性停搏，2 例有逸搏心律，4 例有过阿斯综合征。心率<40 次/分 3 例，41~50 次/分 8 例。阿托品试验<90 次/分者 7 例，注药后出现交界性心律 3 例，基本方：制附子（先煎 2~3 小时）12~60 克、桂枝 12~18 克、炙甘草 12~30 克、大麦冬 30 克、红枣 15~30 克、枸杞子 12~30 克、太子参 15~30 克、丹参 30 克、沉香（后下）5~9 克。水煎日 1 剂，分 2 次服。15 剂为一疗程，一般治疗 3 个疗程。疗效标准：①显效：严重窦性心动过缓心率由≤50 次/分增加到>60 次/分，窦房阻滞、窦性停搏减少，阿斯综合征终止发作，随访半年无复发。②有效：窦性心动过缓改善，但心率<60 次/分；窦房阻滞减轻；阿斯综合征发作次数减少，三项中有两项者。治疗结果：显效 4 例，有效 7 例。疗后 1 例复查阿托品试验，5 例心率>90 次/分，4 例无改善。

四十四、安心宁注射液

是河南开封市第一中医院闫辛等自拟方，功能益气活血。闫氏以该方治疗各种心脏病所致之各种心律失常 30 例，中医辨证属心气虚或气虚血瘀者，并同生脉饮口服液治疗组 30 例对照观察。"安心宁注射液"由生脉饮化裁而成，生脉饮去五味子，加丹参。治疗组予安心宁注射液 50 毫升加入 5%或 10%葡萄糖注射液 500 毫升中静脉点滴，每日 1 次。对照组予生脉饮口服液 20 毫升，每日 3 次。疗程均为 10 天。心电图疗效按 1979 年中西医结合治疗冠心病、心绞痛及心律失常座谈会修订标准，分为显效、改善、无效；临床疗效按症状全部消失、部分消失.减轻、不变或加重，分为消失、改善、无效。治疗结果：治疗组心电图总有效率 83.3%，症状总消失率 76.6%；对照组心电图总有效率 26.6%，症状总消失率 33.3%。安心宁注射液的抗心律失常作用明显优于生脉饮口服液。

四十五、养心复率合剂

是河南省汝南县中医院代国平等自拟方。代氏以该方治疗缓慢性心律失常 34 例，其中病态窦房结综合征 11 例，单纯性窦性心动过缓 10 例，窦性心动过缓合并房室传导阻滞 9 例（一度 2 例，二度Ⅰ型 2 例，二度Ⅱ型 3 例，三度 2 例），房颤房扑合并房室传导阻滞 4 例。基本方组成：制附子 40 克（先煎）、红参 20 克、肉桂 15 克、炙麻黄 10 克、细辛 6 克、丹参 30 克、生地 30 克。水煎日 1 剂，分 2 次服。一月为一疗程。经过二个疗程的治疗，显效率 70.59%，总有效率达 94.12% 自觉症状有明显改善（$P<0.05$），心率较疗前有显著性提高（$P<0.01$）。

四十六、补气安神方

是吉林省中医中药研究院姚克华等自拟方。姚氏以该方治疗各种心律失常 118 例，冠心病 74 例，风心病 5 例，心肌炎 29 例，神经功能失调 10 例。其中窦性心动过速 26 例，房性期前收缩 13 例，室性期前收缩 62 例，阵发性室上性心动过速 6 例，房颤 11 例。基本方：黄芪 20 克、人参 15 克、麦冬 15 克、当归 15 克、丹参 20 克、炒枣仁 20 克、柏子仁 15 克、合欢 15 克、木香 10 克、苦参 15 克、甘草 15 克。气虚重者黄芪加倍；血虚重者加白芍、川芎、生地；血瘀重者加桃仁、红花；痰浊重者加菖蒲、远志；失眠者加夜交藤；胸闷痛者加元胡、郁金；头痛者加天麻。每日 1 剂，20 天为一疗程。服药期间停用其他抗心律失常药物。疗效判定按 1979 年全国冠心病会议标准。治疗结果，显效 77 例，好转 32 例，无效 9 例，总有效率 92%。

四十七、温阳补气活血方

是河南医科大学第一附属医院朱道范自拟方。朱氏以该方治疗病态窦房结综合征 10 例，心电图示窦性心动过缓、窦性静止、窦房传导阻滞或快速心律失常。阿托品试验心率＜90 次／分。中医辨证属气阳虚弱，瘀血阻滞。治疗基本方：黄芪 30 克、桂枝 12 克、瓜蒌 12 克、丹参 30 克、制附子、薤白、枳壳、红花各 12 克、炙甘草 10 克。肾阳虚加补骨脂 15 克、巴戟天 15 克、仙灵脾 10 克；脾阳虚加党参、白术各 15 克、茯苓 12 克；血压低者重用黄芪，加柴胡 12 克，升麻 10 克；胸痛甚者加玄胡、郁金、白芥子各 12 克；四肢寒冷者加炙麻黄 8 克、细辛 3 克；晕厥反复发作者加菖蒲、郁金、远志各 12 克。一个月为一疗程。疗效标准：①痊愈：症状消失，心率在 60 次／分左右，心电图基本恢复正常。②显效：症状明显减轻，心率在 50 次／分左右，心电图改善。③无效：症状有所好转，但心率未见提高，心电图无改善。治疗结果：痊愈 4 例，显效 5 例，无效 1 例，总有效率 90%。

四十八、复方甘松汤

是浙江省医科大学附属第一医院钟达锦等自拟方。钟氏以该方治疗各种心律失常 55 例，其中室性早搏 37 例，房性早搏 8 例，房颤 7 例，房室传导阻滞 2 例，阵发性室上性心动过速 1 例。原发病中冠心病 24 例，心肌炎 16 例，风心病 5 例，高血压病 8 例，不明原因 2 例，主症胸闷、心悸、气短、头晕。"复方甘松汤"组成：甘松 9 克、党参 15 克、元参 15 克、桂枝 3 克、甘草 5 克、枳壳 10 克、大青叶 9 克。上七味，水煎浓缩制成 100 毫升合剂，每日分 2 次口服。服药期间一般停用其他抗心律失常西药，但亦有个别病例加用原来并无疗效的西药协同。疗程：一周至一月以上不等。疗效标准参考 1979 年 9 月全国中西医结合防治冠心病、心绞痛，心律失常座谈会《常见心律失常病因、严重程度及疗效参考标准》，分为显效、有效、无效、恶化四级。治疗结果：显效 16 例，有效 30 例，无效 9 例，恶化 0 例，总有效率 83.6%。尤以对室性早搏疗效显著，总有效率 83.8%，在原发病中，又以冠心病和心肌炎所致之心律失常疗效为好。

四十九、除颤汤

是吉林长春铁路医院王科权自拟方，功能活血清心。王氏以该方治疗快速型心房纤颤 40 例，房率 400~500 次／分，室率 90~150 次／分，合并完全性右束支传导阻滞 16 例，左前分支传导阻滞 4 例，二度房室传导阻滞 10 例。年龄 40~82 岁，病程 4 天~8 年。原发病冠心病 12 例、高心病 10 例、风心病 8 例、肺心病 4 例、病毒性心肌炎 4 例、甲亢性心脏病 2

例。"除颤汤"组成：丹参 20 克、苦参 15 克、炙甘草 15 克、柏子仁 10 克、三七 10 克、川芎 10 克、五味子 15 克。水煎服日 1 剂。心阳不足加熟附子 15 克、桂枝 15 克；心阴耗损可加生晒参 10 克、麦冬 15 克、生地 20 克；气阴两虚加炙黄芪 15 克、阿胶 15 克；心火内扰加黄连 15 克、黄芩 15 克；瘀血内停加红花 10 克，重用丹参至 30 克。治疗结果：症状消失 34 例，心电图转为窦性心律的 32 例（心率维持在 60~80 次/分之间），复发 4 例，无效 1 例。

五十、整律汤

是福建省中医药研究所陈逸民自拟方。陈氏以该方治疗室性早搏 92 例，并设西药对照组（口服乙胺碘呋酮）48 例。采取随机分组原则进行分组。中药组偶发室早 52 例，频发室早 33 例，呈二、三联律者 7 例，原发病中冠心病 65 例，心肌炎 23 例，其他 4 例。对照组心律失常程度及原发病分布比例与治疗组大致相同。中药组治疗基本方：丹参、阿胶各 20 克、桂枝 6 克、栝蒌 20 克、薤白 9 克、枣仁 12 克、茯苓 15 克、煅龙牡各 24 克、蛤蟆干 10 克、炙黄芪 24 克、炙甘草 9 克。血虚加当归、熟地黄等；阴虚加北沙参、麦冬等；阳气虚甚加熟附子等。水煎日 1 剂，分 2 次服。对照组：口服乙胺碘呋酮 0.2 克，每日 1 次。两组均以 28 天为一疗程。治疗结果：中药组室性早搏消失 84 例，总有效率为 97.4%，停药两周复发 4 例；对照组室早消失 39 例，总有效率 89.5%，停药两周复发 15 例。两组总有效率对比，经统计学处理，有明显差异（$P<0.05$）。本中药在治疗过程中未发现明显副作用。

五十一、抗律宁

是哈尔滨市中医院汪秀娟等自拟方。汪氏以该方治疗各种心律失常 30 例，其中室性早搏 20 例；室性早搏合并传导阻滞 2 例；房性早搏 6 例，房颤 2 例。原发病心肌炎 17 例，冠心病 2 例，心脏神经官能症 8 例，心肌梗死 3 例。病程 1 个月~16 年。用过西药抗心律失常效果不佳者 18 例，未用过西药治疗 12 例。基本方：丹参 30 克，川芎 10 克，苦参 30 克，黄芪 50 克，当归 25 克，太子参 15 克，甘松 15 克。气虚重者重用黄芪，加党参 25 克；阴虚重者加黄精 25 克、阿胶 15 克；心悸失眠加龙骨牡蛎各 50 克；胸闷气短加柴胡、郁金、五灵脂各 15 克。每日 1 剂，水煎分 2 次服。1 周为一疗程。疗效标准：显效：胸闷、气短、心悸、乏力均明显改善，早搏消失，心电图大致正常。有效：症状中有二项以上有改善，或心律失常减至正常。无效：症状及心电图均无改变。治疗结果：显效 20 例，有效 7 例，无效 3 例，总有效率 90%，未发现明显副作用。

五十二、敛心冲剂

是辽宁省中医研究院孙启凤等自拟方，功能：滋阴安神，组成：炒枣仁、柏子仁、夜交藤、琥珀、龙齿、苦参、麦冬、玉竹等。孙氏以该方治疗快速型心律失常 40 例，其中房颤 15 例，早搏 13 例，心动过速 16 例。原发病冠心病 23 例，心肌炎 5 例，高血压性心脏病

4 例，风心病 1 例，不明原因 7 例。病程 1 周至 20 年不等，平均 39.4 月。中医辨证心虚胆怯型 24 例，阴虚火旺型 16 例。服本药前一周停用一切抗心律失常药，并记录前 3 天的心律情况及心电图表现。治疗予"敛心冲剂" 1 次 1 袋（每袋 10 克），一日 3 次。1 月为一疗程。疗效评定标准：①房颤：治愈：临床症状消失，听诊心律正常，心电图正常。显效：临床症状明显减轻，每日房颤次数减少 60% 以上。有效：临床症状减轻，房颤由永久性变为短阵性，或短阵发作次数减少 40%。无效：症状及心电图无变化。②心动过速：治愈：症状消失，心率 60~80 次／分，心电图正常，停药 3 个月未复发。显效：每日心动过速发作次数较治疗前减少 60% 以上，发作持续时间缩短 60% 以上。有效：每日心动过速发作次数及发作持续时间较疗前减少 40%。无效：症状及心电图无变化。③早搏：治愈：症状消失，听诊心律及心电图恢复正常。显效：症状明显减轻，早搏减少 90% 以上。有效：症状减轻，早搏减少 50% 以上。无效：症状无改善，早搏减少未达有效。治疗结果：治愈 11 例，显效 9 例，有效 13 例，无效 7 例，总有效率达 82.5%。且 3 种心律失常疗效接近，无显著性差异（P >0.05）。

五十三、心脉通

是大连市中医院贺义贤自拟方。贺氏以该方制成片剂，治疗各种心律失常 32 例，其中频发室性早搏 18 例（呈二联律者 8 例，三联律者 2 例，多源室早 1 例），房颤 4 例，窦性心动过速 1 例，窦性心动过缓 2 例，完全右束支传导阻滞 3 例，左束支传导阻滞 1 例，左前半支传导阻滞 1 例，二度窦房传导阻滞 1 例，二度房室传导阻滞 1 例。原发病心肌炎 11 例，高血压病 3 例，冠心病 11 例，风心病 3 例，迷走神经紧张症 4 例。心脉通组成：当归 100 克、丹参 150 克、川芎、红花、远志、茯苓、龙骨各 50 克，朱砂 10 克、桑枝 100 克、地龙 50 克、党参 100 克、菟丝子 50 克、炒枣仁 150 克、夜交藤 50 克、龙眼肉 100 克、石决明、刺猬皮各 50 克。上药制成片剂，每片 1 克，每次服 3 克，每日 3 次。4 周为一疗程。治疗结果：显效（用药后症状消失，心电图恢复正常）23 例，有效（用药后症状消失，心电图较原来减轻 50% 以上或减轻一度）5 例，无效（用药后症状及心电图均无变化）4 例。总有效率 87.5%。分析结果表明，该方对室性早搏，心肌炎及迷走神经紧张症引起之心律失常疗效较好。

五十四、黄连调心汤

是河南中医学院第一附属医院吕靖中等自拟方。吕氏以该方治疗糖尿病并发心律失常 24 例，全部病例均按 WHO 标准诊断为糖尿病，心律失常包括窦性心动过速 13 例，频发房性早搏 6 例，频发室性早搏 5 例。基本方：黄连 15 克、西洋参 12 克、陈皮 10 克、珍珠 1 克、当归 12 克、甘草 6 克。随证加减：气阴两虚加麦冬 12 克、黄芪 15 克；血瘀痰阻加丹参 30 克、菖蒲 9 克；脾胃虚寒加吴茱萸 6 克、党参 15 克。水煎日 1 剂，分 3 次服。服药期间停用其他药物，疗程 20 天。治疗结果：显效（早搏消失，心率降至 80 次／分以下）15 例，有效（早搏较前减少 50% 以上或减轻一度，心率较前减少 15 次／分以上）7 例，无效

（达不到以上标准或恶化）2 例。总有效率 91.66%。未发现明显副作用。

五十五、清心散

是内蒙古通辽市第一人民医院敖奇等自拟方，功能益气化瘀。敖氏以该方治疗心律失常 45 例，其中室性早搏 15 例，房性、结性早搏 19 例，房颤 5 例，阵发性室上性心动过速 6 例。按病情轻重分：重度 9 例，中度 29 例，轻度 7 例。原发病冠心病 15 例，病毒性心肌炎 13 例，风湿性心肌炎 6 例，风湿性心脏病 5 例，高血压性心脏病 2 例，原因不明 4 例。蒙医辨证均有气虚血瘀。"清心散"组成：檀香 15 克、广枣（南酸枣）15 克、肉豆蔻 15 克。将三味药粉碎成细末，每日 3 次，每次 5 克，用温开水冲服。连服 3～5 周为一疗程。疗程期间停服其他抗心律失常药物。疗效标准按 1979 年中西结合防治冠心病座谈会修订标准进行判定。治疗结果：显效 15 例，有效 26 例，无效 4 例，总有效率为 91.1%。

五十六、益气养心，熄风镇惊方

是上海市胸科医院顾梦飚等自拟方。顾氏以该方治疗病毒性心肌炎室性早搏 32 例，病程最短 4 个月，最长 3 年，服中药前均接受抗心律失常西药治疗。效果不佳或有药物反应。治疗基本方：党参 20～30 克、黄芪 20～30 克、丹参 15 克、桂枝 9 克、僵蚕、防风、蝉衣、白附子各 9 克，青龙齿 15 克（先煎）、炙甘草 9～12 克。伴失眠者加琥珀粉、牡蛎、磁石、酸枣仁；伴头晕乏力、血压偏低者，加用归脾汤，并加重黄芪、丹参、当归用量；伴阳虚血瘀痰阻，重用丹参，并加薤白头、苏梗、瓜蒌皮、郁金；伴盗汗心烦或便秘失眠者，加用生脉散、黄连阿胶汤化裁。治疗结果：显效（治疗后早搏完全消失）4 例，有效（早搏比原来减少 50%）23 例，无效（治疗后无变化）5 例，无恶化病例。总有效率 84.4%。起效时间最短 7 天，一般在 14 天左右早搏减少。

五十七、敛心煎

是辽宁省中医研究院孙启凤等自拟方，功能滋阴安神。孙氏以该方治疗快速型心律失常 164 例，其中心动过速 72 例（窦性心动过速 43 例，室上性心动过速 29 例），过早搏动 63 例（室性早搏 51 例，房性早搏 12 例），房颤 29 例。原发病中冠心病 68 例，高血压病 31 例，心肌炎后遗症 21 例，风湿性心脏病 17 例，肺心病 4 例，原因不明 23 例。敛心煎组成：麦冬、玉竹、沙参各 20 克、炒枣仁 30 克、珍珠母、柏子仁各 35 克、夜交藤 25 克、合欢 30 克、炙甘草 20 克、龙骨、牡蛎、磁石、苦参各 25 克、何首乌 30 克、淫羊藿 25 克。兼气虚加黄芪、党参；烦躁胁痛加柴胡、白芍；食少纳呆加白术、焦三仙；腹胀加莱菔子、内金、砂仁；头痛加白芷；高血压加夏枯草、青葙子；冠心病加蒌仁、丹参、赤芍；心肌炎加银花、大青叶；风心病加白茅根，大腹皮、萹蓄、瞿麦。每日 1 剂，水煎 300 毫升，分 3 次口服。服此药期间停用其他抗心律失常药物。一月为一疗程。疗效判定参照 1979 年全国中西医结合治疗冠心病、心绞痛及心律失常座谈会修订的标准，分为显效、有效、无效。治疗结果：显效 74 例，有效 65 例，无效 25 例，总有效率 84.75%。

五十八、二陈化瘀汤

是湖南怀化卫生学校吴水盛等自拟方，功能化痰活血，行气通络。吴氏以该方治疗窦性心律失常42例，其中窦性心动过速22例（心率110~140次/分以上），窦性心动过缓20例（心率<50~55次/分）。病程10天~5年不等。原发病冠心病5例，肺心病3例，风心病3例，原因不明31例，其中15例还伴有窦性心律不齐。基本方：法夏、陈皮、当归、赤芍、全瓜蒌、山楂、枣仁、木通、炙甘草各10克、茯苓、丹参各12克、远志5克。窦性心动过速加珍珠母30克、桑寄生、青皮各10克；窦性心动过缓加附子12克、细辛5克；胸闷者加薤白10克。每日1剂，水煎分2次服。10天为一疗程，3个疗程后评定疗效。疗效标准：①临床治愈：胸闷、心悸等自觉症状消失，窦速心率控制在<95次/分，窦缓心率控制在>60次/分。停药一周，疗效巩固者。②好转：自觉症状消失，窦速心率控制在96~105次/分，窦缓心率控制在55~59次/分。无效：症状、体征无明显改善，或停药后又复发者。治疗结果：临床治愈25例，好转11例，无效6例，总有效率85.7%（窦速为90.9%，窦缓为80%）。无论窦速还是窦缓，治疗前后心率变化经统计学处理均有显著意义（$P<0.01$）。

五十九、益气温阳活血方

是山东中医学院附属医院内科林慧娟报道的自拟方。林氏以该方治疗老年性心律失常20例，平均年龄63.5岁，病程6个月~20年不等。其中病态窦房结综合征窦性心动过缓6例，阵发性房颤8例，频发室性早搏3例，频发房性早搏3例。原发病冠心病17例，风心病3例。合并高血压6例，慢性支气管炎1例，心衰6例。作者认为老年性心律失常病机特点为心肾气阳虚为本，痰浊血瘀为标，治疗当以益气温阳活血为主。基本方：党参、黄芪各30克、桂枝6克、补骨脂9克、附子9克、丹参30克、川芎12克、甘草6克。阴虚加生地、麦冬、五味子；下肢浮肿加车前子；早搏频繁加甘松。疗效判断参考1979年全国中西医结合防治冠心病、心绞痛，心律失常座谈会制定的标准。治疗结果：显效9例，有效9例，无效2例，总有效率90%。其中，对房颤的总有效率为100%；对早搏的总有效率为83.3%；对病态窦房结综合征的总有效率为83.3%，服药后可使平均基础心率从53.2次/分增加到61.5次/分。

六十、三参养心汤

是吉林省中医中药研究院姚光华等自拟方，功能补益气血、养心安神，活血化瘀。姚氏以该方治疗各种心律失常120例，其中窦性心动过速28例，房性早搏18例，室性早搏68例，阵发性室上性心动过速6例。原发病中冠心病75例，风心病5例，心肌炎29例，自主神经功能紊乱11例。基本方：人参10克、丹参20克、苦参20克、麦冬15克、当归15克、川芎10克、白芍20克、玄参20克、木香10克、酸枣仁20克、甘草10克。气虚重者重用当归、白芍；血瘀重者加红花；痰浊重者加茯苓、半夏；失眠重者加菖蒲、合欢；

胸闷痛者加元胡、瓜蒌。水煎服，日 1 剂。疗效判断标准：根据 1979 年全国中西医结合防治冠心病，心绞痛及心律失常研究座谈会制定的《心律失常严重程度及疗效参考标准》。治疗结果：显效 74 例，有效 35 例，无效 11 例，总有效率 91.7%。且未见任何副作用。

六十一、温阳益气，养心复脉汤

是上海闸北区中医医院陈妙峰自拟方。陈氏以该方治疗阳虚型心律失常 32 例，其中室性早搏 14 例，房性早搏 6 例，结性早搏 1 例，房颤 5 例，窦性心动过缓 3 例（伴房性早搏呈二联律者 1 例）。二度房室传导阻滞 1 例，阵发性室上性心动过速 2 例。病因诊断：冠心病 21 例，病毒性心肌炎 6 例，风心病 3 例（合并预激综合征 1 例），预激综合征 1 例，原因不明 1 例。中医辨证属气阳两虚，兼有血瘀，治则温阳益气，活血养心。基本方：熟附块 10~30 克、桂枝 10~15 克、党参 10~30 克、黄芪 15~30 克、麦冬 10~30 克、丹参 12~30 克、炙甘草 6 克、红枣 10 克。血瘀甚者加益母草 30 克、川芎 10 克、桃仁泥 10 克、红花 5 克、水蛭粉（吞）3 克；阴虚甚者加生地 12 克、阿胶（烊）10 克、玄参 10 克；有热毒者加大青叶 15~30 克、板蓝根、忍冬藤各 15~30 克；饮邪内停加生白术 10~15 克、制半夏 10 克、茯苓 10~15 克；早搏发作频繁加生龙牡各 15~30 克、琥珀粉（吞）3 克，磁硃丸（包）12 克；若早搏发作顽固不愈者可加苦参、桑寄生各 15~30 克、甘松 10~15 克。治疗结果：显效（早搏或房颤消失，阵发性室上性心动过速停止发作，随访 3~6 个月未复发）26 例，有效（早搏或房颤减少 50%，或心动过缓心率增加 10 次/分以上，或传导阻滞消失）4 例，无效（心律失常无改变）2 例，总有效率 93.8%。

六十二、心慢汤

是辽宁省中医研究院孙启凤等自拟方，功能温通心肾之阳。孙氏以该方治疗缓慢性心律失常 57 例，其中病窦综合征 16 例，心动过缓—心动过速综合征 3 例，窦性心动过缓 28 例，窦缓并早搏 3 例（室上性早搏 2 例，室性早搏 1 例），并房室传导阻滞 5 例（二度Ⅰ型，二度Ⅱ型各 1 例，三度 3 例），并完全性右束支传导阻滞 1 例。原发病冠心病 29 例，心肌炎 17 例，高血压病 2 例，风心病及扩张型心肌病各 1 例，其他 7 例。心慢汤组成：红人参、炙附子、细辛、麻黄、肉桂、玉竹、麦冬、生地、龟板等。心气虚加黄芪；头痛头晕加延胡索、白芷；失眠多梦加珍珠母、琥珀；冠心病加丹参、赤芍；心肌炎加金银花、大青叶等。水煎日 1 剂，取汁 300 毫升，早晚分服。此间停用其他影响心率的药物。疗程 1~3 个月。疗效评定参照 1979 年全国心血管病会议（上海）制定的标准分为显效、有效和无效。治疗结果：自觉症状均见明显改善，心电图显效 28 例，有效 23 例，无效 6 例，总有效率 89.47%。

六十三、平律合剂

是湖南中医学院附属第二医院金耀堂等自拟方，功能益气活血。金氏以该方治疗快速型心律失常 55 例，并与口服"慢心律"药的 33 例作对照观察。88 例快速型心律失常随机分为二组，中药组 55 例中，室性早搏 33 例次，阵发性室上性心动过速 11 例次，房性早搏 10 例次，交界区早搏 2 例次，窦性心动过速 4 例次，游走节律 2 例次，房颤 3 例次。原发冠心病 20 例，高心病 3 例，高血压冠心病 8 例，病毒性心肌炎后遗症 8 例，肺心病 6 例，风心病 5 例，不明原因 5 例。对照组心律失常及原发病类型，病种及比例均与中药组相当。治疗：中药组用"平律合剂"：黄芪、丹参各 20 克、苦参、葛根、防己各 15 克。水煎日 1 剂，分 2 次服。对照组用慢心律片剂，每日 0.3 克，分 3 次口服，3 天无效者增量至 0.45～0.6 克。两组均以 10 天为一疗程。疗效标准：①过早搏动：显效：用药后早搏消失。有效：早搏次数较原来减少 50% 以上。无效：用药后无变化。恶化：用药后早搏较前增加 50% 者。②阵发性心动过速和房颤：显效：药后基本控制发作，或由频发转为偶发。有效：药后发作频率较原来减少 50% 以上，持续时间较原来缩短 50%，或由频发转为多发，或由多发转为偶发。无效：药后无变化。恶化：药后发作频率或持续时间增加 50% 以上者。治疗结果：中药组显效 15 例，有效 30 例，无效 9 例，恶化 1 例，总有效率 81.8%；对照组显效 10 例，有效 14 例，无效 8 例，恶化 1 例，总有效率 72.7%。两组总有效率无显著性差异（$P >$ 0.05），但对于室上性心律失常的疗效，中药组明显优于对照组（$P < 0.01$）。

六十四、牡蛎百合清心汤

是江苏省南通市中医院汤于嘉自拟方，汤氏等以该方治疗病毒性心肌炎后遗症频发室早 30 例，诊断依据为九省市心肌炎协作组 1980 年 10 月在北京修订的《病毒性心肌炎诊断依据参考》。中医辨证属气阴两虚，邪毒扰心。治疗以益气阴，清邪毒，宁心神为法。处方：牡蛎、太子参、淮小麦、百合、蒲公英各 30 克、黄芩、藏青果、麦冬各 10 克、地丁草、丹参各 20 克、五味子、甘草各 6 克、大枣 7 枚。气虚加黄芪、党参；气阴不足加生地黄或西洋参；血瘀者加赤芍、川芎；夹痰湿者去麦冬、太子参，加陈皮、半夏、茯苓，或苍术、厚朴。日 1 剂，水煎分二次服。2 周为一疗程，四个疗程后评定疗效。疗效标准：显效：心电图、心肌酶谱正常，临床症状基本消失，停药半年以上未复发。有效：心电图示室性早搏 1～3 次/分，心肌酶谱有不同程度下降，临床症状明显改善。无效：心电图及临床症状改善不明显。治疗结果：显效 14 例，有效 10 例，无效 6 例，总有效率 80%。

六十五、稳心冲剂

是中国中医研究院广安门医院周玉萍自拟方，功能益气养阴，活血化瘀，复脉宁神。周氏以该方治疗气虚血瘀型快速型心律失常 265 例，并与胺碘酮治疗组 75 例进行对照。稳心冲剂组平均年龄 56.5 岁，平均病程 6.5 年。原发性冠心病 62 例，风心病 41 例，心肌炎 34 例，高血压心脏病 25 例，肺心病 15 例，心肌病 10 例，先天性心脏病 12 例，自主神经功能紊乱 13 例，原因不明 53 例。其中房性、结性早搏 45 例（轻度 5 例，中度 20 例，重度 20 例）、阵发性室上性心动过速 13 例（轻度 1 例、中度 4 例、重度 8 例）、阵发性房颤房扑 17 例（中度 8 例、重度 9 例）、持续性房颤房扑 37 例（轻度 6 例，中度 12 例，重度 19 例）、频发室性早搏 136 例（呈二、三联律者 43 例）、短阵室性心动过速 17 例（轻、中度各 3 例、重度 11 例）。以上心律失常严重程度均参照 1979 年上海全国心血管病会议制定的标准。对照组的一般情况、原发病及心律失常的分类及程度均相似于治疗组。两组共 340 例，中医辨证均属气虚血瘀，心脉不畅。治疗前 3 天停用一切抗心律失常药，观察 3 天，心律失常无好转者开始给药观察。稳心冲剂组予稳心冲剂（由党参、黄精、三七、琥珀粉等 5 味药组成），每次 1 包，每包 9 克，温开水冲服，一日 3 次。胺碘酮组予安慰剂制成的冲剂（每 9 克冲剂含胺碘酮 0.2 克）。两组疗程均 40 天。疗效评定标准：①显效：症状消失改善>75%；异位心搏数减少>75%；阵发或持续性房颤、房扑、室上速转为窦性心律。②有效：症状较前减少>50%；异位心搏数减少>50%；阵发性室上速或房颤、房扑用药后发作频率、持续时间均较原来减少> 50%，多发变为偶发。③无效：症状无变化，心电图无改善。④加重：症状较治疗前加重，过早搏动较原来增加>50%，或房颤、房扑、阵发性室上速发作频率、持续时间较原来增加>50%。治疗结果：稳心冲剂组，显效 118 例，有效 121 例，无效 23 例，加重 3 例，总有效率 90.2%；胺碘酮组，显效 33 例，有效 30 例，无效 12 例，无加重病例，总有效率为 84%o 两组疗效相比，无明显差异（P >0.05）。但对症状的疗效，稳心冲剂组明显优于胺碘酮组（$P<0.01$）。并有改善心功能、降低血黏度作用，对收缩压、心率有降低减慢作用，但均在正常范围之内。治疗过程中未发现不良反应[9]。

六十六、复窦合剂

是北京中医药大学附属东直门医院鲁伟星等自拟方。鲁氏等以该方治疗病态窦房结综合征 56 例（其中 4 例为快慢综合征）、窦性心动过缓 27 例。原发病皆为冠心病，中医辨证属心肾阳虚型。"复窦合剂"是在《金匮》半夏麻黄汤的基础上加减而成，由我院制剂室制成的口服合剂。观察方法采用自身对照法，由市售麻黄素作为对照给药。人选病例均停用各种治疗药物 3 天，同时进行心电监护。3 天后开始口服麻黄素，每次 25 毫克，每日 3 次，一周后停药 4 天，然后用复窦合剂，每次 20 毫升，每日 3 次，4 周为一疗程。治疗结果：①复窦合剂能提高心率，改善窦房结功能。中药组治疗后心率平均提高 9.2 次/分，而麻黄素组仅提高 3.7 次/分，$P<0.01$。且食管心房调搏检查 SNRT（窦房结恢复时间）和 SACT（窦房结传导时间）均较疗前缩短，$P<0.01$。②改善心功能和血液流变性：中药组治疗后左心功能明显改善，PEP/LVET 明显降低（$P<0.01$）。同时全血黏度、血浆黏度、血小板聚集率及黏附率均有所改善。③调节内分泌系统，改善阳虚症状：药后 T_3、T_4、血皮质醇、尿 17 羟、17 酮类固醇较前增加，腰膝酸软、畏寒肢冷等症状有所缓解。

六十七、补心气、温肾阳方

中国医学科学院北京阜外医院中医科张淑云等以补心气、温肾阳法治疗缓慢型心律失常 80 例，年龄 19~67 岁，平均 43.5 岁；病程 3 个月~23 年；平均 5.2 年。其中，病态窦房结综合征 49 例，窦性心动过缓 18 例，二度、三度房室传导阻滞分别有 8 例、5 例。并伴有结区逸搏 25 例，结性心律 9 例，窦性停搏 12 例，房性早搏 21 例，室性早搏 7 例，阵发房颤 9 例，完全性左、右束支传导阻滞各 4 例、2 例。原发性高血压 8 例，冠心病 6 例，心肌病 5 例，病毒性心肌炎后遗症 6 例，大动脉炎 1 例，原因不明 54 例。基本方由麻黄、附子、细辛、炙黄芪、炙甘草、党参、桂枝、丹参、麦冬等组成，兼血瘀加红花、赤芍；心悸明显加生龙牡、珍珠母；血虚加熟地、阿胶；肾阳不足加仙茅、仙灵脾等。水煎日 1 剂，分 2 次服，2~3 个月为一疗程。疗效评定标准：①显效：各类传导阻滞消失，恢复窦性心律；或窦性心动过缓每日平均心率增加>10 次/分；阿托品试验由阳性转为阴性，能相对稳定一段时间。②改善：各类传导阻滞程度减轻，或每日平均心率增加>5 次/分；窦性心动过缓每日平均心率增加>5/次/分。③无效：各类传导阻滞无改善或每日平均心率增加<5 次/分。治疗结果：显效 28 例，有效 23 例，无效 29 例，总有效率 63.75%。对窦性心动过缓，二度房室传导阻滞及病态窦房结综合征疗效较好，治疗后心率比疗前明显增加，$P<0.01~0.05$，对三度房室传导阻滞无效。

六十八、温阳益气、化瘀祛痰方

空军青岛疗养院王向军在周次清教授指导下，以温阳益气兼化瘀祛痰法治疗病态窦房结综合征 33 例，按 Ruhenstein 法分型，Ⅰ型 19 例，Ⅱ型 9 例，Ⅲ型 5 例。心电图表现：窦缓 30 例次，二度以上窦房传导阻滞 5 例次，窦性停搏 6 例次，房性早搏 4 例次，房颤 3 例次，室性早搏 3 例次，室性逸搏 2 例次，房扑 2 例次，阵发性室上性心动过速 4 例次，二度及二度以上房室传导阻滞 6 例次，交界性逸搏 4 例次。原发病冠心病 7 例，高心病 5 例，高血压冠心病 3 例，心肌炎 2 例，不明原因 16 例。治疗基本方：制附子 9 克、细辛 5 克、麻黄 9 克、黄芪 30 克、党参 30 克、补骨脂 9 克、丹参 30 克、白芥子 6 克。每日 1 剂，浓煎取汁 100 毫升，分 2 次口服。气虚明显加人参 1 克咀嚼服用，或人参 2 克炖服。疗程 1~2 个月。疗效评定标准：①显效：症状消失，窦性心率平均增加>8 次/分；窦性停搏、窦房传导阻滞基本消失。②有效：症状基本消失，窦性心率平均增加 5~8 次/分，窦性停搏、窦房传导阻滞减少；或心悸、胸闷、眩晕、昏厥等主症消失，窦性心率增加<5 次/分，但其他心律失常有所纠正者。③无效：各种心律失常无变化，甚至恶化者。治疗结果：显效 11 例，有效 16 例，无效 6 例，总有效率 81.82%，心电图总有效率为 63.63%。尤以Ⅰ型病态窦房结综合征疗效为佳，平均增加心率 8.4 次/分，$P<0.05$。

六十九、丹附炙草汤

是河北省邯郸市第二医院尚振铎自拟方。尚氏以该方治疗病窦综合征 30 例，其中窦性心动过缓 19 例，窦缓伴结性逸搏 4 例，窦性停搏 3 例，窦房传导阻滞 4 例。原发病心肌炎 10 例，心肌病 7 例，冠心病 13 例。阿托品试验均为阳性。基本方：炙甘草 30 克、生地 20 克、阿胶 10 克、桂枝 12 克、麦冬、党参各 15 克、黄芪、丹参各 30 克、当归 15 克、郁金、附子各 10 克、干姜 5 克、生姜 3 片、大枣 10 枚。随症加减：胸闷、心痛加瓜蒌、薤白；舌暗或有瘀斑加红花、赤芍；食欲不振加麦芽、山楂；心悸、失眠加枣仁、远志；病久或肾阳虚甚者加肉桂、仙灵脾；气虚明显者重用党参、黄芪。每日 1 剂，水煎分 2 次服，疗程一个月。疗效标准：基本治愈：临床症状缓解，窦性心律>60 次/分；停药半年内无复发。

好转：服药期间及停药后症状缓解，窦性心律>60 次/分，半年内有反复。无效：治疗期间心率无改变，或虽有增加但<60 次/分。治疗结果：基本治愈 18 例，好转 6 例，无效 6 例，总有效率 80%。

七十、生脉活血汤

是浙江吴震西自拟方。吴氏以该方治疗早搏 50 例，其中房性早搏 20 例，结性早搏 4 例，室性早搏 26 例。原发病冠心病 25 例，病毒性心肌炎 15 例，风心病 1 例，不明原因 9 例。基本方由太子参、麦冬、五味子、当归、赤芍、丹参、朱茯苓、柏子仁、生牡蛎、炙甘草组成。胸闷加合欢皮、佛手；心痛加川郁金、延胡索、娑罗子；失眠者加枣仁、龙骨、夜交藤；心烦口干加黄连、生地；纳少脘胀加炒白术、炒枳壳；便秘加决明子、枳实；胃脘痛加白檀香、砂仁；胁痛加柴胡、白芍；心动过速加灵磁石、炒枣仁；心动过缓加制附片、桂枝。一日为一疗程。治疗结果：显效（自觉症状显著改善，早搏消失，心电图恢复正常）36 例，好转（自觉症状好转，早搏减少，心电图改善或有反复）12 例，无效（早搏无变化或增多，心电图无改善）2 例，总有效率 96%。

七十一、温阳生脉饮

是浙江王金荣自拟方。王氏以该方治疗病态窦房结综合征 30 例，其中窦性心动过缓 20 例，窦房传导阻滞和/或窦性停搏 7 例，慢快综合征 3 例，原发病冠心病 14 例，病毒性心肌炎或心肌炎后遗症 7 例，风心病 3 例，不明原因 6 例。中医辨证属心肾阳虚，治以温补心肾之阳，拟温阳生脉饮：制附子（先煎）6~9 克、干姜、炙甘草各 10 克、党参、丹参各 15 克、五味子 6 克、麦冬、当归、补骨脂各 12 克。心率<50 次/分者易党参为人参 6 克，另兑。心痛者加三七粉（另吞）3 克；头晕、血压高者加枸杞子 10 克，天麻 6 克。水煎日 1 剂，分 3 次服。30 天为一疗程，疗程期间停用其他抗心律失常中西药物。疗效评定参照 1979 年上海全国心血管病会议制定的标准，显效 8 例，有效 14 例，无效 8 例，总有效率 73.3%。平卧心率和活动后心率都显著增加（$P<0.01$）。心功能检查：心搏出量、每分钟搏出量、心搏指数、心脏指数、左心有效泵力、微循环半更新率均明显改善，$P<0.01$。治疗过程中未发现明显副作用。

七十二、保元病窦方

是安徽省劳改局中心医院张惠和等自拟方。张氏等以该方治疗病态窦房结综合征 67 例，皆以窦缓为主要表现，心率 40~49 次/分 53 例，<40 次/分 14 例。一度窦房传导阻滞 41 例，二度窦房传导阻滞 9 例，逸搏心律 17 例。原发病冠心病 38 例，高血压病、心肌炎各 8 例，心肌病 7 例，不明原因 6 例。基本方：红参 5~10 克、黄芪、丹参各 15~30 克，桂枝、川芎、郁金、制附片各 9 克，当归、炙麻黄各 6 克，炙甘草 10 克。胸闷憋气加全栝蒌 10 克、薤白 6 克、柴胡 9 克、山楂 30 克；湿痰壅盛或湿热内蕴去红参、麻黄、制附片、加陈皮、半夏各 10 克或虎杖、徐长卿、建曲、川楝子各 10 克；虚烦心悸去麻黄、附子，加

枣仁 10 克、知母 6 克、百合 15 克；气阴两伤去麻黄、附子、红参易为生晒参 6 克，加冬虫夏草 6 克、五味子 9 克；头晕加菖蒲 10 克、磁石 6 克（先煎）；形寒怯冷加薤白 6 克、甘松 6 克、肉桂 3 克；夜尿频多加补骨脂 10 克、乌药 6 克、仙灵脾 10 克。20 天为一疗程。治疗结果：显效（窦性心率＞60 次/分，症状消失，心电图明显改善）29 例，有效（窦性心率 50～60 次/分，症状明显减轻或消失，心电图无明显好转）34 例，无效（心率仍＜50 次/分，症状及心电图无明显好转）4 例，总有效率 94.3%，显效率 43.2%。

七十三、黄芪桂枝汤

是陕西省汉中地区卫生学校刘有泉自拟方。刘氏以该方治疗病态窦房结综合征 35 例，其中窦性心动过缓，心率＜50 次/分，阿托品试验阳性者 18 例；窦性停搏或窦房传导阻滞并伴逸搏心律 10 例；房内及房室传导阻滞 2 例；快慢综合征 5 例。原发性冠心病 16 例，心肌病 4 例，病毒性心肌炎 1 例，原因不明 14 例。中医辨证心脾两虚型 16 例，心肾阳虚型 9 例，瘀血痹阻型 7 例，痰湿中阻型 3 例。治疗以益气温阳为法。基本方：黄芪 30 克、党参 30 克或红参 9 克、仙灵脾 12 克、玉竹 15 克、丹参 25 克、桂枝 9 克、炙甘草 6 克。辨证加减：心肾阳虚，脉迟肢冷加炮附子 15 克、麻黄 9 克、细辛末 0.5 克（冲）；瘀血痹阻，心胸疼痛加血竭末、三七末各 1.5 克（冲）；痰浊中阻，胸闷脘堵加全瓜蒌 30 克、半夏 9 克、沉香末 0.5 克（冲）。疗程为一个月。治疗结果：显效（疗后心率平均增加＞10 次/分，症状消失）12 例，有效（疗后心率平均增加 5～10 次/分，症状减轻）15 例，无效（心率、症状均无改善）8 例，总有效率 77.1%。

七十四、调脉汤

是北京中医医院魏执真等自拟方，魏氏等以该方治疗快速型心律失常 200 例，并设西药对照组 50 例。治疗组 200 例中，窦性心动过速 18 例，频发房性早搏 46 例，频发室性早搏 113 例，频发结性早搏 2 例。阵发性房颤 20 例，阵发性室上性心动过速 16 例，阵发性短阵室速 2 例。原发病中冠心病 82 例，风湿性心瓣膜病 8 例，高血压性心脏病 3 例，心肌病 5 例，心肌炎及其后遗症 14 例，肺心病 10 例，心脏神经功能失调 24 例，预激综合征 2 例，先天性心脏病 1 例，甲状腺功能亢进性心脏病 1 例，糖尿病性心脏病 1 例，不明原因 49 例。年龄最小 10 岁，最大 82 岁；病程最短 1 个月，最长 12 年。对照组心律失常类型、原发病种类、平均年龄、平均病程及疗程均与治疗组大致相当。两组病人皆以胸闷心悸、气短乏力为主症。中医辨证为心气不足，血脉瘀阻、瘀郁化热。治疗以凉血清心、益气养心、行气通脉为法，投调脉汤：丹皮、赤芍、黄连、太子参、麦冬、五味子、香橼、佛手、香附、丹参、川芎、白术等，水煎日 1 剂，分 2 次服。对照组予心律平 150 毫克，每日 3 次口服。两组均 4 周为一疗程，服药期间停服其他抗心律失常药。疗效判定以 1979 年上海全国心血管病会议制定标准为准。治疗结果：治疗组显效 139 例，有效 55 例，无效 6 例，总有效率 97%，24 小时动态心电图示疗后比疗前平均早搏减少 6.25 次/小时；对照组显效 34 例，有效 13 例，无效 3 例，总有效率 94%。两组总有效率和显效率对照，经统计学处理，无显著性差异，$P<0.05$。调脉汤无任何毒副反应，对肝、肾功能及血象无不良影响[10]。

七十五、止悸汤

是河北省抚宁县中医院李中海等自拟方。李氏等以该方治疗顽固性早搏 20 例，其中室上性早搏 15 例次，室性早搏 13 例次，皆为服用多种抗心律失常西药而疗效不佳者。原发性冠心病 10 例，陈旧性心肌梗死 3 例，高血压性心脏病 6 例，病毒性心肌炎 1 例。基本方：人参 6 克、当归、桂枝、炙甘草各 10 克、丹参、苦参、合欢皮各 20 克、黄芪 30 克。水煎日 1 剂，分 2 次服。服药期间停用其他抗心律失常药物，30 天为一疗程。疗效标准：显效：早搏消失或仅在疲劳、情绪波动情况下偶发早搏，24 小时早搏总数减少 90% 以上；有效：早搏较前减少 50%~90%；无效：早搏减少在 50% 以下。治疗结果：显效 10 例次，有效 14 例次。24 小时动态心电图示室上性早搏总数平均下降 64.38%，室性早搏总数平均下降 59.11%，与疗前相比，均有明显差异，$P<0.05$。

第二节 实 验 研 究

一、生脉散（生脉注射液或参麦注射液）

近年来对生脉散作用机制的研究比较全面和深入，归纳起来有以下几个方面。

（一）正性肌力作用 北京中医药大学东直门医院基础研究室发现生脉散对豚鼠及大白鼠心肌细胞膜 Na^+-K^+-ATP 酶活性有抑制作用（人参、五味子亦有此作用），使 K^+-Na^+ 偶联削弱，Na^+-Ca^{2+} 偶联加强，Ca^{2+} 内流增加，使兴奋时心肌细胞内 Ca^{2+} 含量增加，从而发挥其强心作用[1]。

（二）扩张冠状动脉，增加冠脉流量，改善心肌供血 白音夫试验证明生脉散能显著对抗垂体后叶素引起的家兔 ST-T 变化。张氏实验证明生脉散可使犬的冠状动脉右旋支血流量增加；陈氏也观察到本品可改善缺血区供血。张氏、李氏也分别观察到本品可缩小心肌梗死面积及对大鼠因垂体后叶素所致急性心肌缺血具有保护作用。

（三）调整心肌代谢，降低心肌耗氧量，提高耐缺氧能力 白氏、李氏实验均证明生脉散能对抗异丙基肾上腺素引起的氧耗量增加，提高小白鼠的耐缺氧能力。石氏也观察到生脉散调节脂代谢，降低血清 LDLC，升高 HDLC 和 $HDLC_{2c}$。还有实验证明，本品可使缺氧心肌中糖原及 RNA 含量明显上升、ATP 含量不但不下降，反而略有上升，从而为缺血心脏收缩的能源和肌动蛋白的合成提供了物质基础。除此之外，实验显示生脉散能提高小白鼠缺血心肌 DNA 的合成率，对促进心肌细胞恢复以及保护在缺氧条件下的心肌细胞有一定意义。

（四）对血压有双向调节作用，改善微循环 实验证明，生脉散使急性失血性休克家兔血压上升，与对照组相比，$P<0.001$，对正常家兔的血压及中心静脉压不发生有意义的影响。人参对麻醉动物血压的影响表明，小剂量人参可使血压轻度上升，大量却使血压下降。

北京医科大学报道生脉注射液能升高实验性心源性休克家兔的左室舒张末期压力（LVEDP），示生脉注射液可使回心血量增加，心排出量增加，心功能改善，使66.7%的动物脱离休克，而对照组无一例。实验证实生脉散可使甲皱底色由暗红转为橘红，出血点消失，毛细血管裥形态及管裥内血流恢复正常。另外，实验性心源性休克家兔的肠系膜，经注射生脉液后，微循环障碍从数量、程度上减少[1]。

（五）抗心律失常作用　人参制剂对实验性心肌缺血合并心律失常有良好作用。张氏烧灼家兔左冠状动脉前降支并刺激其右侧下丘脑背内核反视神经边缘区所致室性早搏呈二、三联律及阵发性室性心动过速，在给予人参0.6～0.75克/千克体重数分钟至2小时内，再电刺激以上区域无室早发生。生脉散还能调节自主神经功能，使迷走神经兴奋性增高，使心肌细胞自律性降低，不应期延长，使心率恢复正常。改善窦房结的供血，加强窦房结的自律性，改善和加速传导，缩短激动传导时间。

（六）调节内分泌系统功能　生脉散可增强垂体—肾上腺皮质系统的功能，使大白鼠CAMP增高，血浆皮质醇水平增高。

（七）抗炎、调节免疫及抗内毒素作用　楚氏等研究发现，生脉散有很好的非特异性抗炎作用，对组胺或^{60}Co照射所引起的毛细血管通透性增加有显著的对抗作用，并且能显著提高实验动物、健康人体内源性糖皮质激素水平，降低实验动物血浆中的PGE（前列腺素E）水平，维持血管平滑肌的张力和降低炎症反应。本研究还发现生脉散可以提高免疫功能，明显激活机体的单核——巨噬细胞系统的吞噬功能，抑制IgE介导的体液免疫，使机体免疫功能处于相对激活状态，从而抗感染性休克，缓解毒血症状。还能激活网状内皮系统，促进机体对内毒素的消除[12]。

二、交泰丸

河南中医学院孙曙光等观察了①交泰丸对小鼠缺氧存活时间的影响：取小鼠5组，分别灌服黄连、肉桂、交泰丸提取液、普萘洛尔（心得安）混悬液及生理盐水，给药后密封动物，记录自小鼠密封到死亡的时间，结果：黄连组14.33±1.35（分$\bar{X}$±SD，下同），肉桂组16.43±2.14，交泰丸组17.98±2.14，普萘洛尔组16.71±2.35，生理盐水组12.76±0.44。其中肉桂、交泰丸、普萘洛尔均可极显著地延长小鼠在常压缺氧下的存活时间，且以交泰丸作用为最好，黄连则无显著影响；②交泰丸对家兔离体心脏冠脉流量的影响：3组家兔，取心脏，自主动脉插管，以洛氏液灌流，记录冠脉每搏输出量正常值后，以含药洛氏液灌流心脏，3组用药分别为黄连、肉桂及交泰丸提取液。结果：药物灌流前冠脉每搏输出量，黄连组0.333±0.063（毫升，$\bar{X}$±SD，下同），肉桂组0.201±0.054，交泰丸组0.201±0.032；灌流后冠脉每搏输出量，黄连组0.441±0.078，肉桂组0.191±0.047，交泰丸组0.336±0.076。其中黄连及交泰丸组用药后均有显著增加（$P<0.05$），而肉桂则无显著影响。另外，他们还观察到大剂量交泰丸及黄连均可显著降低家兔血压；交泰丸、普萘洛尔、黄连、肉桂均可极显著地抑制垂体后叶素诱发的大鼠ST段抬高；交泰丸、心得安和肉桂显著性地抑制垂体后叶素诱发的T波抬高。表明交泰丸有较好的心血管系统作用，可提高耐

缺氧能力，降血压、增加冠脉流量及改善急性心肌缺血所致的心电图变化，且明显较单味之黄连、肉桂作用强。

三、调脉汤

是北京中医医院魏执真教授的经验方，临床用来治疗快速型心律失常。基本组成：太子参、麦冬、五味子、丹皮、赤芍、川芎、白术、香橼、佛手等。中国中医研究院中药研究所李建荣等对调脉汤抗心律失常作用进行了实验研究，所用制剂合生药 190 克。选健康猫 24 只，雌雄各半，体重 1.8~3.2 千克；大鼠 10 只，雄性，体重 280~349 克。随机分为空白对照组和调脉汤组。将动物用戊巴比妥麻醉后，静脉注入乌头碱，1~2 分钟出现室性早搏、T 波倒置。心律失常出现 20 分钟后，空白对照组以水灌胃，调脉汤组灌胃给药。结果：调脉汤能使乌头碱诱发猫、大鼠的室性早搏和 T 波倒置分别在药后 5~30 分钟、5 分钟出现作用，药后 20~60 分钟、10~25 分钟恢复正常，与空白对照组比较，差异非常显著（$P<0.01$）。且与奎尼丁有协同作用，急、慢性毒性实验均未见毒性反应。

四、参仙升脉液

是北京中日友好医院武泽民教授的经验方，临床用来治疗病态窦房结综合征，由人参、仙灵脾等药组成。中日友好医院许树强等对该方进行了实验观察，实验用日本大耳白兔 5 组，每组 15 只，分别是参仙升脉液三个不同剂量组、阿托品及葡萄糖两个对照组。用甲醛外敷窦房结区造成急性病窦动物模型，观察不同时期的心率、心律失常及心电生理指标。结果为：①提高心率：用参仙升脉液 2 小时可使心率增加 10~30 次/分（$P<0.05~0.001$）。②纠正心律失常：该药可使窦性停止、交界性心律等心律失常明显减少。③改善窦房结功能：用心房内调搏的方法证实该药可以改善窦房结恢复时间（SNRT）及窦房传导时间（SACT）。但阿托品及葡萄糖组则无上述作用。

五、洋参强心灵片

由陕西中医学院附属医院张学文等组方，临床用来治疗病毒性心肌炎心律失常，由西洋参、苦参、丹参等药组成，每片含生药 3.5 克。实验用小鼠 6 组，随机分为空白对照组、实验对照组（予生理盐水）、肌苷片治疗组（予肌苷片 8 毫克/千克体重 1 次）、洋参强心灵片 A、B、C 三组（分别予洋参强心灵片 15 毫克、300 毫克、60 毫克/千克体重 1 次）。除空白对照组外，后 5 组均用柯萨奇病毒进行心肌炎模型复制，使心率减慢为 480 次/分（空白对照组 600 次/分），节律不整齐，频发早搏呈三联律，见病理性 Q 波，ST 段下移 0.1~0.2 毫伏，T 波倒置，示心肌急性炎症性损伤。依次灌胃给不同药物，每日 3 次，连续 2 周，复查心电图并取心脏做病理切片观察。结果：洋参强心灵片三组心电图心率，节律及波形均恢复正常，与对照组相比有显著差异（$P<0.01$），也明显优于肌苷片治疗组（$P<0.01$）。病理切片结果示洋参强心灵片组心肌瘀血、间质水肿均消失，小血管周围未见明显单核细胞和淋巴细胞浸润现象，未见心肌细胞变性坏死。与实验对照组相比有显著差异（$P<0.01$），与肌苷片治疗组相比亦有显著差异（$P<0.01$）。疗效优于肌苷片。

六、稳心冲剂

是中国中医研究院广安门医院周玉萍教授的经验方，临床用来治疗快速型心律失常，该方由党参、黄精、三七、琥珀、缬草组成。每包 9 克，为冲剂。广安门医院基础实验室的动物实验证明，稳心冲剂在毒理方面安全可靠，无毒副作用。对乌头碱、氯化钡、肾上腺素、水合氯醛诱发大鼠心律失常有明显治疗作用；该药还有活血化瘀作用，能使正常小鼠系膜微血管明显扩张（$P<0.01$），并使红细胞电泳能力提高；使麻醉犬心肌收缩力提高，心脏的"泵"功能得以改善，降低心肌耗氧量，从而达到治疗的目的。其质量标准及稳定性试验结论满意。

七、保心汤

系自拟经验方，临床用来治疗各种心律失常，青岛市中西医结合研究所张幼筠等对该方进行了实验研究。第一项，取心电图正常家兔 6 只，以氯仿慢滴，行吸入麻醉后，从耳静脉注入生理盐水 1.2 毫升/千克，再从另一侧耳静脉快速注入 0.1% 肾上腺素 0.2 毫升/千克，定时描记心电图多次。休养四天后，予保心汤 3.6 克/1.2 毫升/千克，用法同上。结果：保心汤能抑制由氯仿—肾上腺素诱发的心律失常，并能促使心律失常提前恢复正常，对照组心律失常恢复正常时间 8.60±1.17（分，$\bar{X}\pm SD$，下同），保心汤组为 3.60±0.06，两组相比，差异非常显著（$P<0.001$）。第二项，取大鼠 2 组，用 10% 水合氯醛腹腔麻醉后，对照组尾静脉注入生理盐水 2 毫升/千克，给药组注入保心汤 4 克/2 毫升/千克，3 分钟后尾静脉注入 0.4% 氯化钡溶液 2 毫克/千克，描记心电图直至恢复正常。结果：对照组心电图恢复正常时间 106±5.78，保心汤组 30.03±5.34，两组相比，有非常显著差异（$P<0.001$）。第三项，张氏等还同时观察了保心汤对家兔血液流变学及大鼠血小板聚集功能的影响，结果表明，保心汤能明显降低全血比黏度（高切变，$P<0.05$，低切变，$P<0.01$），且对其他血液流变学指标均有改善，但不显著。同时，该方能调节血小板聚集功能，使其最大聚集力明显下降，$P<0.02$。

八、心复康Ⅳ号

心复康系临床治疗心脏病的经验方，根据中医辨证将其分为Ⅰ~Ⅳ号。心复康Ⅳ号（下简称为Ⅳ号）由党参、生黄芪、赤白芍、当归、桃仁、杏仁、石菖蒲、葛根、炙甘草等组成，是治疗缺血性心脏病所致心律失常的有效方。河南医科大学药理教研室张贵卿等对其抗心律失常的作用进行了实验研究，结果表明，Ⅳ号使氯仿诱发小鼠室颤（AF）的发生率明显降低，与对照组（生理盐水组，下同）相比，有显著差异（$P<0.01~0.05$）；使氯化钡诱发大鼠的早搏（VP）或心动过速（VT）出现时间明显迟于对照组（$P<0.01$）；使哇巴因诱发脉鼠的 VF 和 VP 及心跳停止（CA）的用量明显增加，与对照组相比有显著性差异（$P<0.01$）；Ⅳ号能明显延长乌头碱诱发大鼠心律失常的出现时间及死亡时间，增加其致心律失常及 CA 用药量，与对照组相比，差异显著（$P<0.05$）；Ⅳ号能明显减少结扎大

鼠冠脉诱发 VP 的次数及 VT 出现时间，持续时间，使不发生 VF 和 CA，与对照组相比，有显著性差异（$P<0.01\sim0.05$）；还能使电刺激诱发家兔 VF 的平均阈电压显著升高（$P<0.001$）；该方对氯化钙诱发大鼠 VT、VF 发生率虽然降低，但无统计学意义，而 5 分钟内死亡率却明显低于对照组，$P<0.01$。总之，Ⅳ号对氯仿、氯化钡、乌头碱、哇巴因、结扎冠脉及电刺激诱发的不同机制的各种心律失常均有显著的对抗作用。另有实验证明，Ⅳ号具有增加心肌缺氧耐力、抗心肌缺血及降低心肌耗氧量的作用[2][15]。

九、益肾健脾除痰方

天津中医学院阮士贻教授积多年临床经验，按益肾健脾、涤痰复脉法则组方。药用桑寄生、茯苓、旱莲草、仙灵脾、茵陈、五加皮等，临床用来治疗各种心律失常。天津中医学院王立斌等对该方进行了实验研究，所用药为 $1:1.5$ 水溶液针剂，由该院制剂室提供。取家兔 4 组，用 20% 氨基甲酸乙酯麻醉后，静点乌头碱 30 微克/千克、1 毫升/分，制成室性心动过速模型。随机分为 4 组，分别为空白对照组（不给药）、中药组（静点中药针剂 6 毫升/千克，2 毫升/分）、异搏定组（静点异搏定 0.5 毫克/千克，2 毫升/分）、生理盐水组（静点生理盐水 6 毫升/千克，2 毫升/分），记录Ⅱ导心电图，比较各组从出现室速到恢复窦性心律并能持续 3 分钟所需的时间，观察心律失常分数，以 mest 法按心律失常类型评定分数，并比较严重程度。观察结果经方差分析表明，中药组的心律失常持续时间，心律失常分数均明显低于空白对照组、异搏定组及生理盐水组（$P<0.05$），而后 3 组之间相比无显著性差异（$P<0.05$）。

十、心宝

为协定处方，临床用来治疗病窦综合征、心肌缺血、心律失常及慢性心功能不全等多种心脏疾患。由洋金花、附子、肉桂、人参、田三七、麝香、鹿茸、蟾酥等组成、制成丸剂，每丸 60 毫克。以广东医学科学院为首的心宝临床验证组的动物药理实验表明：心宝使离体兔心收缩曲线峰值由 4.4 厘米增大至 7.0 厘米，给药后心脏收缩幅度为给药前的 143%（$P<0.01$）；提高小鼠耐缺氧的能力；显著提高乌头碱诱发大白鼠心搏停止的用量；使离体兔心冠脉流量增加 31.92%（$P<0.01$）；给小白鼠口服心宝每次 4.8 毫克/克体重，是人每次用量的 500~1000 倍，未见毒性反应及死亡。

十一、扶本增率汤

是浙江省中医药研究院郑源庞等的经验方，临床用来治疗缓慢型心律失常，药物组成：黄芪、附子、桂枝、干姜、川芎、补骨脂、细辛、丹参、甘草等。郑氏等对该方进行了实验研究，以 0.2 毫升扶本增率汤每日 2 次饲喂小白鼠，经 1~2 周后，心率增加明显大于空白对照组（$P<0.001$）；对小白鼠尾静脉快速推注 Isoptin 后的窦性心动周期数亦显著多于空白对照组（$P<0.05$）。初步表明扶本增率汤可明显增加小白鼠心率，并对快速注射 Isoptin 起始中毒的发生有延缓作用。

第三章　辨证治疗研究情况

一、北京中医医院魏执真等治疗心律失常 124 例，按快速型和缓慢型分别辨证施治。快速型心律失常 114 例，有窦性心动过速 19 例，频发房性期前收缩 21 例，频发结性期前收缩 10 例，频发室性期前收缩 50 例，阵发快速房颤 10 例，阵发室上性心动过速 4 例。缓慢型心律失常 10 例，其中窦性心动过缓 6 例，病态窦房结综合征快慢综合征 4 例。原发病冠心病 64 例，高血压性心脏病 3 例，风心病 5 例，心肌病 2 例，心肌炎后遗症 30 例，原因不明 10 例，神经功能失调 10 例。辨证施治：快速型心律失常中医辨证为心气不足，血脉瘀阻，痰郁化热。治以益气通脉、凉血养心。基本方：白术 30 克、太子参 30 克、麦冬 15 克、五味子 10 克、丹参 30 克、川芎 15 克、丹皮、赤芍各 30 克、香橼、佛手、香附各 10 克，兼口苦、便秘加黄芩、栀子、胆草或酒军；兼口苦、便溏不爽加黄连、木香；兼气郁、腹胀加香附、乌药；兼脾虚湿盛加苏梗、白术、茯苓等。缓慢型心律失常分为 Ⅰ、Ⅱ 两型，Ⅰ型为心脾气虚、湿阻心脉，治宜益气健脾，除湿通脉。基本方：生黄芪、太子参、羌活、独活各 30 克、白术、茯苓、陈皮、防风、柴胡各 10 克、升麻、葛根、川芎各 15 克。兼阳血不足、口干欲饮者加白芍 30 克。Ⅱ型为阳气虚衰，阴寒凝滞型，治宜温阳散寒通脉。基本方：党参、生黄芪、白芍各 30 克、当归、桂枝、肉桂、干姜、附片、鹿角镑各 10 克、川芎 15 克。4 周为一疗程，服药期间停服其他抗心律失常药物。疗效判断按 1979 年全国冠心病会议制定标准，治疗结果，显效 79 例，占 64%；有效 37 例，占 30%；无效 8 例，占 6%，总有效率 94%。

二、湖南中医学院第一附属医院吴友善等将冠心病心律失常分为七型论治。①气虚型，治以补气强心复脉。心脾气虚者用补中益气汤加味；气虚较甚且偏虚寒者用十全大补汤。②血虚型：治以补血安神复脉。心脾两虚者用归脾汤；心肝血虚者用酸枣仁汤加味；兼气虚者用人参养营汤；肝血虚明显者用《医宗金鉴》之补肝汤。③阴虚型：治以滋阴复脉。心阴虚为主者用天王补心丹；气阴两虚者用生脉散加味；肝肾阴虚者用杞菊地黄汤；阴虚阳亢者用天麻钩藤饮或建瓴汤；阳虚火旺盗汗者用当归六黄汤。④阳虚型：治以温阳利水复脉。根据阳虚水泛的程度不同，选用金匮肾气丸、济生肾气丸或人参真武汤加桂枝等；阳虚兼有水湿证候者用联珠饮；兼阳虚证候者用生脉散合真武汤。⑤痰饮型：治疗需根据痰饮属性及所在部位的不同辨证用药。痰热扰心者以清热化痰、和胃降逆、安神定悸为法，用温胆汤、南星易胆星加黄连、丹参；痰浊痹阻胸阳者用瓜蒌薤白半夏汤；肺肾阴虚、痰火内盛者用金水六君煎。⑥气滞血瘀型，治以疏肝行气活血以复脉。气滞为主者用四逆散、逍遥散、柴胡疏肝散加丹参、郁金、白芥子；血瘀为主者用桃红四物汤。⑦心火旺型：治以清心泻火复脉，心经实热移于小肠者用导赤散加麦冬、薏仁、丹参；肾阴不足以致心火上炎者用清心莲子饮；脾胃伏火者用泻黄散。他们应用此法治疗冠心病心律失常 50 例，其中室性早搏 26 例，房性早搏 12 例，交界性早搏 3 例，心房纤颤 2 例，心动过缓（病态窦房结综合征）7 例。疗程为一月。疗效标准：①显效：早搏消失持续 2 周以上；心动过缓者心率增加 10 次/分以上，且持续 2 周以上者。②好转：自觉症状改善，早搏减少一级以上；心动过缓者心率增加 5 次/分以上，10 次/分以下者。③无效：自觉症状虽有改善，但心电图和听诊无变化，或心电图改善未达到好转标准者。治疗结果，50 例中，显效 33 例，好转 9 例，无效 8 例，总有效率 84%。

　　三、山东中医药大学附属医院邵念方将心律失常分六型辨证论治。①寒实型：治则温经散寒，通络复脉。方选麻黄附子细辛汤加味：麻黄 9 克、熟附子、炙甘草各 15 克、细辛 3 克、干姜 6 克。兼痰浊者，加半夏 9 克、薤白 12 克；气滞者加香附 9 克、郁金 12 克；血瘀者加当归尾、红花各 12 克、川芎 9 克。②虚寒型：治则温阳散寒，益气复脉。自拟温肾复脉汤：仙灵脾、补骨脂、当归各 12 克、熟附子、细桂枝各 9 克、炙甘草、麦冬、黄芪各 15 克。兼痰浊者加半夏 12 克、薤白 15 克、细辛 3 克；血瘀者加川芎、红花各 12 克。③实热型：治则清热泻火，凉血安神。自拟清心汤：生地、麦冬各 24 克、黄连、栀子、苦参各 9 克、莲子心 6 克。兼痰浊者加全瓜蒌 18 克、浙贝母、知母各 12 克；壮热咽痛者加山豆根、板蓝根各 6 克、生石膏 45 克、知母 12 克、玄参 30 克、犀角粉 1 克（冲）；大便干者加玄参 30 克、大黄 9 克；食滞者加炒莱菔子、山楂各 12 克、连翘 6 克；血瘀者加丹参 30 克、丹皮 12 克、赤芍 9 克。④虚热型：治则益气养阴，增液清热。自拟益气生脉汤：西洋参 9 克或童参 30 克、麦冬、生地各 15 克、五味子 6 克、玄参 18 克、莲子心、生甘草各 3 克。兼多汗者加生龙骨、生牡蛎各 30 克，浮小麦 24 克；不寐较重加炒枣仁 24 克、柏子仁 15 克。⑤阴阳两虚型：治则益气通阳，养血复脉。方选炙甘草汤加减；炙甘草、麦冬、柏子仁、党参各 15 克、桂枝 12 克、生地 30 克、阿胶（烊化）9 克、生姜 6 克、大枣 5 枚、炒枣仁 24 克、丹参 18 克。兼心烦不寐加莲子心 3.克；胸痛者加桃仁、生蒲黄各 12 克；胸脘闷痛者去生地、阿胶，加丹参 30 克、檀香、砂仁各 9 克；自汗多者加生龙骨、生牡蛎、生黄芪各 30 克、五味子 9 克；头晕乏力加生黄芪 30 克、葛根 15 克；昏厥明显者加人参 15 克，熟附子 9 克。⑥阴虚火旺型：治则滋肾舒肝，清心安神。方以滋水清肝饮加减：生地、麦冬、桑寄生各 18 克，茯苓、泽泻、柴胡各 12 克、栀子、丹皮、苦参各 9 克。心悸心烦明显属水不制火，心肾不交者，加盐知母、盐黄柏各 12 克，莲子心、肉桂各 3 克；眩晕明显属水不涵木，肝阳上亢者，加天冬、生龙骨、生牡蛎、炒枣仁各 30 克。邵氏用本辨证施治法治疗心律失常 70 例，其中窦性心动过缓 15 例，窦性心动过速 9 例，房性早搏 12 例，房颤 5 例，房扑 1 例，室性早搏 28 例，阵发性室上性心动过速 2 例，三度房室传导阻滞 2 例。原发病属冠心病 22 例，心肌炎 15 例，高血压病 18 例，心肌病 6 例，病窦综合征 5 例，风心病 3 例，胆心综合征 1 例。根据患者的舌、脉、症辨证施治，每日服中药一剂，同时停用其他抗心律失常药物。疗程最短一周，最长 85 天。疗效判定按 1979 年全国上海心血管病会议对心律失常规定标准。治疗结果：显效 41 例，有效 25 例，无效 4 例，总有效率94.4%。并对血压，血脂有轻度降低的作用。

四、辽宁鞍钢铁东医院傅希贤辨证治疗肺心病心律失常84例，以室性早搏最为多见，并且随心功能不全的加重而增多。治疗除用西药控制感染、平喘、利尿、强心外，均按中医辨证论治，共分三型。①气阴两虚，瘀血凝滞：治则益气养阴，活血化瘀。以生脉散合四物汤加减：黄芪、麦冬、生地、丹参各25克，人参、五味子、当归、白芍、川芎、远志各15克、炙甘草10克。②脾阳不振，水湿内停：治则温阳化饮，健脾利湿。以苓桂术甘汤合二陈汤加减：茯苓、白术、陈皮、白芍、白蔻、葶苈子各15克，桂枝、半夏、炙甘草各10克、桑白皮25克。③心肾两虚，神衰气弱：治则温补心肾，益气宁神。方选参附汤合四君子汤加减：制附片、肉桂、炙甘草各10克，人参、茯苓、杏仁、远志、枣仁、陈皮各15克、夜交藤20克、细辛5克。治疗结果：显效（自觉症状消失，心电图检查恢复正常）54例，有效（自觉症状消失，心电图检查时而正常，时而异常）18例，无效（症状及心电图均无改变）12例，总有效率86%。

五、天津中医学院第二附属医院谢克铭对雀啄脉心悸证的中医治疗做了临床观察。雀啄脉是真脏绝脉之一，见于房颤患者。共观察55例，随机分为二组，各观察20天。中医分型治疗组25例，西药对照组30例。所选病例均为房颤患者，不伴有高度房室传导阻滞和结性心律。中医组采用辨证论治方法，共分四型。①血瘀型：治法活血化瘀，处方：桃仁、红花、川芎、当归、赤芍各12克、生地15克。②气阴两虚型：治法益气养阴，处方：人参10克、麦冬15克、五味子10克。③湿痰型：治法祛痰除湿，处方：半夏、陈皮各12克、茯苓15克、甘草10克、瓜蒌15克、薤白6克。④阳虚型：治法温补心阳，药用桂枝10克、炙甘草15克。对照组对症使用地高辛等药。疗效评定标准：痊愈：雀啄脉消失，心电图提示房颤转为窦性心律，临床症状和体征消失或减轻。显效：雀啄脉未消失，临床症状和体征消失或减轻三项以上。有效：雀啄脉未消失，临床症状和体征减轻1~2项。无效：雀啄脉未消失，临床症状和体征不减轻。治疗结果：两组均无痊愈病例。中药组显效17例，有效7例，无效1例，总有效率96%；对照组显效4例，有效13例，无效13例，总有效率56.67%。中药组总有效率明显高于对照组（$P<0.01$）。

六、成都中医药大学邹少华对68例心律失常患者采用辨证分型为主的方法进行治疗，68例中室性早搏18例，房性早搏7例，交界性早搏4例，房颤12例，阵发性室上性心动过速2例，房室传导阻滞4例，左或右束支不完全传导阻滞各2例，窦性停搏、预激综合征各1例，窦性心动过缓11例，窦性心动过速6例。原发病冠心病23例，肺心病5例，高冠心4例，心肌病4例，心肌炎13例，高血压心脏病、风心病及甲状腺功能亢进症各1例，原因不明9例，功能性心律失常7例。中医采用辨证施治分六型。①气虚血瘀型：多见于冠心病等引起的各种心律失常。治宜益气养心，活血祛瘀。方选补中益气汤合血府逐瘀汤加减。兼阳虚寒凝者加桂枝、干姜；兼痰浊者加瓜蒌、薤白。②气阴两虚型：多见于心肌炎、甲亢及功能性心律失常者，心率均较快。治宜益气养阴，宁心安神。方选生脉散加味或天王补心丹加减。③气血两虚型：多见于风湿性心脏病、心肌炎等引起的各种心律失常。治宜益气养血，心脾同治，方选归脾汤加减。④心阳不振型：多见于冠心病，心肌病引起的慢速性心律失常。治宜振奋心阳，活血散寒。方选桂枝甘草龙骨牡蛎汤、麻黄附子细辛汤合参附汤加味。如浮肿尿少者加白术、茯苓、葶苈子。⑤阴阳两虚型：多见于心肌炎、心肌病、风湿性心脏病等引起的各种心律失常。治以益气通阳，养血复脉。方选炙甘草汤加减。阴虚甚者加五味子、玉竹、石斛；阳虚甚者加附子、补骨脂；有血瘀者加丹参、当归、三七。⑥痰浊凌心型：多见于冠心病、肺心病等引起的各种心律失常。治宜祛痰化浊，宽胸通阳。方选温胆汤合瓜蒌薤白半夏汤加减。属寒痰者加南星、桂枝、干姜；属热痰者加胆南星、苦参、茵陈；有血瘀者加丹参、川芎、红花。对重度心律失常病例，属气虚者用人参注射液 4~8 毫升加入 50% 葡萄糖注射液 400 毫升静脉推注，或用人参注射液 10~20 毫升加 5%~10% 葡萄糖注射液 500 毫升静脉滴注；属血瘀者加复方丹参注射液 10~16 毫升（或川芎嗪注射液 4~8 毫升）加入 5% 葡萄糖注射液 500 毫升静脉滴注；若气虚或血瘀俱重，宜人参注射液与丹参注射液交叉应用。疗程一个月，治疗期间可配合应用降压、抗感染、缓解心绞痛西药临时对症处理。疗效标准按 1979 年上海全国心血管病会议制定标准，治疗结果：显效 38 例，有效 22 例，无效 8 例，总有效率为 88.23%。对心肌炎和功能性心律失常效果最佳。

　　七、湖南省湘乡市人民医院龙正田将各种心律失常 197 例进行中医辨证治疗，并与单纯西药治疗（对症用药）100 例同期进行对比观察。297 例中，心动过缓 12 例，心动过缓兼心律不齐 27 例，心动过速 113 例，心动过速兼心律不齐 67 例，心律不齐 78 例。病种分类，神经功能失调者 127 例（神经官能症 85 例，更年期综合征 42 例）；心脏器质病变或传导异常 154 例（冠心病 87 例，心肌炎 39 例，其他心脏疾患 28 例）；其他因素引起者 16 例（药物因素 4 例，低钾 3 例，贫血 9 例）。治疗方法：中医组 197 例采用辨证施治法，分七型：①心阳虚型：治宜温阳散寒，方用参附汤合桂枝龙骨牡蛎汤加减。兼血瘀者加血府逐瘀汤或随症加川芎、红花、赤芍、降香、丹参；兼痰湿者加二陈汤或瓜蒌、薤白、半夏、南星、竹茹；兼心肾阳虚者加右归饮或淫羊藿、仙茅、肉桂。②心气虚型：治宜益气养阴，用人参养营汤加减。③心血虚型：治宜益气养血安神，方用归脾汤加减。④阴虚火旺型：治宜滋阴降火，以天王补心丹加减。⑤气滞血瘀型：治宜活血化瘀，理气通络，予生脉散合冠心Ⅱ号（白人参 9~12 克、麦冬 10 克、五味子 3 克、丹参 30 克、红花、桃仁各 10 克、川芎 15 克、赤芍 15 克、降香 10 克、三七粉 3 克冲服、郁金 10 克、石菖蒲 6 克）。⑥痰浊瘀阻型：治宜宽胸化浊，祛痰宣痹，用瓜蒌薤白半夏汤加减。⑦水饮凌心型：治宜振奋心阳，化气利水，以生脉散合苓桂术甘汤加减。如肾阳虚衰，水肿甚者用真武汤化裁。对照组采用强心、抗休克、纠正心衰、控制感染等对症治疗。疗程一个月。疗效标准：显效：症状消失或基本消失，脉搏、听诊、心电图检查均正常，或基本正常者。有效：症状改善 2 项以上，或心律基本正常，心电图检查有好转者。无效：症状、体征及心电图检查均无改善者。治疗结果：中药组显效 85 例，有效 94 例，无效 18 例，总有效率 90.8%；对照组显效 35 例，有效 44 例，无效 21 例，总有效率 79%。两组总有效率经卡方检验有显著性差别（$X^2 = 8.18$，$P<0.05$），提示中医辨证治疗临床效果比单纯西药治疗有明显优势。其中功能性与器质性两项分别对照比较，同样具有明显差异，均为 $P<0.05$。

八、安徽中医学院附属医院内科俞兴群等对心外性早搏的中药治疗进行了探索，心外性早搏易被忽视，一般抗心律失常药疗效不好。俞氏共治21例，其中房性早搏5例（多源性房早2例），结性早搏1例，室性早搏、15例（呈二联律者2例，呈三联律者3例）。9例合并窦性心动过速，2例合并不完全性左束支传导阻滞6例伴有ST-T改变。原发病：急、慢性胆囊炎、胆石症9例，甲状腺功能亢进5例，慢性迁延性肝炎1例，神经官能症6例。中医采用辨证分型治疗，共分4型：①痰烈蕴胆型（9例）：治宜清胆利湿，宁心安神。处方：茵陈、苦参、金钱草、虎杖各15克、广郁金、土茯苓各10克、胆南星、黄连各6克。②心肝火旺型（5例）：治宜滋阴清火，化痰散结。处方：黄药子、玄参、生地、丹皮各10克、夏枯草、鹿衔草、生鳖甲、生白芍各15克、生牡蛎30克。③肝气郁结型（1例）：治宜疏肝理气，和胃祛湿。处方：柴胡、玄胡索、炒常山、当归、青皮、合欢花、姜半夏各10克、桑寄生、蒲公英各30克。④心脾两虚型（6例）：治宜补益心脾，安神定志。处方：炙甘草、甘松、黄芪、茯神各10克、琥珀粉5克（冲）、人参叶、丹参、酸枣仁各15克。水煎日一剂，分二次服。2个月为一疗程，服药期间停用其他抗心律失常药。疗效标准：显效：症状缓解，听诊及心电图检查均示早搏消失，且一个月内未复发。有效：症状改善，听诊、心电图示早搏较原来减少50%以上，或早搏虽消失，但一个月内又复发。无效：症状虽有所减轻，但听诊、心电图示早搏频次无变化。恶化：药后早搏较前增加50%。治疗结果：显效8例，有效10例，无效3例，总有效率为85.7%。疗程期间未发现任何毒、副作用。

九、沈阳市红十字会医院韩玉秀治疗心律失常98例，其中室性早搏29例，房性早搏21例，完全性左束支传导阻滞4例，完全性右束支传导阻滞3例，一度及二度房室传导阻滞分别为3例、6例，窦房传导阻滞4例，房颤28例。原发性冠心病16例，高血压性心脏病8例，肺心病5例，风心病19例，心肌病5例，心肌炎28例，心脏神经官能症12例，病态窦房结综合征3例，原因不明2例。治疗采用辨证论治方法，共分三型。①气血不足，心阳虚弱型：多见于风湿性心脏病。治宜补气养血，温阳复脉。自拟养心Ⅰ号方：红参、当归、赤芍、茯苓各15克、炙甘草20克、桂枝10克。失眠严重者加合欢皮、夜交藤各15克；心悸明显加龙骨、牡蛎各15克；肢冷气喘加附子10克。②阴虚火旺，痰火扰心型：多见于高血压性心脏病、心肌炎。治宜滋阴降火，清化痰热。自拟养心Ⅱ号方：元参、生地、麦冬、苦参、赤芍、茵陈、竹茹、玉竹、瓜蒌各10克。③气滞血瘀，心脉痹阻型：多见于风心病心衰、冠心病、心肌硬化症、心绞痛等。治宜活血祛瘀，养心安神。自拟养心Ⅲ号方：丹参，当归、川芎、苦参、茵陈、酸枣仁各15克，柴胡、葛根各10克。服药时间最短15天，最长3个月，平均服药一个月。治疗结果：显效（症状明显改善，早搏消失，心电图大致正常）29例，有效（症状改善，心律失常减至正常）37例，无效（症状及心电图均无变化）32例，总有效率67.3%o以室性早搏及心肌炎、心脏神经官能症所致之心律失常疗效最好。

十、广州中医药大学附属医院陈镜合等辨证治疗心律失常70例，其中室上性心律失常20例，室性心律失常32例，房室传导阻滞5例，其他类型13例。原发性冠心病15例，风心病 15 例，肺心病 22 例，病毒性心肌炎 10 例，其他 8 例。中医辨证论治共分三型。①气虚气滞型：治宜益气强心，兼活血祛瘀。方选补中益气汤重用党参、黄芪，有气滞血瘀者加丹参 30 克或田七末 3 克（冲）。亦可用四君子汤加黄芪、丹参、田七末。②心肾阳虚兼气滞血瘀型：治宜温补心肾，活血祛瘀。方选桂枝附子汤加薤白、瓜蒌、田七末（冲）。如合并脾阳虚，见面目虚浮、纳呆者，用真武汤去茯苓、生姜，改为茯苓皮、生姜皮，重用桂枝。③气阴两虚型：治宜气阴两补。方选生脉散加五爪龙。兼气滞血瘀者加田七末、丹参，以高丽参或红人参另煎服用。另外，有气虚者，可加丽参注射液 4 毫升加入 50% 葡萄糖注射液 40 毫升静脉推注，或 8 毫升加入 5%～10% 葡萄糖注射液 500 毫升静脉点滴。血瘀者，可加丹参注射液 8 毫升加入 5%～10% 葡萄糖注射液静脉点滴，或用川芎嗪注射液 8 毫升加入 5%～10% 葡萄糖注射液静脉点滴。治疗结果：临床治愈（查体、心电图、连续心电监护均示早搏消失）16 例，显效（以上三项检查均示早搏减少 >90%）21 例，有效（早搏减少 50%～90%）24 例，无效（早搏减少 <50%，或增加 >30%）9 例，总有效率 87%。

十一、上海普陀区中心医院范华昌等辨证治疗心律失常 85 例。年龄 13～79 岁，平均 47.34 岁。有房颤 8 例，窦性停搏 3 例，房性期前收缩 14 例，交界性期前收缩 7 例，室性期前收缩 24 例，不完全房室分离 5 例，Ⅰ度、Ⅱ度、Ⅲ度房室传导阻滞分别有 6、8、6 例，高度房室传导阻滞 4 例。结脉 46 例，代脉 22 例，促脉 17 例。治疗采用辨证施治，共分四型。①胸阳阻遏型：治宜通阳活血。处方：瓜蒌皮、丹参各 15 克、熟附片 15～30 克、红花 6～12 克、薤白头、桂枝各 9～15 克、郁金 12 克、檀香、木香各 6～9 克。②气血两虚型：治宜补气补血，养心宁心。处方：炙甘草 12～30 克、党参、麦冬、熟地各 15～30 克、柏子仁 12～15 克、白芍 30 克、当归、丹参各 15 克、珍珠母 30～60 克、殊茯神 9 克。③气阴两虚型：治宜益气养阴，平肝宁心。处方：党参、生地、麦冬各 15～30 克、五味子 6～9克、黄精、玉竹、白芍各 30 克、丹参 15 克、珍珠母、灵磁石各 30～60 克。④心阳虚衰型：治宜振奋心阳，活血散寒。处方：净麻黄 5～10 克、北细辛 9～10 克、熟附片 15～30 克、肉桂 10～15 克、龙骨、牡蛎各 30～60 克、丹参 15 克、郁金 12 克、红花 6～12 克，檀香、木香各 6～9 克。每日一剂，取汁 400 毫升，每 2 小时服 30 毫升。同时各型均配合静脉点滴瓜蒌皮注射液，80 克加入 5% 葡萄糖注射液 500 毫升中静点，每日 1 次。治疗 14 天为一疗程。疗效评定标准：显效：用药 1～7 天转为平脉，心电图恢复正常，临床症状消失。有效：用药 14 天或超过 14 天转为平脉，心电图恢复正常，临床症状消失。无效：用药 14 天以上病脉未愈，心电图无好转，临床症状未改善。治疗结果：显效 29 例，有效 37 例，无效 19例，总有效率 77.65%。

十二、中国中医研究院西苑医院心血管病研究室钱振淮等辨证治疗老年阵发性房颤 20例，年龄 60～85 岁，平均 65.5 岁，临床以心悸心慌、胸闷气短、乏力为主症，发作时心率 121～130 次/分 5 例，100～120 次/分 7 例，100 次/分以下 8 例；发作频率最多每日 1 次以上，最少每月 1 次以上；发作持续时间少则数小时，多则数天，最长达 5 天。采用辨证分型治疗，共分四型。①心肾阳虚，心血瘀阻：治则温补心肾；活血化瘀。处方：熟附片 10克、麻黄 5 克、细辛 3 克、桂枝 10 克、党参 20 克、仙茅 12 克、仙灵脾 12 克、女贞子 12

克、枸杞子15克、丹参30克、红花10克、川芎15克、珍珠母30克。②心气阴两虚，心血瘀阻：治则益气养阴，活血化瘀。方药：党参20克、黄精15克、生地20克、炙甘草10克、当归12克、川芎15克、赤芍15克、红花10克、郁金12克、鸡血藤30克。胸闷加全瓜蒌30克、薤白12克；心神不宁见心悸，加生龙骨、紫石英、珍珠母各30克。还可用炙甘草汤益气养心，佐以活血化瘀。方药：炙甘草12克、党参20克、生姜6克、桂枝10克、麦冬12克、生地20克、五味子6克、当归12克、鸡血藤、丹参、生龙骨各30克、红花10克、赤芍15克、川芎12克、柏子仁12克。若肾阴虚明显则以保元汤、生脉散合五子衍宗丸加减，方药：黄芪30克、党参20克、麦冬12克、五味子6克、沙参30克、女贞子12克、枸杞子15克、当归12克、菟丝子12克、丹参30克。③肝郁气滞，心血瘀阻：治则疏肝理气，活血化瘀。处方：柴胡10克、川楝子、白芍、茯苓、白术各12克、生姜、薄荷各6克、当归、青皮各10克、丹参30克、川芎、郁金各12克、丹皮10克。④心气虚损，痰湿痹阻：治则益气化痰，活血化瘀。方药：陈皮、半夏、竹茹、红花各10克、茯苓、白术、当归各12克、枳壳、甘草各6克、党参20克、黄芪30克、丹参30克。疗效标准：显效：治疗后房颤停止发作，症状消失，随访1~2月未复发。有效：治疗后房颤发作频率，持续时间均较原来减少50%以上，症状明显减轻。无效：治疗后无变化。治疗结果：显效8例，有效7例，无效5例，总有效率75%。

十三、江苏徐州中医院曲瑰琦以活血化瘀为主治疗心律失常57例，其中频发房性早搏7例，交界性早搏1例，频发室性早搏26例，室性并行心律、冠状窦结性心律各1例，阵发性房颤1例，持续性房颤4例，短阵房速1例，窦性心动过速8例，窦性心动过缓4例，预激综合征阵发性心动过速，二度Ⅱ型房室传导阻滞及短阵房室分离伴交界区逸搏各1例。中医分型辨证治疗：①心血瘀阻型（15例）：治宜活血化瘀安神。基本方：当归、川芎、赤芍、元胡、枳壳各10克、红花6克、党参、枣仁、苦参、龙齿各15克。兼痰湿内阻加陈皮、半夏各10克、全瓜蒌15克。②热滞血壅型（19例）：治宜清热解毒活血，基本方：丹参、赤芍、鹿衔草、杏仁、苦参各15克、当归、黄芩、麦冬各10克、银花、板蓝根各15克、珍珠母20克、生甘草4克。③气血双亏型（17例）：治宜益气养血安神。基本方：党参30克、黄芪20克、炙甘草6克、当归、白术、桂圆肉各10克、茯苓、丹参、酸枣仁、龙骨各15克、五味子7克。心阳虚可加红参、桂枝各8克、附子6克。④气阴两虚型（6例）：治宜益气养阴，活血安神。基本方：党参、黄精，珍珠母各20克，当归10克、丹参、生地、麦冬、酸枣仁、龙齿、苦参各15克、五味子、炙甘草各6克。疗程一个月。疗效标准参照1979年全国中西医结合防治冠心病、心绞痛、心律失常研究座谈会制定的《常见心律失常病因、严重程度及疗效参考标准》，治疗结果：显效31例，有效16例，改善4例，无效6例，总有效率达82%。

十四、中国中医研究院广安门医院心血管病组徐承秋等辨证治疗心律失常43例，其中早搏35例（轻度1例、中度28例、重度6例）、阵发性房颤（频发）2例，阵发性室上性心动过速2例，三度窦房传导阻滞1例、病态窦房结综合征窦性心动过缓1例，左、右束支传导阻滞及三度房室传导阻滞各1例。原发病冠心病18例，病毒性心肌炎4例，风湿性心肌炎 2 例，心肌炎后遗症 5 例、甲亢性心脏病 2 例，风湿性心脏病 1 例，功能性 5 例，原因不明 6 例。临床以心悸、胸闷、气短、头昏为主要表现。中医辨证分为三型。①气阴两虚型：药用黄芪、党参（少数为人参或红参）、麦冬、五味子、黄精、当归、炙甘草、阿胶等。②阴虚火盛型：药用沙参、生地、首乌、寄生、苦参、黄芩、莲心、夏枯草等。③气虚痰阻型：药用黄芪、太子参、茯苓、远志、菖蒲、南星、茵陈、法半夏等。如证见阳虚寒重可酌加桂枝、肉桂、附子、麻黄、鹿角霜、干姜、补骨脂等。心神不宁可酌加炒枣仁、柏子仁、琥珀粉、磁石、生龙骨、生牡蛎、珍珠母、缬草等；瘀血内停可酌加三七粉、生蒲黄、丹参、制乳没、红花、益母草、泽兰等；气滞不舒可酌加柴胡、香附、郁金、厚朴、甘松、枳实、青陈皮等。疗效标准按 1979 年上海全国心血管病会议制定的标准，结果显效 21 例，有效 12 例，无效 10 例，总有效率为 76.7%。对症状改善的有效率达 90.7%。疗程 3 个月~1 年，大多在治疗后 3 个月内出现疗效。

十五、山东聊城地区中医院田种升分型辨治病毒性心肌炎 49 例，其中多发室性早搏 12 例. 房性早搏 4 例，交界性早搏 1 例，阵发性室性心动过速伴昏厥 1 例，阵发性房速 1 例，窦速 7 例，窦缓 4 例，Ⅰ度，Ⅱ度Ⅰ型及三度房室传导阻滞分别为 5、3、1 例，房内传导阻滞 3 例。辨证论治分为五型。①心脾两虚型（5 例）：治法补益心脾，育阴宁心。方以归脾汤加减：人参 10 克、白术 12 克、黄芪 15 克、当归 12 克、炙甘草 6 克、茯苓 12 克、远志 10 克、炒枣仁 15 克、木香、龙眼肉、麦冬各 10 克、五味子 6 克。②气阴两虚型（18 例）：治法益气养阴，宁心复脉。以生脉散合炙甘草汤加减：人参、麦冬各 10 克、五味子、炙甘草各 6 克、桂枝 10 克、干地黄 12 克、火麻仁、龙齿、柏子仁、黄精各 15 克、合欢花 30 克、炒枣仁 15 克。③心肾阴虚型（4 例）：治法养阴清热，宁心安神。方以天王补心丹合一贯煎加减：生地 20 克、沙参、杞果各 12 克、天冬、麦冬、柏子仁、远志、人参各 10 克、当归 12 克、炒枣仁 15 克、五味子 6 克、茯苓 12 克。便秘者加火麻仁 15 克、白芍 20 克。④湿热阻滞型（8 例）：治法清利湿热，健运脾气。方以三仁汤加减：杏仁 10 克、苡仁 15 克、白寇仁 6 克、厚朴、半夏、白通草、滑石、竹叶各 10 克、金银花、连翘各 15 克、大青叶 12 克、苦参、猪苓、藿佩各 10 克。⑤气滞血瘀型（14 例）：治法理气活血，宁心安神。方以血府逐瘀汤化裁：生地、赤芍、当归各 12 克、川芎、桃仁、红花、柴胡、枳壳各 10 克、甘草 6 克、丹参 30 克、三七粉 2 克（冲）、木香 10 克、水煎日 1 剂，分 2 次服，15 天为一疗程。治疗时间最短 1 疗程，最长 5 疗程。治疗结果：基本治愈（自觉症状及阳性体征消失，心电图恢复正常）18 例，有效（自觉症状及阳性体征基本消失，心电图除偶发早搏外，其他恢复正常）28 例，无效（自觉症状无明显改善，心电图无好转）3 例，总有效率为 94%。

参 考 文 献

［1］史载祥，廖家桢，武泽民，等. 生脉散的临床及实验研究，中医杂志，1981；（12）：69-71.

［2］张贵卿，可君，贾丹辉，等. 袁氏心复康Ⅳ号的急性毒性及增加缺氧耐力作用的实验研究，河南中医，1989；（5）：35.

［3］蒋一鸣. 青皮注射液对阵发性室上性心动过速即刻转律作用的序贯检验研究，中西医结合杂志，1984；4（3）：162.

［4］朱伯卿. 附子治疗虚证病窦综合征的疗效及机理探讨，中西医结合杂志，1985；5（4）：219.

［5］翁维良. 山楂黄酮片治疗心律失常 33 例疗效观察，山西医药杂志，1988；17（1）：24.

［6］黄伟民. 黄连素治疗室性快速心律失常 50 例疗效观察，实用内科杂志，1985；5（11）：587.

［7］关美玲. 蝙蝠葛碱治疗心律失常的临床观察，新医学，1987；（10）：527.

［8］赵光东. 西洋参茎叶皂甙的抗实验性心律失常作用，第四军医大学学报，1987；（5）：309-312.

［9］周玉萍. 稳心冲剂治疗气虚血瘀型快速型心律失常临床研究，中医杂志，1993；（8）：476.

［10］魏执真. 调脉汤治疗快速型心律失常的研究，中国医药学报，1992；7（3）：142.

［11］华明华. 静滴参麦和复方丹参液治疗心律失常 78 例临床疗效观察，天津中医，1986；（3）：7.

［12］国际中医心病学术会议论文集，1992；10.

［13］雷玉林. 交泰丸加味治疗病态窦房结综合征观察，河南中医，1992；（6）：266.

［14］秦彩玲. 羌活水溶部分的抗心律失常作用，中药通报，1987；（12）：45-47.

［15］张贵卿. 袁氏心复康Ⅳ号抗心律失常作用，中药药理与临床，1991；7（4）：11.